注射充填美容医学

Injectable Fillers in Aesthetic Medicine

（第 2 版）

注射充填美容医学

Injectable Fillers in Aesthetic Medicine

（第 2 版）

原　　著　Mauricio de Maio　Berthold Rzany

主　　译　王晓军

副 主 译　龙　笑

执行主译　俞楠泽

译　　者（按姓名汉语拼音排序）：

陈　波　丁文蕴　贾毅弘　李　烨

刘清亮　龙　飞　斯楼斌　徐　贝

薛光泽　俞楠泽　张明子

主译及译者单位：北京协和医院整形美容外科

北京大学医学出版社

Peking University Medical Press

ZHUSHE CHONGTIAN MEIRONG YIXUE

图书在版编目（CIP）数据

注射充填美容医学：第2版 /（巴西）德迈约，（德）让尼著；王晓军译．—北京：北京大学医学出版社，2015.4（2017.1 重印）
书名原文：Injectable fillers in aesthetic medicine, 2nd edition.
ISBN 978-7-5659-1050-0

Ⅰ．①注… Ⅱ．①德… ②让… ③王… Ⅲ．①注射－美容－整形外科学 Ⅳ．①R625

中国版本图书馆 CIP 数据核字 (2015) 第 041469 号

北京市版权局著作权合同登记号：图字：01-2015-1179

注射充填美容医学（第2版）

主　　译：王晓军
出版发行：北京大学医学出版社
地　　址：（100191）北京市海淀区学院路 38 号　北京大学医学部院内
电　　话：发行部 010-82802230；图书邮购 010-82802495
网　　址：http：//www.pumpress.com.cn
E － mail：booksale@bjmu.edu.cn
印　　刷：北京佳信达欣艺术印刷有限公司
经　　销：新华书店
责任编辑：李　娜　　**责任校对**：金彤文　　**责任印制**：李　啸
开　　本：889 mm × 1194 mm　1/16　　**印张**：10　　**字数**：289 千字
版　　次：2015 年 4 月第 1 版　2017 年 1 月第 3 次印刷
书　　号：ISBN 978-7-5659-1050-0
定　　价：118.00 元

主译简介

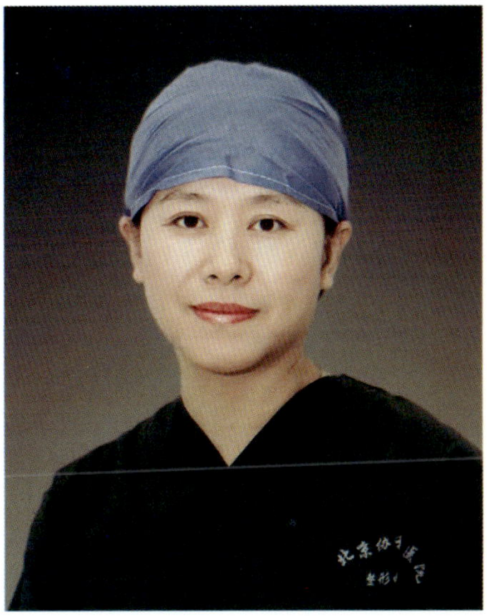

王晓军，医学博士，北京协和医院整形美容外科主任。主任医师，教授，博士研究生导师。1996 年在中国协和医科大学获得医学博士学位，并在美国德克萨斯州立大学从事博士后研究两年。在美容外科、修复重建领域，特别是注射美容相关的临床与基础研究、微创面部年轻化、乳腺癌术后重建、耳再造和瘢痕疙瘩的综合治疗方面有较深的造诣。

现任中华医学会整形外科分会副主任委员、北京医学会整形外科分会主任委员、中国整形美容协会常委、中国康复医学会修复重建外科专业委员会常委、海峡两岸医药卫生交流协会整形美容专业委员会主任委员、中华医学会医学美学与美容学分会委员。

译者前言

注射充填美容是利用注射的方法将自体或生物来源或人工合成的材料来修饰容貌或形体的缺陷，从而达到美容的效果。与传统手术美容相比，注射美容因其简便、易行、微创等优点，深受广大医务人员和爱美人士的青睐。

Mauricio de Maio 和 Berthold Rzany 所著的《注射充填美容医学》提供了注射充填美容领域的最新信息，对注射充填材料、患者选择、充填原则、各部位充填方法和并发症处理等均进行了全面的介绍。该书包含大量手术照片和病例，以图解的方式进行论述，清楚直观地介绍了眶周、鼻部、颞部、颏部等特殊部位的注射方法，重点介绍了最新的产品和技术以及如何应用以获得最佳的临床效果。“建议”“避免”“要点”等项目简明扼要地呈现了操作中的关键问题，有助于读者快速掌握正确的注射方法、提高技术水平并获得最优的充填效果。相信该书对专业医师了解、掌握注射充填技术会大有裨益。

由于译者水平有限，在翻译过程中会出现一些理解上的差异或不够准确的地方，恳请各位读者不吝指正。

王晓军

英文版序一

20 世纪 70 年代中期，我在约翰 · 霍普金斯医院整形外科当住院医师，当时我有幸参观了斯坦福大学的整形外科项目。在那里，无论是普通的住院医师，还是教授或科研工作人员，所有人都在艰难的条件下水解牛皮以提取胶原蛋白，用其作为注射充填材料来充填软组织凹陷。我被这种构想深深地吸引，因此在 20 世纪 80 年代早期加入了 Collagen 公司最早的整形外科咨询委员会。最早进入市场的胶原蛋白产品更多被看做是一种“皱纹充填剂”。当时，胶原蛋白在市场上更受皮肤科医师的欢迎，他们利用胶原蛋白进行非手术方式除皱，而拿手术刀的整形外科医师并未广泛使用此类产品。虽然这种原始的胶原蛋白产品在一定程度上促进了皮肤美容的发展（当然也有激光技术、麻醉和其他相关技术进步的助力），但是充填剂在外科学中的应用却停滞不前。

Mauricio de Maio 是第一位崇尚在全面部年轻化中充分发挥充填剂作用的整形外科医师，而不仅仅将其用于充填皱纹。我 15 年前第一次见到 Mauricio，当时他还是个年轻的巴西整形外科医师。

Mauricio 将透明质酸用到了临床工作中。我立刻发现他能非常准确地评估面部解剖和比例，并且革命性地在修复面部比例失调、不对称和老化中使用注射充填剂而非使用传统手术。我深深地被他的这种艺术天赋所折服。我目睹了他从一名鲜为人知的、具有艺术感和创新性的巴西医生，成长为国际知名、经验丰富的注射充填医师。他孜孜不倦地完善注射充填技术，并且能够在日新月异的产品中选取合适的充填剂，不断自我批判，持续地追求注射安全性和更好的注射效果，这种精神使得他成为一位整形美容外科和皮肤病学领域的顶级大师。

这本书的重要意义在于其结合了面部美容医学先锋 Mauricio de Maio 和皮肤美容界大师 Berthold Rzany 的智慧结晶。充填剂已经从最早的牛皮胶原蛋白发展到多种多样的透明质酸及其衍生品，充填部位也越来越深入到皮下。如今，美容皮肤科和美容外科的专家联合对患者进行评估，可以从多种注射充填方式中选择最佳方式，更好地保障患者在术中、术后的安全性，最终优化美容效果。

对于从事注射充填美容行业的人来说，这本书是一本“必读”手册、参考用书，也是一本应时常翻阅的教科书。

我衷心地祝贺并感谢作者创作了本书，感谢他们为本书的再版与更新付出的诸多努力。

G. Patrick Maxwell，医学博士，美国外科医师协会会员
麦克斯韦尔美容中心，整复外科
南纳什维尔，田纳西，美国

英文版序二

由 De Maio 和 Rzany 编写的第 1 版《注射充填美容医学》问世至今已有 5 年。在这期间，我们对面部解剖以及它和面部皮肤老化之间的关系有了更深入的认识。与此同时，充填剂也在经历着更新和发展。我们不再“流水线”样地对所有患者再造相似的鼻唇沟或丰唇，而是在实践过程中，不断更新我们对面部皮肤老化相关的沟纹、皱褶、萎缩的认识。本书第 2 版融合了这些新理论，既标志着我们对注射矫正的新认识，也成为实践中个体化注射美容的宝贵指南。本书的重要意义在于，各章介绍了注射时间、注射产品的选择及其应用方式、患者评估、治疗方式的选择及如何制订治疗方案。本书并未像先前一样单纯按注射部位分章，而是使临床医师对面部老化产生更全局化的认识，从而将各部位整合到一起，制订逆转面部老化的整体计划。本书专门对于患者和医师的一些“盲点”问题予以解答，例如如何以全新方式评价患者的需求。通过阅读本书，医师将能够制订面部老化的治疗方案，同时增加患者满意度。每章通过“建议”“避免”“要点”和“常见问题”，通俗而全面地总结了其核心内容。

本书是面部老化注射治疗新纪元中的第一本实践性纲领。第 2 版的推出并不仅仅是对第 1 版的更新，而是提出了面部美容治疗的新方式。本书让我们近距离聆听了面部注射美容领域两位大师的指导经验。

Gary D. Monheit，医学博士
皮肤科和眼科
P.C. 皮肤美容中心
阿拉巴马州立大学，伯明翰，美国

原著前言

本书是我们出版的关于注射充填的第一本书，和我们之前出版的介绍 A 型肉毒毒素 * 的书一样取得了成功。是什么让我们决定撰写本书第 2 版呢？其实第 1 版在很多方面仍未过时。在过去的几年里，我们已经看到很多新的充填材料不断涌入市场，也有一些充填材料已经从市场上销声匿迹（有些产品退出市场的理由非常充分）。除产品之外，我们也在不断进步，发现了更多注射充填的适应证，也提高了操作技巧。此外，我们对如何分析患者的病情、如何提供最优治疗策略 - 治疗方案，以同时达到医师和患者的预期等方面前进了一大步。

编写本书的目的依然没有改变：第一，介绍最常见的生物降解型和非生物降解型充填剂以及这些充填剂的使用方法。第二，为面部及身体其他部位的最常见的适应证提供指导。第 2 版《注射充填美容医学》将延续第 1 版的优良传统；同时，在第 1 版的基础之上增添了很多新的亮点。从我们出版的上一本男性美容书籍开始，增加了“建议”“避免”“要点”项目，以强调书中的核心内容。最后，我们尽量使书中语言更具体形象以便阅读。在阅读过程中，如果您发现书中疏漏了一些重要信息，或者书中文字不甚明确，甚至发现错误，请通过电子邮件联系我们，我们将会尽力、尽快回复您。

柏林，德国 Berthold Rzany
圣保罗，巴西 Mauricio de Maio

* 该词的规范名词应为 A 型肉毒杆菌毒素，由于我国多数临床医生习惯称为 A 型肉毒毒素，故本书中仍采用这一叫法。

著者简介

Berthold Rzany

Berthold Rzany 是一位皮肤病科医师和临床流行病学家，目前就职于德国柏林一家私人医院（RZANY & HUND 医院）。2002—2011 年间任夏里特医学院皮肤病学与性病学科 C3 教授（译者注：资深博士生导师），从事皮肤病学循证医学研究。他曾在德国弗莱堡、奥地利维也纳和美国波士顿哈佛大学医学院学习医学，在德国弗莱堡大学皮肤科学习皮肤病学，曾任海德堡大学临床医学院皮肤科顾问。他对美容医学有浓厚兴趣，曾尝试在美容医学领域进行循证医学研究。他出版过数本在美容医学领域颇具影响力的出版物。他热衷教学，经常举办关于 A 型肉毒毒素和注射充填剂的培训课程。他也担任很多充填剂公司的咨询顾问。

利益冲突： Berthold Rzany 担任下列充填剂公司的讲者和（或）顾问（2013）：Merz Pharmaceuticals、Q-Med Galderma、Teoxane Laboratories 和 Sinclair Pharmaceuticals。

Mauricio de Maio

Mauricio de Maio 是一位巴西整形外科协会认证整形科医师、国际美容外科协会会员。De Maio 医师 1990 年毕业于圣保罗大学医学院，1996 年起专修整形外科，1997 年和 2006 年分别获得巴西圣保罗大学硕士和博士学位。1996—2002 年，他曾任圣保罗大学整形外科临床助理教授。De Maio 医师与 B Rzany 医师联合出版了多部临床著作：《注射充填美容医学》（2006 年）、《肉毒毒素在美容医学中的应用》（2007）年及《男性美容医学患者》（2009 年），这些著作均由德国 Springer-Verlag 公司出版。他活跃于科研和教学领域，曾在欧美和亚太地区进行国际培训并为公司提供咨询服务等。

利益冲突： Mauricio de Maio 担任下列充填剂公司的讲者和顾问（2013）：Pharm-Allergan。

致 谢

第 2 版《注射充填美容医学》的出版离不开诸多人士的大力支持与帮助。首先，感谢我们的患者和同事，在他们的帮助下，我们在过去数年内共同发现了新的注射指征和技术。感谢在编写与出版过程中给予我们帮助和技术支持的人士。最后，我们希望借此机会感谢来自 Springer Heidelberg 出版社的 Ellen Blasig 女士对此书出版提供的指导和无私的支持。

感谢德国团队的 Julian Wiora 和 Twyla Michnevich 为本书进行校对，感谢巴西团队的 Liliann Amoroso Ribeiro 和 Lilian de Toledo Lima 女士对撰写过程中不断出现的新问题提供支持。

缩略词汇表

BoNT-A	Botulinum toxin A	A 型肉毒毒素
CaHa	Calcium hydroxylapatite	羟基磷灰石钙
CIA	Cosmetic investment advisor	化妆品投资顾问
FDA	Food and Drug Administration	美国食品药品监督管理局
HA	Hyaluronic acid	透明质酸
HEMA	Hydroxyethylmethacrylate	羟乙基丙烯酸甲酯
HIV	Human immunodeficiency virus	人类免疫缺陷病毒
KTP laser	Kaliumtitanphosphat (potassium titanyl phosphate) laser	磷酸氧钛钾激光
PLLA	Poly-l-lactic acid	聚左旋乳酸
PMMA	Polymethylmethacrylate	聚甲基丙烯酸甲酯
SMAS	Submuscular aponeurotic system	浅表肌肉腱膜系统
SOOF	Suborbicularis oculi fat	眼轮匝肌下脂肪

目 录

第 1 章　注射美容充填剂总论：有效性和安全性

Berthold Rzany 著　斯楼斌 译

1.1　简介

相较于美国，在欧洲和南美洲多数国家有种类繁多的注射美容充填剂可供选用。因此，无论对于新手还是资深注射者来说，都会面临如何选择充填剂的问题。本章介绍了过去和现在常用的一些充填剂种类。所述充填剂种类的选择反映了本章作者的个人喜好，对于习惯用其他产品的医生仅供参考。

常见问题

- 为何有人会对不再销售的注射类产品仍感兴趣？

　答：即使不再销售的产品仍有其重要性，原因有二：①它们可能会再次上市销售；②永久性充填剂会伴随患者一生。

1.2　充填剂的分类

充填剂没有统一的分类标准，一般来说可根据如下标准进行归类：①降解程度；②临床数据的质量。

1.2.1　根据生物降解性分类

根据生物降解性，可将充填剂分为降解型和非降解型（永久型）。一些充填剂结合了降解型和非降解型材料的特点。

1.2.2　根据临床数据的质量分类

在欧洲，充填剂上市法规相对宽松，比如，无须进行临床试验，因此可将充填剂分为有临床数据和无临床数据两种类型，而有临床数据型充填剂还分为数据质量良好或欠佳两种。

什么是良好的临床数据？良好的临床数据需来自随机对照临床试验，应至少纳入人数充分的受试者（例如，分为两组的试验至少需要 50 例患者）。通过临床试验，我们可以得到以下数据，例如症状改善程度、持续时间、对生活质量的影响和安全性（如水肿风险）等。

1.3　生物降解型充填剂

生物降解型充填剂寿命有限，从数月到数年不等。它们通常由提纯的真皮成分组成，可来源于人、动物、细菌等，因此，可将其分为异种来源（供体和受体不同种族）、自体来源（供体和受体为同一个体）、同种异体（供体和受体为同一种族不同个体）和人工合成材料（表 1.1）。值得注意的是，近些年，原来一些知名度较高的可降解充填剂已退出市场。

1.3.1　胶原蛋白

胶原蛋白来源广泛，具有独特的性质，但本章讨论到的许多产品都已退出市场。

表 1.1　可降解型充填剂概述

材料	来源	产品[a]
非永久注射充填剂		
海藻酸钠	海藻	诺华贝（Novabel[b]）
胶原蛋白	牛	再得萌（Zyderm[b]）、再倍丽（Zyplast[b]）
	猪	伊维兰（Evolence[b]）
	人（尸体来源）	赛美翠（Cymetra[b]）
	人（自体来源）	艾斯丽质（Isolagen[b]）
	人（培养）	考斯美得（Cosmoderm[b]）、考斯美普（Cosmoplast[b]）
透明质酸	禽类	皓靓芙（Hylaform[b]）
	非动物	贝劳特罗（Belotero[c]）、爱美柔（Emervel[c]）、乔雅登（Juvéderm[c]）、瑞蓝（Restylane[c]）、缇娅斯（Teosyal[c]）、乔雅登 Voluma（Juvéderm Voluma[c]）
透明质酸＋右旋糖酐	非动物	瑞肤得（Reviderm）
聚左旋乳酸（PLLA）	非动物	塑然雅（Sculptra）（曾用名：New Fill）
羟基磷灰石钙	非动物	瑞得喜（Radiesse）

[a] 该表并未涵盖所有产品。
[b] 已经或即将从市场下架。
[c] 透明质酸类产品中至少有一种产品有良好的临床试验数据（RCT）支持，例如 Emervel 类产品中 E.deep 和 E.classic 都有良好的 RCT 支持。
注：表中所列产品目前只有瑞蓝和乔雅登获批在中国大陆上市，其他产品的中文商品名称为译者翻译。

1.3.1.1　牛源性胶原蛋白

在透明质酸进入市场之前，胶原蛋白曾是最广泛使用的充填剂，作为金标准被用于和其他真皮充填剂进行对比。然而，近年来，其地位逐渐衰退，在欧美市场已难见其身影。但在全球其他地区，仍可见牛胶原蛋白类产品销售，因此，我们在此对其进行简单介绍。一些注射剂为经典的酶解法制得的牛胶原蛋白（95% Ⅰ型和 5% Ⅲ型），可按胶原蛋白的含量和戊二醛稳定添加剂的配比不同进行分类（Homicz and Watson，2004）。

根据胶原蛋白的含量以及交联程度，不同产品适用于真皮的不同层次。例如，非交联的再得萌（Zyderm）Ⅰ和Ⅱ适用于真皮浅层。交联的再倍丽（Zyplast）适用于真皮深层。所有这些产品均易于注射，但较其他类型产品，再得萌Ⅰ和Ⅱ往往需要过量注射。

在基于 9427 例受试者以及 5109 例患者临床数据的回顾性研究的基础上，再得萌于 1981 年被美国食品药品监督管理局（FDA）要求下架（Cooperman *et al*., 1985；Matti and Nicolle, 1990）。虽然存在这些主要聚焦于安全性问题的病例分析报道，但另一项临床试验证实了此类产品的作用至少可维持数月（Cooperman *et al*., 1985；Matti and Nicolle, 1990）。

因为胶原蛋白经常引起过敏反应，故必须先进行皮试，在前臂掌侧皮内注射胶原产品。皮试时间至少需要 28 天，而不良反应发生率（以再得萌Ⅰ为例）大约为 3%，约 50% 发生在 24 小时内。有 1.3% 的患者尽管皮试阴性，仍发生了不良反应。不良反应的表现多样，包括局部水肿、硬结、红斑和瘙痒等（Cooperman *et al*., 1985）。

要点

- 目前为止，牛胶原蛋白类产品已从欧美市场消失，原因有二：①需要皮试；②与透明质酸类产品相比，维持时间过短。
- 在最初的非胶原蛋白充填剂试验中，牛胶原蛋白产品被用作标准品用于对比，因此这类产品的数据质量较好。

1.3.1.2　猪源性胶原蛋白

在伊维兰（Evolence）之前，极少有文献报道猪来源胶原蛋白充填剂（Saray, 2003）。伊维兰是一种新型猪来源胶原蛋白充填剂，于 2004 年进入欧洲市场，2009 年退出市场。与其他胶原蛋白产品相比，该产品以 D- 核糖作为交联剂通过糖基化实现交联。猪胶原蛋白与牛胶原蛋白不同，不需要皮试。

猪胶原蛋白有两种产品制剂：Evolence 和 Evolence Breeze，后者适用于真皮浅层注射和丰唇。

作为一种新的充填剂，一些质量较好的临床试验证实了猪胶原蛋白的有效性（Monstrey *et al*., 2007；Narins *et al*., 2007, 2008）。另外一些小规模病例分析报道了胶原蛋白在一些特殊部位的应用，如非手术鼻整形（Cassuto, 2009）、泪管整形（Goldberg, 2009）、脸颊充填（Sadick and Palmisano, 2009）以及丰唇（de Boulle *et al*., 2009；Landau, 2009）。

与牛胶原蛋白相比，猪胶原蛋白的过敏反应发生率要低很多。一项真皮内皮试研究发现，在共 519 例受试者中未发现过敏反应发生（Shoshani *et al*., 2007）。因此，猪胶原蛋白不需要皮试，但有一些文章报道了猪胶原蛋白异物反应引起的脓肿样反应（Braun and Braun, 2008）。在产品撤架之前，有数千例患者接受过充填治疗，该反应的发生率似乎与其他可降解型充填剂相似。

猪胶原蛋白的注射难度大于牛胶原蛋白产品。在注射器中混入 0.2 ml 利多卡因，可以改善注射手感和患者舒适性（减轻疼痛）。类牛胶原蛋白产品常呈淡黄色，注射部位过于表浅时，透过黏膜可见。该充填剂需根据指南操作（Rzany *et al*., 2010）。

要点

- 伊维兰是一种有良好临床数据支持的产品。
- 在伊维兰被撤架之后，目前欧美市场上没有猪来源的充填剂。
- 但不排除类似产品再次上市的可能性。

1.3.1.3　人来源胶原蛋白

人来源胶原蛋白有自体和异体之分。

1.3.1.3.1　同种异体人胶原蛋白（尸体来源）

除了牛和猪来源以外，胶原蛋白也能从人类尸体组织中提取。德美隆（Dermalogen）和赛美翠（Cymetra）这两种产品均来源于合法认证的人尸体组织库。该类产品厂商往往建议过量矫正。同样，此类产品的有效性和安全性数据十分有限。赛美翠有一项以再倍丽作为对照的小规模随机临床试验，共纳入 47 例患者，其中 20 例接受赛美翠注射，另外 27 例接受再倍丽注射。该试验使用了多种光学测量变量，数据表明赛美翠优于再倍丽（Sclafani *et al*., 2002 a,b）。

1.3.1.3.2　同种异体人胶原蛋白（组织来源）

该类非尸体来源的产品包括考斯美得（Cosmoderm）和考斯美普（Cosmoplast）（Baumann, 2004），均来自实验室严格控制条件下生长的天然人体胶原。此类产品无须皮试，其由高度纯化的人胶原蛋白和含 0.3% 利多卡因的磷酸盐缓冲生理盐水组成。考斯美得为非交联型，适用于表浅细纹。考斯美普为交联型，适用于更明显的皱纹。一些临床试验以考斯美得为对照品进行。从数据来看，考斯美得的维持时间似乎短于其他产品（Man *et al*., 2008；Smith *et al*., 2007）。

1.3.1.3.3　自体来源人胶原蛋白

爱乐质（Autologen）产品由患者自体获取的真皮细胞外基质组成，主要成分为胶原蛋白（Ⅰ、Ⅲ、Ⅳ型）。该产品需要从患者皮肤切取组织，因此更适用于手术患者。厂商仍推荐要过量矫正。关于此类产品有效性和安全性的数据极少（Sclafani *et al*., 2000）。

关于上述产品安全性的研究数据十分有限，皮试或许可以发现自限性局部反应（Moody and Sengelmann, 2000）。皮试后的不良反应似乎仅为轻度非压痛性红斑。一项非系统性综述中未报道急性和重度不良反应如过敏性溃疡或慢性肉芽肿反应（Fagien, 2000）。有个例报道描述了在前额部位皮下注射异体胶原蛋白后发生急性脉络膜梗死（Apte *et al*., 2003）。

要点

- 本综述仅为学术目的。上述产品均已很少使用或已退出市场。
- 临床数据的质量良莠不齐。

1.3.2 透明质酸

继牛胶原蛋白之后，多种透明质酸制剂的涌现逐渐使注射美容市场发生了革命性变化，原因主要有三点：①无须皮试；②更持久的有效时间；③存在拮抗剂（透明质酸酶）。

透明质酸属于糖胺聚糖家族，由重复的二糖单元组成。透明质酸的亲水性吸引水进入细胞外基质，从而增加皮肤弹性。其在体内可逐渐降解，为了增加其有效持续时间，经常会通过交联增加 1,4 - 丁二醇二缩水甘油醚（BDDE）作为稳定剂。

透明质酸来源于禽类或细菌，每一种产品均具有其独特的性质。

要点

- 透明质酸来源广泛。多数是细菌来源。

1.3.2.1 禽类来源的透明质酸

禽类来源的交联透明质酸是第一种被广泛应用的非胶原蛋白充填剂，但其目前已不再使用。皓靓芙（Hylaform）系列透明质酸产品从鸡冠里提取，平均含有透明质酸 5.5mg/ml，因其具有良好的流变学特性，故注射比较容易，而且比一些细菌来源的产品更不易扪及（Manna *et al*., 1999）。

2003 年，一项比较皓靓芙和再倍丽用于鼻唇沟充填的临床试验数据提交给 FDA，该试验共纳入 480 例患者，数据未发表。根据 FDA 的数据分析，两种产品并无显著差异，观察 12 周之后，皱纹严重程度评分的平均值（± 标准差）（0 ~ 5 分）分别为：皓靓芙 3.3 ± 1.11 分，再倍丽 2.2 ± 1.12 分（http://www.fda.gov/）。

要点

- 皓靓芙（Hylaform）已退出市场。
- 该产品有较好的临床数据支持。

1.3.2.2 细菌来源的透明质酸

细菌来源的透明质酸产品主导了注射美容充填市场，产品种类繁多。尽管厂商尽力措辞使产品看上去与众不同，但有时仍很容易混淆。

基本上可以根据临床数据质量将其分为有良好、欠佳、较差临床数据支持的产品。

1.3.2.2.1 有良好临床数据支持的产品

Q-Med 瑞蓝系列

瑞蓝系列拥有最佳的临床数据证据。原因在于在美国继牛胶原蛋白之后，瑞蓝成为对比性临床试验中的对照品金标准。

发表的第一项随机对照临床试验比较了瑞蓝和再倍丽的有效性和安全性，共有 137 例患者被纳入意向治疗性分析。6 个月后，作者得出瑞蓝优于再倍丽的结论（根据皱纹严重程度分级量表评估）。在两者比较中，研究者认为 56.9% 的患者应用瑞蓝优于再倍丽（研究者认为瑞蓝更有效），研究者认为 9.5% 的患者应用再倍丽优于瑞蓝（$P<0.0001$）。在剩余 33.6% 的患者中，单变量统计学未发现两种产品之间存在差异（Narins *et al*., 2003）。

瑞蓝系列产品有时候被认为具有双相性。什么是双相性？从根本上来说，双相性指由非交联型透明质酸封闭交联型透明质酸颗粒。因为非交联型透明质酸非常容易降解，充填效果可能无法达到爱美柔（Emervel）Deep 和缇娅斯（Teosyal）Deep 临床试验中展示的效果，该试验比较了这两种产品与瑞蓝 Perlane（Restylane Perlane）（Nast *et al*., 2011；Rzany *et al*., 2011）。颗粒大小决定了适应证，较小颗粒的透明质酸产品适用于较浅表的部位。

Q-Med 爱美柔（Q-Med Emervel）系列

该系列产品的透明质酸含量均为 20ng/ml，但根据其交联和校准的程度不同，产品被细化用于不同适应证。有两项较佳的临床试验比较了 Q-Med 爱美

柔系列产品与瑞蓝 / 瑞蓝 Perlane 产品的有效性与安全性（Ascher *et al*., 2011；Rzany *et al*., 2011）。另有一项病例分析中，该 Emervel 系列不同产品被广泛应用于各种适应证（Rzany *et al*., 2012）。

艾尔建乔雅登（Allergan Juvéderm）系列

这同样是一个规模较大的产品系列。针对不同的皱纹和容积充填适应证，拥有种类繁多的产品。该系列产品的数据质量也较佳（Baumann *et al*., 2007；Lupo *et al*., 2008；Pinsky *et al*., 2008）。

乔雅登 Voluma（aka Juvéderm Voluma）系列

这是艾尔建公司的新产品。与乔雅登产品相比，Voluma/ Volbella/Volift 充填剂属于短链交联型，同样有良好的随机临床试验数据支持（Callan *et al*., 2013；Jones *et al*., 2013）。一项丰唇病例分析发现 Volbella 的效果最为持久（12 个月）（Eccleston and Murphy, 2012）。但需要注意的是，此系列为新产品，尚无最终的耐受性与安全性结论。

贝劳特罗（Belotero）系列

该系列是由 Anteis 生产、Merz 销售的产品，但现在 Merz 已完全收购了 Anteis 公司。如上述产品一样，其同样有至少一项较好的临床试验支持（Narins *et al*., 2010c）。

缇娅斯（Teosyal）系列

该产品同样有临床数据支持（Nast *et al*., 2011）。

1.3.2.2.2　临床数据欠佳的产品

大多数欧洲的透明质酸类产品缺乏良好的临床试验数据支持。从表面上看，它们与良好数据支持的产品似乎等同，但使用时必须小心谨慎。

1.3.2.2.3　透明质酸类充填剂的安全性

透明质酸类产品与牛胶原蛋白产品相比，较少引起过敏反应，无须皮试。尽管人来源和动物来源的透明质酸在结构上十分相似，但因为存在来自供体（禽类或细菌类）或交联过程中遗留的蛋白质抗原，受体仍可能产生免疫反应。

对于有良好临床数据的产品，除了 RCT 之外，也有一些有关安全性的大规模病例分析可用。Lowe 等（2001）报道了 709 例接受禽类或细菌来源透明质酸治疗的患者（患者队列随访研究），观察时间至少为 1 年，观察周期从 1996 年 9 月至 2000 年 9 月。总体上看，迟发型过敏反应（包括硬结、炎症/红斑、注射 8 周以内脓肿形成）发生率为 0.42%（3/709）。Friedman 等（2002）的研究回顾了 1999—2000 年报告给生产商的瑞蓝系列非动物来源透明质酸的所有不良反应（欧洲、澳大利亚、南美洲和亚洲范围）。据统计，1999 年总计注射 144 000 例，不良反应发生率为 0.15%；2000 年约注射 262 000 例，不良反应发生率为 0.06%。因 Lowe 等（2001）和 Friedman 等（2002）的数据统计是基于患者回访或自发报告，不良反应的实际发生率可能会更高一些。

在 2004 年，Andre 用调查问卷的形式评估了从 1997 年到 2001 年间注射了非动物来源、稳定型透明质酸产品的患者，共统计了 12 344 支药品和 4320 例注射患者，其中 16 例患者注射后立即出现了过敏反应，18 例患者出现了迟发型不良反应。全球不良反应的发生率统计值为 0.8%。从 2000 年开始，因产品中蛋白质含量降低，不良反应发生率也随之减少，据报道为 0.6%，其中约有 50% 为急性不良反应，并且在 3 周内治愈；剧烈但一过性迟发型不良反应发生率约为 0.3%。Andre（2004）报道了 4 例无菌性脓肿。同样，尽管数据经过系统性分析，但仍不能排除实际不良反应发生率被低估的可能。

另有一些病例报告详细描述了注射各种来源的透明质酸制剂后的不良反应，如红斑、瘙痒、水肿和丘疹性囊性结节等。也有报道称禽类来源的透明质酸注射治疗后出现动脉栓塞和渗出性肉芽肿的不良反应（Fernandez-Acenero *et al*., 2003；Lombardi *et al*., 2004；Lowe, 2003；Lupton and Alster, 2000；Micheels, 2001；Raulin *et al*., 2000；Shafir *et al*., 2000）。极少数病例报道称注射后可能会出现蓝色变色，可能为丁达尔现象。

每一种产品的不良反应并不一定相同，有些产品不良反应的发生率可能较高。我们如何鉴别此类产品呢？这需要我们增加同行交流和向管理机构报告！在荷兰，Hyacorp H-S 和 H1000 的销售被叫停，因为同一系列的两款产品出现了数例不良反应（Skipr. Tot nu toe 关于皱纹充填剂的 25 例投诉，参考 http://www.skipr.nl/actueel/id12523-tot-nu-toe-25-klachten-over-rimpelfiller.html [2012-10-25]）。直到 2013 年 8 月份，这些病例仍在被荷兰管理机构调查。公司已决定从欧洲市场撤回 Hyacorp H-S 和

H1000 产品。

要点

- 有良好临床数据支持和无良好临床数据支持的细菌来源的透明质酸产品很容易区分。
- 如果使用了无良好临床数据支持类型的产品，对患者和医生均可能存在效果欠佳的风险，发生炎性不良反应的风险亦增高。

1.3.3 透明质酸和其他物质的混合品

1.3.3.1 与葡聚糖混合

透明质酸、羟丙基甲基纤维素和葡聚糖（聚糖酐）的混合物商品名为 Matridex，其持久性优于其他产品，但有效性和安全性缺乏良好临床数据的支持。

混合了葡聚糖后的透明质酸到底安全性如何？我们并没有良好的临床试验数据来佐证，但是有一些关于其不良反应方面的病例报道（Huh *et al*., 2010；Massone *et al*., 2009）。一名患者接受 Matridex 眉间注射，5 周后出现了迟发型炎性反应，持续了 1 年多时间。该患者经过口服多西环素和曲安奈德病灶内注射治疗，最终病灶彻底治愈了（Huh *et al*., 2010）。第二例患者是一名 43 岁女性，接受 Matridex 注射后 4 周，在双侧脸颊和口唇周围出现多发的痛性、发红的非溃疡性硬结，组织病理学显示是弥漫性化脓性肉芽肿反应，可见多核巨细胞和中性粒细胞浸润真皮层（Massone *et al*., 2009）。

1.3.3.2 与抗氧化物的混合物

市场上也有与抗氧化物混合的透明质酸产品，但缺乏有效的临床试验数据，因此该添加物是否有临床意义有待商榷。

要点

- 混合有葡聚糖和抗氧化物的透明质酸产品尚无良好的临床试验数据支持。
- 需留意有关此类产品不良反应的报道。

1.3.4 藻酸盐

2009 年末，一种来源于褐海藻的新型充填剂（藻酸盐）进入市场。大型病例报道发现，该产品发生红斑、水肿、血肿的风险似乎低于透明质酸，是一种理想的注射充填剂（数据未发表，曾在 IMCAS 2010 年巴黎会议上公布）。

与其他充填剂相比，藻酸盐产品非常容易注射。即便是经验丰富、训练有素的注射者，也可能不小心在一些非临床研究部位注射过量产品，例如眶下凹陷处。

据报道，在一些特定部位（如眶下凹陷处）易发生一些不良反应，如硬结形成，且当时缺乏相应的拮抗药，故该类充填剂被撤出市场（Schuller-Petrovic *et al*., 2013）。

避免

- 如此类产品重新上市，同时也有了相应的拮抗药，它将特别适用于注射透明质酸后易形成红斑和水肿的患者。

要点

- 其有效性和安全性有大样本病例报道支持。
- 目前该类充填剂已不再销售。

1.3.5 聚左旋乳酸

聚左旋乳酸（PLLA）是一种合成的生物降解型材料，它有独特的胶原蛋白刺激性。当注射到真皮层和真皮下层时，可逐渐刺激胶原蛋白形成，从而重建面部组织，使其成为一种面部充填剂。当然这是一个渐进的过程，通常厂商会建议进行 3 次注射，间隔 6 ~ 8 周。完成后，治疗效果可维持 2 年甚至更久。

该产品是一种粉剂，在注射前需用无菌生理盐水溶解。尽管最先推荐将其溶解于 3ml 生理盐水使用，但目前的建议是配制成 5 ~ 9ml 或更多溶液后再使用。大部分医生会添加 2ml 局麻药来减轻注射时的疼痛。SculpTraining 注射专家组的建议是 7ml 溶液中加 2ml 局麻药，总共 9ml 溶液。一般建议使用前溶解时间至少需 24 小时。尽管使用正确的注射方式和更为稀释的溶液，在注射过程中仍有可能发生注射器针头堵塞的现象。

在 2010 年之前，PLLA 的有效性和安全性研究主要基于治疗药源性脂肪萎缩的感染人类免疫缺陷病毒（HIV）的患者（Moyle *et al*., 2004；Perry, 2004；Valantin *et al*., 2003）。PLLA 应用于美容整形的适应证只有个例报道和病例分析（Rzany *et al*., 2004；Woerle *et al*., 2004）。2010 年发表了对比 PLLA 和人胶原蛋白的大样本临床试验（Narins *et al*., 2010a）（$n = 233$）。该试验进行到 3 个月时已发现 PLLA 优于人胶原蛋白。每例受试者的平均注射次数为：PLLA 组 3.2 次，胶原蛋白组 2.6 次。每次双侧鼻唇沟注射所用的 PLLA 容积平均值（SD）为：第 1 次，4.1（1.1）ml；第 2 次，3.5（1.2）ml；第 3 次，3.3（1.2）ml；第 4 次，3.5（1.1）ml。人胶原蛋白的相应数值为：第 1 次，3.1（1.1）ml；第 2 次，2.1（1.1）ml；第 3 次，1.9（1.1）ml；第 4 次，1.7（1.0）ml。需要注意的是，PLLA 的有效持续时间可达 13 ~ 25 个月，这也是大多数患者选择该产品的原因（Brandt *et al*., 2011）。但该产品的校正效果可能不如其他透明质酸试验结果 [6 分量表上改善 0.66 ~ 0.85 分，而透明质酸试验（详见上文）5 分量表上约改善 1 分]（Narins *et al*., 2010 a）。

该充填剂的主要不良反应为硬结形成，根据 HIV 脂肪萎缩患者数据，50 例患者中有 22 例（44%）出现可触及但不可见的微小结节状肉芽肿反应，出现该反应的 22 例患者中有 6 例患者的结节在 96 周后消失。上述研究中，每一瓶 PLLA 被制成 3 ~ 4ml 溶液（Valantin *et al*., 2003）。

建议

- 在注射开始至少 24 小时以前，将 PLLA 溶解于 5 ~ 7ml 以上溶剂。
- 在配制的溶剂中添加 2ml 局麻药。
- 对于严重弹性组织变性的患者，联合 0.05% 维 A 酸外用可能会有效。

避免

- 请勿在过于表浅的部位注射 PLLA，否则会产生很多浅表隆起。
- 请勿将 PLLA 注射于常活动的部位，如嘴唇。
- 请勿将 PLLA 应用于活动性免疫病患者，如风湿性关节炎患者（详见第 8 章）。
- 请勿将 PLLA 用于将接受干扰素治疗的患者，否则可能会增加硬结形成的风险。

硬结形成的发生率似乎与溶剂容积有关。间接证据表明，随着溶液容积增加，硬结形成的概率降低（Rossner *et al*., 2009 a；Schierle and Casas, 2011）。硬结最常发生于手部（12.5%）和脸颊（7.2%）（Palm *et al*., 2010）。一项个例报道介绍了注射后出现孤立性较大肿块，如颞部区域（Avery and Clifford, 2010），有些患者有脓肿形成。但大部分结节为一过性，随时间推移会逐渐缩小（Sperling *et al*., 2010），因此，无须过于积极治疗。

要点

- 该产品有至少一项良好临床试验数据和一些病例分析的支持。
- PLLA 注射一般至少分 3 期，每次间隔至少 4 ~ 6 周，以达到最佳的临床效果。
- PLLA 通过其胶原刺激特性达到充填作用，因此特别适用于颞部、颊部充填和下颌线条重塑。
- PLLA 并不能立即见效，因此无法即刻满足患者需求，患者可能对该产品感到失望。如果患者既想注射 PLLA，又想即刻达到效果，之前可以先注射透明质酸产品。

1.3.6　羟基磷灰石钙

羟基磷灰石钙（CaHa）是通过生物陶瓷学方法合成的磷酸钙颗粒制成，这种方法可以结合钙离子和磷离子。注射时，该物质可在基质中形成可供局部成纤维细胞渗入的结构。该复合物呈胶状，便于使用。规格为 1.2ml 注射器，用 25 ~ 27G 针头注射。

早期研究主要关注药源性脂肪萎缩的 HIV 患者（Comite *et al*., 2004；Silvers *et al*., 2006）。应美国美容执照要求，现已有三项随机对照临床试验：一项与胶原对比（Smith *et al*., 2007），另两项与透明质酸产品对比（Moers-Carpi *et al*., 2007；Moers-Carpi and Tufet, 2008），评估这些产品对鼻唇沟的矫正作用。正如所料，为期 6 个月的研究证实 CaHa 和人胶原相比具有更好的效果（Smith *et al*., 2007），但 CaHa 与透明质酸对比研究的结果则不甚明确。两项为期 12 个月的研究中，一项较大规模研究未发现两组在皱纹严重程度评分（WSRS）上存在差异，另一项较小型研究则倾向于 CaHA 治疗效果更佳（Moers-Carpi *et al*., 2007；Moers-Carpi and Tufet, 2008）。在患者喜好及治疗满意度方面，CaHA 更占优势（然而必须注意这些研究都没有做到双盲，因此可能存在研究结果有利于干预治疗的偏倚）。CaHa 制品中不含利多卡因。而在另一项样本量为 50 例的随机对照研究中，患者对在鼻唇沟处注射 CaHA 与利多卡因混合物更为满意（Marmur *et al*., 2010；Grunebaum *et al*., 2010）。

与其他充填剂不同，CaHa 在 X 线下可显像。Feeney 等（2009）发现羟磷灰石在 CT 中呈高密度影，在 FDG-PET 中呈高代谢影，在 MRI 中呈中等强度信号，这是引起假阳性诊断的潜在原因。需告知患者这一点，以便他们今后接受 X 线或其他精密影像学检查时告知医生。

关于该充填剂不良反应的证据不多。Sklar 和 White（2004）以及 Tzikas（2004）分别报道了 64 例和 90 例患者使用 CaHa 进行面部软组织充填的系列案例。除了轻度瘀青和肿胀外，未发现其他短期不良反应。Sklar 和 White（2004）报道了 5 例患者接受 CaHa 注射后出现并发症，其中 3 例出现可触及的肿块，1 例出现下眼睑水肿，1 例出现粉 / 白斑，后 2 例发生在泪沟充填患者。这项研究的治疗周期为 6 个月。一项治疗周期为 6 个月的鼻唇沟研究将 CaHa 与人胶原进行对比，发现使用 CaHa 的患者更易发生水肿（发生率分别为 73.9% 和 56.4%）和瘀斑（发生率分别为 63.2% 和 43.6%）（Smith *et al*., 2007）。尽管如此，患者仍更倾向于用 CaHa。一项为期 6 个月的开放研究中，CaHa 被用于 IV 至 VI 型皮肤患者（Marmur *et al*., 2009），这项研究纳入了 100 例患者，无瘢痕疙瘩、肥厚性瘢痕、色素缺失或沉着等其他临床严重不良反应报道。

建议

- 注射前将 CaHa 溶解于利多卡因中。1.2ml 的 CaHa 中加 0.2ml 盐酸利多卡因即可。溶解过程在鲁尔锁连接器中进行，一边是 CaHA 注射器，另一边是装有 0.2ml 利多卡因的注射器，将两个注射器中的物质混合。注意：如果有 CaHA 和利多卡因的预混制剂，则不需再用利多卡因稀释 CaHa。

嘴唇是不良反应报道最多的注射部位。Tzikas（2004）研究发现 90 例患者中有 7 例出现明显的永久性唇黏膜硬结，其中 4 例需治疗。这项研究的治疗周期为 6 个月。除此以外，有 CaHa 引起动脉栓塞进而导致局部坏死甚至失明的报道（Kim and Choi 2013；Sung *et al*., 2010）。

避免

- 请勿将 CaHa 注射于浅表部位，否则可能形成可见的结块，降低患者满意度。
- 请勿将该产品用于注射丰唇。已有关于注射剂机械堆积形成结节的报道。
- 注射过程中若出现严重疼痛、苍白或视力、视野异常，必须立即停止注射。这些可能为动脉栓塞征象。

要点

- CaHa 是经科学研究证实具有良好的有效性及安全性的生物降解型充填剂。
- 需用 25 ~ 27G 的针头注射于真皮深层或真皮下。
- 利多卡因稀释可增加注射容易度，减少注射疼痛。
- 注射后前几周，局部可能出现少许肿胀。之后将会与周围组织良好融合。
- 切记一旦出现过度矫正或动脉栓塞，无拮抗剂可用。
- 除有一定的动脉栓塞发生率，该产品的使用总体上较为安全。

1.4　非生物降解型充填剂

表 1.2 中列出了一些非生物降解型充填剂。可生物降解型充填剂价格昂贵，且需要反复注射，为患者和医生增添了麻烦。因此，非生物降解型或永久性充填剂倍受青睐。除此以外，也需注意到非生物降解型充填剂存在的不足之处。第一，有美容需求的患者年龄跨度大。我们可能无法确定 30 或 40 年后，当老化和日照引起真皮或真皮下层变薄时，永久性充填部位会如何。第二，充填剂常可能会出现不良反应，永久性充填剂最常见的亚急性或慢性不良反应是形成肉芽肿。非生物降解型充填剂的不良反应治疗比较困难，因为这些物质会对周围组织产生持续刺激。

表 1.2　非生物降解型充填剂

材料	来源	产品 [a]
硅胶	–	达多喜（ADATO SIL-ol 5000）、百普蒂克（Bioplastique）、百波丽美（Biopolimero）、多美静（Dermagen）、喜丽康（SILIKON 1000 Silicex）
聚丙烯酰胺	–	奥美定（Amazingel）、雅得媚（Aquamid）、雅奇丰（Argiform）、百丰美（Bioformacryl）、伊凡露（Evolutionb）、欧特莱（Outline）
聚脘基胺	–	百科美（Bio-Alcamid[b]）

[a] 该列表不完整。
[b] 已停产。
注：表中所列产品均未获批在中国大陆上市，中文商品名称为译者翻译。

为保证患者的满意度，在使用非生物降解型产品前，应该向患者充分解释治疗利弊。对于第一次接受注射美容的患者，我们通常不建议使用非生物降解型充填剂。对于更倾向于用非生物降解型充填剂的患者，我们应先用生理盐水或生物降解型充填剂注射，保证患者对注射效果满意后再使用非生物降解型充填剂。

1.4.1　硅胶

可注射硅胶是最早使用的注射充填剂。医用硅胶是一种透明、油性、无色液体，由长链聚合二甲基硅氧烷组成。

此类产品有多种注射方法。其中一种推荐的方法为微滴技术（Orentreich, 2000；Webster *et al*., 1986）。液态硅胶以 0.01ml 微滴注入真皮层中。每个微滴间隔 1mm。建议不要足量矫正，因其主要不良反应是异物（纤维化）反应。

尽管很多人将硅胶奉为理想的充填材料，但硅胶（尤其是来源有问题的硅胶）可导致一些严重的局部和全身不良反应。注射硅胶周围的炎性反应一般具有自限性，但由此引发的其他后果无法预测，且有时可引起严重后果。局部不良反应包括慢性炎性反应、移位、突出、溃疡形成和硅胶肉芽肿形成。一旦发生这些并发症，取出注射硅胶非常困难，需要进行大面积组织切除和复杂重建（Homicz and Watson, 2004）。

尽管硅胶产品的纯度在过去 10 年里取得了很大进步，但仍有许多诸如肉芽肿反应、感染、溃疡形成和异位等不良反应的相关报道（Ersek *et al*., 1997；Ficarra *et al*., 2002；Rapaport *et al*., 1996；Requena *et al*., 2001）。这些不良反应的发生率尚不明确。对 916 例患者接受 1000 厘沲硅胶油注射的病例回顾分析发现，仅有极少数不良事件报道。但这是一项回顾性的病例研究，并未对患者进行随访（Hevia, 2009）。因此，这篇文章对于评价该产品真正的风险能提供的依据非常有限。尽管如此，硅胶油仍在美国和其他地区使用。在 Fulton 和 Caperton（2012）最近的文献报道中，一种自制的透明质酸和硅胶混合物被用于较大样本的病例研究中，但因为这是一项小规模研究，所有关于风险的结论均具有局限性。

要点

- 高纯度硅胶的风险证据仍不明确。
- 对于这种备受争议的产品，最终定论还需要更好的临床研究数据支持。

1.4.2　聚丙烯酰胺

聚丙烯酰胺（商品名：Aquamid）由 97.5% 的水和 2.5% 的交联聚丙烯酰胺组成，建议用于皱纹、皮肤塑形和面部萎缩，对细纹无效。Aquamid 需用皮下隧道技术进行深部注射（Breiting *et al*., 2004；

De Cassia Novaes and Berg, 2003）。本书上一版出版时证据非常有限，而现在已有一些关于该材料的临床试验（Narins *et al*., 2010 a）。一项大型临床试验比较了聚丙烯酰胺和透明质酸两种充填剂为期12个月的注射效果。该研究报道在6个月甚至12个月后，两组的矫正程度相当，6分量表上均改善约2分。

可能出现的不良反应包括哪些呢？在De Cassia Novaes和Berg（2003）进行的小型初步研究中，除了即刻出现的轻至中度红、肿、疼痛外（36小时内消退），无长期不良反应。2004年，Breiting报道了一项包括104例患者的回顾性病例研究，其中49例患者进行了隆胸手术，3例接受鼻唇沟注射的患者出现了移位。该研究随访时间平均3.9年，未报道远期不良反应（Breiting *et al*., 2004）。

2003年，Wang发表了对15例患者随访2年的病例分析，报道了如下不良反应：结节（80%）、疼痛（60%）、二次变形（20%）、不适感（13%）和长期肿胀（6.6%）。病理检查报告了巨噬细胞浸润（60%）、囊腔形成（53.3%）和肉芽肿反应（20%）（Wang *et al*., 2003）。

Christensen等提出上述反应与生物膜形成有关，并提倡使用抗生素治疗（Bjarnsholt, 2009）。

建议

- 注射前充分消毒皮肤。
- 一旦出现排斥聚丙烯酰胺的不良反应和细菌感染，可使用Bjarnsholt等（2009）推荐的治疗方案。例如，使用克拉霉素500mg和莫西沙星400mg，每天两次，共10天。

避免

- 切勿过度矫正。
- 对于皮肤弹力纤维变性的患者，勿将聚丙烯酰胺注射于浅表皮肤，否则可能出现团块。

要点

- 这些为永久性产品。一旦出现过度矫正或不良反应会比较麻烦。若出现脓肿样反应，推荐使用抗生素治疗。
- 与其他充填剂相比，这类材料有较好的临床研究数据支持。

1.4.3 聚烷基酰亚胺

聚烷基酰亚胺商品名为Bio-Alcamid。由烷基-酰亚胺群网（约4%）和水（约96%）组成。本品有两种不同的黏性，分别可用于唇部和面部注射，主要适用于褶纹、皮肤（包括唇部）塑形和面部萎缩，不用于细纹。该材料必须注射于真皮下，且根据使用说明，大容量注射后比较容易取出（Protopapa *et al*., 2003）。

2003年（Protopapa *et al*.），一项研究对73例患者随访了3年，无假体脱位、异位、肉芽肿、过敏反应或不耐受的报道。但荷兰的一项对3194例患者进行的回顾性研究报道了154例并发症，最常见的是感染、硬化和移位（Schelke *et al*., 2009）。作者认为这些反应的发生率太高，不提倡该产品用于临床。英国外科小组回顾了67例接受聚烷基酰亚胺治疗的药源性脂肪萎缩的HIV患者，得出了相似结论，约50%的患者出现了至少一种并发症（移位、硬化、不平整）（George *et al*., 2012）。一个加拿大研究小组得出了类似结论：267例患者中有19%出现感染并发症（Nadarajah *et al*., 2012）。目前，该产品已退出欧洲市场。

要点

- 该产品缺乏良好的临床研究数据支持。目前，由于其不良反应发生风险较高，已经停产。

1.5 非生物降解型和生物降解型充填剂混合剂

有些充填剂是非生物降解型（永久性）和生物

表 1.3　非生物降解型与生物降解型充填剂混合产品

临时材料	永久材料	产品[a]
胶原（牛）	聚甲基丙烯酸甲酯	爱贝芙（Artecoll/ArteFill）
透明质酸（来自细胞培养）	水凝胶甲基丙烯酸羟乙酯	德美莱（Dermalive）、德美蒂（Dermadeep[b]）

[a] 请注意该表格所列并不完全。
[b] 已退出市场。
注：表中所列产品目前只有爱贝芙获批在中国大陆上市，其他产品的中文商品名称为译者翻译。

降解型（临时性）物质的混合剂。生物降解型材料主要充当载体作用，保证即刻的效果，直至非生物降解型材料产生异体纤维化反应，最终达成良好的视觉效果（表 1.3）。

1.5.1　聚甲基丙烯酸甲酯和胶原

聚甲基丙烯酸甲酯（PMMA）和胶原 [爱贝芙（ArteFill），曾用名 Artecoll] 混合剂在 20 世纪 80 年代末期进入市场，是最早使用的混合制品。PMMA 玻璃粉用 3.5% 的牛胶原（载体）和 0.3% 的利多卡因（用于镇痛）溶解制成混悬液。胶原在 2 ~ 3 个月后被吸收，而 PMMA 则被纤维物质所包裹。

爱贝芙需用 26 ~ 27G 针头通过隧道技术注入真皮下三分之一。这种材料不可注射得过于表浅，不能从外看到针头走行。注射完后用指尖轻柔按摩有助于材料的均匀分布。不提倡过度矫正，但 3 个月后可能需要进行二次注射（Lemperle *et al*., 2003）。尽管该制剂中含有胶原，但在欧洲并不强制要求皮试。

这是唯一经过大型临床试验评估过的永久性充填剂（Cohen and Holmes, 2004）。该试验历时 12 个月，临床试验数据证实了该物质的有效性和安全性。

肉芽肿反应是该充填剂最常见的并发症（Alcalay *et al*., 2003）。1993 至 1994 年间，Lemperle 等进行了一项回顾性病例分析，对 290 例患者进行了访问，收回 515 份问卷。文中报道注射 PMMA 后，即刻出现的不良反应包括肿胀、发红、瘙痒等。迟发型反应主要包括红斑、透光可见、不平整、移位等。1993 年的数据显示，注射爱贝芙后有 6.1% 的患者有长期局部发红，而 1994 年显示该比例为 0.5%。1994 年的不良反应总发生率为 3%（201 例患者中有 6 例）。此外，1 例女性患者出现了急性过敏反应。根据生产商提供的数据，肉芽肿反应发生率为 1/1000，注射后结节可存在 6 个月至 2 年。但该数据来源于自我报告，存在低估风险的可能。

爱贝芙是美国市面上唯一的永久性产品。支持该产品应用于临床的研究报道了该产品的不良反应发生风险较低，该研究共纳入 251 例患者，随访 1 年后观察到不良反应发生率较低（Cohen and Holmes, 2004），随访 4 ~ 5 年的数据显示不良反应的发生率依然较低（Cohen *et al*., 2006）。但因为该产品是永久性，一些不良反应可能在数年后才会出现（Zielke *et al*., 2008）。此外，251 例患者的样本量不足以检测到罕见事件的发生。因此，该产品仍需密切监测。

建议

- 使用时需十分小心。充分消毒皮肤，且在一个点勿注射过多产品。

要点

- 这是有临床试验支持的少数永久性产品之一。
- 须告知患者：该产品与其他永久性产品一样，发生异物反应的风险较高。

1.5.2　甲基丙烯酸羟乙酯和透明质酸

甲基丙烯酸羟乙酯（HEMA）和甲基丙烯酸乙酯微球体的透明质酸悬浮剂商品名为德美莱（Dermalive），在 20 世纪 90 年代晚期至 2007 年曾在欧洲市场销售。这种产品由 40% 的细菌源性透明质酸和 60% 的丙烯酸水凝胶颗粒（直径 45 ~ 65μm）组成。德美蒂（Dermadeep）产品成分与之类似，含有更大的水凝胶颗粒（直径 85 ~ 110μm）和稍高比例的透明质酸，这种产品适合注射于更深层部位。

建议用 27.5G 针头将德美莱注射于真皮更深层，即真皮与皮下组织间。而对于德美蒂，则应用稍粗的（26.5G）针头注射于骨膜下层或皮下组织中。应该避免过度矫正。两次注射需间隔至少 3 个月（Bergeret-Galley *et al*., 2001）。

该产品在可注射充填剂中不良反应发生率最高（Rossner, 2009 b）。投入市场后早期就有关于 HEMA 注射后结节形成的病例报道（Requena *et al*., 2001；Waris, 2003）。除结节形成外，该产品的不良反应还包括脓肿和溃疡等（Zielke *et al*., 2008）。2001 年，Bergeret-Galley 发表了一篇该产品综述，指出迟发型不良反应和并发症（注射 6 个月后出现结节、肿胀、红斑）总发生率小于 1.2/1000（Bergeret-Galley *et al*., 2001）。该文数据来源于生产商。而生产商的数据来源于自我报告，且因为该综述为早期研究综述，观察时间有限，因此实际发生率可能更高。

尽管该产品已经停产，但可预见以后仍会发现该产品的更多不良反应。

避免

- 不建议患者使用该产品或类似产品。

要点

- 该产品的有效性 / 安全性比率很低，诸如结节形成等不良反应并不罕见且很难处理（参见第 8 章）。
- 尽管该产品已退出市场，仍有使用该产品后发生不良反应的患者就诊。因此，仍要了解该产品。

1.6 同一部位联合使用不同充填剂

非生物降解型和生物降解型产品注射于同一部位是否可行？关于这一问题，仍存在一些争议。例如，PLLA 的起效时间较长，与另一种生物降解型充填剂（如透明质酸）联用或许可增加患者的满意度。但另一方面，如果出现不良反应，则很难辨别由哪种充填剂引起。但在同一部位同时使用不同的充填剂并不一定增加风险。一项柏林注册研究发现注射充填剂联合治疗后仅有 8.9% 的患者出现不良反应。尽管如此，由于缺乏质量较好的流行病学数据支持，我们建议对同一部位联合使用不同来源的充填剂必须慎重。

1.7 新型充填剂简介

新型可注射性充填剂在欧洲、南美和亚洲大批涌现。欧洲 CE 认证是新产品在欧洲上市的必要官方途径，但如有相似的充填剂已应用于市场，该新型产品上市则无须提供临床试验数据。因此，许多新型注射充填剂无有效性和安全性的临床数据。在考察新型产品时应格外小心。生物降解型和非生物降解型产品进入市场时，人们的关注点通常更倾向于持久性和安全性，而忽略了对临床试验和入市后安全性试验的详细审查。每一位医生均应在使用前注意产品是否有良好的有效性和安全性数据，以防止因公司不投资临床试验等原因而造成数据偏倚。

尽管目前大多数研究均在美国开展，但这种情况正在发生改变。总体上，越来越多的跨国研究（如欧洲和南美洲）正在开展，为调整决策提供更广泛、更佳的证据。

建议

- 当有人向你推荐新的充填剂产品时，请索要临床数据。最好的数据应来自已上市的透明质酸为对照品的随机对照研究。样本量不少于 50 例的大型病例分析也能提供一些重要的有效性与安全性信息。

避免

- 不要轻信公司代表向你提供的信息。“产地德国”或“产地瑞士”的充填剂并不一定意味着有效、安全。
- 不要在棘手的部位注射新型充填剂，如泪沟和嘴唇。

要点

- 使用新型充填剂前先索要可靠的临床数据。瑞蓝或乔雅登的临床数据不能代表全部产品。应询问关于有效性（该产品效果怎样？）、持久性（注射后可保持多久？）和患者接受度（患者喜欢使用吗？）等临床数据。

参考文献

Alcalay J et al (2003) Late-onset granulomatous reaction to Artecoll. Dermatol Surg 29(8):859–862

Andre P (2004) Evaluation of the safety of a non-animal stabilized hyaluronic acid (NASHA – Q-Medical, Sweden) in European countries: a retrospective study from 1997 to 2001. J Eur Acad Dermatol Venereol 18(4):422–425

Apte RS et al (2003) Acute choroidal infarction following subcutaneous injection of micronized dermal matrix in the forehead region. Retina 23(4):552–554

Ascher B, Bayerl C, Brun P, Kestemont P, Rzany B, Poncet M, Guennoun M, Podda M (2011) Efficacy and safety of a new hyaluronic acid dermal filler in the treatment of severe nasolabial lines – 6-month interim results of a randomized, evaluator-blinded, intra-individual comparison study. J Cosmet Dermatol 10:94–98

Avery C, Clifford N (2010) Foreign body granulomatous reaction of the temporal region following dermal filler administration. Br J Oral Maxillofac Surg 48(6):488, Epub 2010 Jul 7

Baumann L (2004) CosmoDerm/CosmoPlast (human bioengineered collagen) for the aging face. Facial Plast Surg 20(2):125–128

Baumann LS, Shamban AT, Lupo MP, Monheit GD, Thomas JA, Murphy DK, Walker PS, Juvéderm vs. Zyplast Nasolabial Fold Study Group (2007) Comparison of smooth-gel hyaluronic acid dermal fillers with cross-linked bovine collagen: a multicenter, double-masked, randomized, within-subject study. Dermatol Surg 33(Suppl 2):S128–S135

Bergeret-Galley C et al (2001) The value of a new filler material in corrective and cosmetic surgery: Dermalive and Dermadeep. Aesthetic Plast Surg 25(4):249–255

Bjarnsholt T, Tolker-Nielsen T, Givskov M, Janssen M, Christensen LH (2009) Detection of bacteria by fluorescence in situ hybridization in culture-negative soft tissue filler lesions. Dermatol Surg 35(Suppl 2):1620–1624, Epub 2009 Aug 26

Brandt FS, Cazzaniga A, Baumann L, Fagien S, Glazer S, Kenkel JM, Lowe NJ, Monheit GD, Narins RS, Rendon MI, Rohrich RJ, Werschler WP (2011) Investigator global evaluations of efficacy of injectable poly-L-lactic acid versus human collagen in the correction of nasolabial fold wrinkles. Aesthet Surg J 31(5):521–528

Braun M, Braun S (2008) Nodule formation following lip augmentation using porcine collagen-derived filler. J Drugs Dermatol 7(6):579–581

Breiting V et al (2004) A study on patients treated with polyacrylamide hydrogel injection for facial corrections. Aesthetic Plast Surg 28(1):45–53

Callan P, Goodman GJ, Carlisle I, Liew S, Muzikants P, Scamp T, Halstead MB, Rogers JD (2013) Efficacy and safety of a hyaluronic acid filler in subjects treated for correction of midface volume deficiency: a 24 month study. Clin Cosmet Investig Dermatol 6:81–89

Cassuto D (2009) The use of Dermicol-P35 dermal filler for nonsurgical rhinoplasty. Aesthet Surg J 29:S22–S24

Cohen SR, Berner CF, Busso M, Gleason MC, Hamilton D, Holmes RE, Romano JJ, Rullan PP, Thaler MP, Ubogy Z, Vecchione TR (2006) ArteFill: a long-lasting injectable wrinkle filler material–summary of the U.S. Food and Drug Administration trials and a progress report on 4- to 5-year outcomes. Plast Reconstr Surg 118(Suppl 3):64S–76S

Cohen SR, Holmes RE (2004) Artecoll: a long-lasting injectable wrinkle filler material: report of a controlled, randomized, multicenter clinical trial of 251 subjects. Plast Reconstr Surg 114(4):964–976; discussion 977–9

Comite SL et al (2004) Treatment of HIV-associated facial lipoatrophy with Radiance FN (Radiesse). Dermatol Online J 10(2):2

Cooperman LS et al (1985) Injectable collagen: a six-year clinical investigation. Aesthetic Plast Surg 9(2):145–151

De Boulle K, Swinberghe S, Engman M, Shoshani D (2009) Lip augmentation and contour correction with a ribose cross-linked collagen dermal filler. J Drugs Dermatol 8:1–8

De Cassia Novaes W, Berg A (2003) Experiences with a new nonbiodegradable hydrogel (Aquamid): a pilot study. Aesthetic Plast Surg 27(5):376–380

Eccleston D, Murphy DK (2012) Juvéderm Volbella™ in the perioral area: a 12-month prospective, multicenter, open-label study. Clin Cosmet Investig Dermatol 5:167–172

Ersek RA et al (1997) Bioplastique at 6 years: clinical outcome studies. Plast Reconstr Surg 100(6): 1570–1574

Fagien S (2000) Facial soft-tissue augmentation with injectable autologous and allogeneic human tissue collagen matrix (autologen and dermalogen). Plast Reconstr Surg 105(1):362–373; discussion 374–375

Feeney JN, Fox JJ, Akhurst T (2009) Radiological impact of the use of calcium hydroxylapatite dermal fillers. Clin Radiol 64(9):897–902, Epub 2009 Jul 5

Fernandez-Acenero MJ et al (2003) Granulomatous foreign body reaction against hyaluronic acid: report of a case after lip augmentation. Dermatol Surg 29(12):1225–1226

Ficarra G et al (2002) Silicone granuloma of the facial tissues: a report of seven cases. Oral Surg Oral Med Oral Pathol Oral Radiol Endod 94(1):65–73

Friedman PM et al (2002) Safety data of injectable nonanimal stabilized hyaluronic acid gel for soft tissue augmentation. Dermatol Surg 28(6):491–494

Fulton J, Caperton C (2012) The optimal filler: immediate and long-term results with emulsified silicone (1,000 centistokes) with cross-linked hyaluronic acid. J Drugs Dermatol 11(11):1336–1341

George DA, Erel E, Waters R (2012) Patient satisfaction following Bio-Alcamid injection for facial contour defects. J Plast Reconstr Aesthet Surg 65:1622–1626

Goldberg DJ (2009) Correction of tear trough deformity with novel porcine collagen dermal filler (Dermicol-P35). Aesthet Surg J 29:S9–S11

Grunebaum LD, Elsaie ML, Kaufman J (2010) Six-month, double-blind, randomized, split-face study to compare the efficacy and safety of calcium hydroxylapatite (CaHA) mixed with lidocaine and CaHA alone for correction of nasolabial fold wrinkles. Dermatol Surg 36(S1):760–765

Hevia O (2009) Six-year experience using 1,000-centistoke silicone oil in 916 patients for soft-tissue augmentation in a private practice setting. Dermatol Surg 35(Suppl 2):1646–1652

Homicz MR, Watson D (2004) Review of injectable materials for soft tissue augmentation. Facial Plast Surg 20(1):21–29

Huh SY, Cho S, Kim KH, An JS, Won CH, Chang SE, Lee MW, Choi JH, Moon KC (2010) A case of complication after matridex(r) injection. Ann Dermatol 22(1):81–84

Jones D, Murphy DK (2013) Volumizing hyaluronic acid filler for midface volume deficit: 2-year results from a pivotal single-blind randomized controlled study. Dermatol Surg. 2013 Oct 4. [Epub ahead of print]

Kim YJ, Choi KS (2013) Bilateral blindness after filler injection. Plast Reconstr Surg 131(2):298e–299e

Landau M (2009) Lip augmentation and rejuvenation using Dermicol-P35 30G: personal experiences from my clinic. Aesthet Surg J. 29(3 Suppl):S12–15

Lemperle G et al (1998) PMMA-Microspheres (Artecoll) for long-lasting correction of wrinkles: refinements and statistical results. Aesthetic Plast Surg 22(5): 356–365

Lemperle G et al (2003) Soft tissue augmentation with artecoll: 10-year history, indications, techniques, and complications. Dermatol Surg 29(6):573–587; discussion 587

Lombardi T et al (2004) Orofacial granulomas after injection of cosmetic fillers. Histopathologic and clinical study of 11 cases. J Oral Pathol Med 33(2): 115–120

Lowe NJ (2003) Arterial embolization caused by injection of hyaluronic acid (Restylane). Br J Dermatol 148(2):379; author reply 379–380

Lowe NJ et al (2001) Hyaluronic acid skin fillers: adverse reactions and skin testing. J Am Acad Dermatol 45(6):930–933

Lupo MP, Smith SR, Thomas JA, Murphy DK, Beddingfield FC 3rd (2008) Effectiveness of Juvéderm Ultra Plus dermal filler in the treatment of severe nasolabial folds. Plast Reconstr Surg 121(1): 289–297

Lupton JR, Alster TS (2000) Cutaneous hypersensitivity reaction to injectable hyaluronic acid gel. Dermatol Surg 26(2):135–137

Man J, Rao J, Goldman M (2008) A double-blind, comparative study of nonanimalstabilized hyaluronic acid versus human collagen for tissue augmentation of the dorsal hands. Dermatol Surg 34:1026–1031

Manna F et al (1999) Comparative chemical evaluation of two commercially available derivatives of hyaluronic acid (hylaform from rooster combs and restylane from streptococcus) used for soft tissue augmentation. J Eur Acad Dermatol Venereol 13(3):183–192

Marmur E, Green L, Busso M (2010) Controlled, randomized study of pain levels in subjects treated with calcium hydroxylapatite premixed with lidocaine for correction of nasolabial folds. Dermatol Surg 36:309–315

Marmur ES, Taylor SC, Grimes PE, Boyd CM, Porter JP, Yoo JY (2009) Six-month safety results of calcium hydroxylapatite for treatment of nasolabial folds in Fitzpatrick skin types IV to VI. Dermatol Surg 35(Suppl 2):1641–1645

Massone C, Horn M, Kerl H, Ambros-Rudolph CM, Giovanna Brunasso AM, Cerroni L (2009) Foreign body granuloma due to Matridex injection for cosmetic purposes. Am J Dermatopathol 31(2):197–199

Matti BA, Nicolle FV (1990) Clinical use of Zyplast in correction of age- and disease-related contour deficiencies of the face. Aesthetic Plast Surg 14(3):227–234

Micheels P (2001) Human anti-hyaluronic acid antibodies: is it possible? Dermatol Surg 27(2):185–191

Moers-Carpi M et al (2007) A multicenter, randomized trial comparing calcium hydroxylapatite to two hyaluronic acids for treatment of nasolabial folds. Dermatol Surg 33(Suppl 2):S144–S151

Moers-Carpi MM, Tufet JO (2008) Calcium hydroxylapatite versus nonanimal stabilized hyaluronic acid for the correction of nasolabial folds: a 12-month, multicenter, prospective, randomized, controlled, split-face trial. Dermatol Surg 34(2):210–215

Monstrey SJ, Pitaru S, Hamdi M, Van Landuyt K, Blondeel P, Shiri J, Goldlust A, Shoshani D (2007) A two-stage phase I trial of Evolence30 collagen for soft-tissue contour correction. Plast Reconstr Surg 120:303–311

Moody BR, Sengelmann RD (2000) Self-limited adverse reaction to human-derived collagen injectable product. Dermatol Surg 26(10):936–938

Moyle GJ et al (2004) A randomized open-label study of immediate versus delayed polylactic acid injections for the cosmetic management of facial lipoatrophy in persons with HIV infection. HIV Med 5(2):82–87

Nadarajah JT, Collins M, Raboud J, Su D, Rao K, Loutfy MR, Walmsley S (2012) Infectious Complications of Bio-Alcamid Filler Used for HIV-Related Facial Lipoatrophy. Clin Infect Dis 55:1568–1574

Narins RS et al (2003) A randomized, double-blind, multicenter comparison of the efficacy and tolerability of Restylane versus Zyplast for the correction of nasolabial folds. Dermatol Surg 29(6):588–595

Narins RS, Baumann L, Brandt FS, Fagien S, Glazer S, Lowe NJ, Monheit GD, Rendon MI, Rohrich RJ, Werschler WP (2010a) A randomized study of the efficacy and safety of injectable poly-L-lactic acid versus human-based collagen implant in the treatment of nasolabial fold wrinkles. J Am Acad Dermatol 62(3):448–462

Narins RS, Brandt FS, Lorenc ZP, Maas CS, Monheit GD, Smith SR (2008) Twelve-month persistency of a novel ribose-cross-linked collagen dermal filler. Dermatol Surg 34(Suppl 1):S31–S39

Narins RS, Brandt FS, Lorenc ZP, Maas CS, Monheit GD, Smith SR, McIntyre S (2007) A randomized, multicenter study of the safety and efficacy of Dermicol-P35 and non-animal-stabilized hyaluronic acid gel for the correction of nasolabial folds. Dermatol Surg 33(Suppl 2):S213–S221; discussion S21

Narins RS, Coleman WP 3rd, Rohrich R, Monheit G, Glogau R, Brandt F, Bruce S, Colen L, Dayan S, Jackson I, Maas C, Rivkin A, Sclafani A, Spivak JC (2010b) 12-Month controlled study in the United States of the safety and efficacy of a permanent 2.5 % polyacrylamide hydrogel soft-tissue filler. Dermatol Surg 36(Suppl 3):1819–1829

Narins RS, Coleman W, Donofrio L, Jones DH, Maas C, Monheit G, Kaur M, Grundy SL, Pappert EJ, Hardas B (2010c) Nonanimal sourced hyaluronic acid-based dermal filler using a cohesive polydensified matrix technology is superior to bovine collagen in the correction of moderate to severe nasolabial folds: results from a 6-month, randomized, blinded, controlled, multicenter study. Dermatol Surg 36(1):730–740

Nast A, Reytan N, Hartmann V, Pathirana D, Bachmann F, Erdmann R, Rzany B (2011) Efficacy and durability of two hyaluronic acid-based fillers in the correction of nasolabial folds: results of a prospective, randomized, double-blind, actively controlled clinical pilot study. Dermatol Surg 37:768–775

Orentreich DS (2000) Liquid injectable silicone: techniques for soft tissue augmentation. Clin Plast Surg 27(4):595–612

Palm MD, Woodhall KE, Butterwick KJ, Goldman MP (2010) Cosmetic use of poly-l-lactic acid: a retrospective study of 130 patients. Dermatol Surg 36:161–170

Perry CM (2004) Poly-L-lactic acid. Am J Clin Dermatol 5(5):361–366; discussion 367–368

Pinsky MA, Thomas JA, Murphy DK, Walker PS, Juvéderm vs. Zyplast Nasolabial Fold Study Group (2008) Juvéderm injectable gel: a multicenter, double-blind, randomized study of safety and effectiveness. Aesthet Surg J 28(1):17–23. doi:10.1016/j.asj.2007.09.005

Protopapa C et al (2003) Bio-Alcamid in drug-induced lipodystrophy. J Cosmet Laser Ther 5(3–4):226–230

Rapaport MJ et al (1996) Injectable silicone: cause of facial nodules, cellulitis, ulceration, and migration. Aesthetic Plast Surg 20(3):267–276

Raulin C et al (2000) Exudative granulomatous reaction to hyaluronic acid (Hylaform). Contact Dermatitis 43(3):178–179

Requena C et al (2001) Adverse reactions to injectable aesthetic microimplants. Am J Dermatopathol 23(3):197–202

Rossner F, Roßner M, Hartmann V, Erdmann R, Wiest LG, Rzany B (2009a) Decrease of reported adverse events to injectable polylactic acid after recommending an increased dilution: eight year results from the Injectable Filler Safety-Study (IFS-Study). J Cosmet Dermatol 8(1):14–18

Rossner M, Roßner F, Bachmann F, Wiest L, Rzany B (2009b) Increased risk of severe adverse reactions towards an injectable filler composed of a fixed combination of methacrylate particles and hyaluronic acid (Dermalive®). Dermatol Surg 35(Suppl 1):367–374

Rzany B et al (2004) Anwendung von Polymilchsäure (New-Fill) in der Ästhetischen Medizin: Ergebnisse des ersten deutschen Konsensustreffens an der Charité. Ästhetische Dermatologie 3

Rzany B, Hilton S, Prager W, Hartmann V, Brandl G, Fischer TC, Gekeler O, Glöckner S, Gramlich G, Hartmann M, Lederman K, Luckner-Neugebauer J, Pavicic T, Stangl S, Walker T, Zenker S, Wolters M (2010) Expert guideline on the use of porcine collagen in aesthetic medicine. J Dtsch Dermatol Ges 8:210–217

Rzany B, Bayerl C, Bodokh I, Boineau D, Dirschka T, Queille-Roussel C, Sebastian M, Sommer B, Poncet M, Guennoun M, Podda M (2011) Efficacy and safety of a new hyaluronic acid dermal filler in the treatment of moderate nasolabial folds: 6-month interim results of a randomized, evaluator-blinded, intra-individual comparison study. J Cosmet Laser Ther 13:107–112

Rzany B, Cartier H, Kestemont P, Trevidic P, Sattler G, Kerrouche N, Dhuin JC, Ma YM (2012) Full-face rejuvenation using a range of hyaluronic acid fillers: efficacy, safety, and patient satisfaction over 6 months. Dermatol Surg 38(7 Pt 2):1153–1161

Sadick NS, Palmisano L (2009) Cheek augmentation with Dermicol-P35 27G. Aesthet Surg J 29:S5–S8

Saray A (2003) Porcine dermal collagen (Permacol) for facial contour augmentation: preliminary report. Aesthetic Plast Surg 27(5):368–375

Schelke LW, van den Elzen HJ, Canninga M, Neumann MH (2009) Complications after treatment with polyalkylimide. Dermatol Surg 35(Suppl 2):1625–1628

Schierle CF, Casas LA (2011) Nonsurgical rejuvenation of the aging face with injectable poly-L-lactic acid for restoration of soft tissue volume. Aesthet Surg J 31(1):95–109
(Autologen) as a dermal filler: clinical observations and histologic findings. Arch Facial Plast Surg 2(1):48–52

Sclafani AP et al (2002a) Rejuvenation of the aging lip with an injectable acellular dermal graft (Cymetra). Arch Facial Plast Surg 4(4):252–257

Sclafani AP et al (2002b) Homologous collagen dispersion (dermalogen) as a dermal filler: persistence and histology compared with bovine collagen. Ann Plast Surg 49(2):181–188

Shafir R et al (2000) Long-term complications of facial injections with Restylane (injectable hyaluronic acid). Plast Reconstr Surg 106(5):1215–1216

Shoshani D, Markovitz E, Cohen Y, Heremans A, Goldlust A (2007) Skin test hypersensitivity study of a cross-linked, porcine collagen implant for aesthetic surgery. Dermatol Surg 33(Suppl 2):S152–S158

Silvers SL, Eviatar JA, Echavez MI, Pappas AL (2006) Prospective, open-label, 18-month trial of calcium hydroxylapatite (Radiesse) for facial soft-tissue augmentation in patients with human immunodeficiency virus-associated lipoatrophy: one-year durability. Plast Reconstr Surg 118(Suppl 3):34S–45S

Sklar JA, White SM (2004) Radiance FN: a new soft tissue filler. Dermatol Surg 30(5):764–768; discussion 768

Smith S, Busso M, McClaren M, Bass LS (2007) A randomized, bilateral, prospective comparison of calcium hydroxylapatite microspheres versus human-based collagen for the correction of nasolabial folds. Dermatol Surg 33(Suppl 2):S112–S121

Sperling B, Bachmann F, Hartmann V, Erdmann R, Wiest L, Rzany B (2010) The current state of treatment of adverse reactions to injectable fillers. Dermatol Surg 36(Suppl 3):1895–1904

Sung MS, Kim HG, Woo KI, Kim YD (2010) Ocular ischemia and ischemic oculomotor nerve palsy after vascular embolization of injectable calcium hydroxylapatite filler. Ophthal Plast Reconstr Surg 26(4):289–291

Tzikas TL (2004) Evaluation of the Radiance FN soft tissue filler for facial soft tissue augmentation. Arch Facial Plast Surg 6(4):234–239

Valantin MA et al (2003) Polylactic acid implants (New-

Fill®) to correct facial lipoatrophy in HIV-infected patients: results of the open-label study VEGA. AIDS 17(17):2471–2477

Wang YB et al (2003) Clinically analyzing the possible side-effects after injecting hydrophilic poly-acrylamide gel as a soft-tissue filler. Zhonghua Zheng Xing Wai Ke Za Zhi 19(5):328–330

Waris E (2003) Alloplastic injectable biomaterials for soft tissue augmentation: a report on two cases with complications associated with a new material (Dermalive) and a review of the literature. Eur J Plast Surg 26:350–355

Webster RC et al (1986) Injectable silicone for facial soft-tissue augmentation. Arch Otolaryngol Head Neck Surg 112(3):290–296

Woerle B et al (2004) Poly-L-lactic acid: a temporary filler for soft tissue augmentation. J Drugs Dermatol 3(4):385–389

Zielke H, Wölber L, Wiest L, Rzany B (2008) Risk profiles of different injectable fillers: results from the Injectable Filler Safety Study (IFS Study). Dermatol Surg 34(3):326–335; discussion 335

第 2 章　患者的选择

Mauricio de Maio　著　张明子　译

2.1　简介

我们无法预知患者的需求以及患者的自我诊断能力。一个重要的原因是患者通常从正面视角，即从镜子中直视自己，而旁观者（包括医生）则主要是从侧面的角度来看他们。所处位置和看问题角度的不同导致了患者和医生对美容需求的优先程度不同。我们同样能够发现不同医生在治疗方案的选择上存在差异，如果患者因相同指征咨询不同医生，不同的治疗意见可能让患者感到困惑。治疗经验不同和交流沟通上的问题部分说明了为什么不同医生会给出不同的治疗方案。例如，一些医生不建议通过注射充填改善重度颞部凹陷，往往出于以下几项原因：（a）患者未发现此问题，因此未提出需求。（b）医生未能做出正确诊断或者存在技术上的困难，亦或经验欠缺，无法预测诊断是否正确、治疗技术是否得当和所用充填产品能否使患者感到满意。文化上的差异、缺乏医患沟通的训练以及缺乏时间或者耐心与患者沟通是获得理想疗效的主要障碍（参见第 4 章）。

医生的技术能力是患者对治疗满意的基础，但是正确选择患者却是医生的任务。医生想去实践对医学美学的追求时必须明白，绝大多数患者不了解自己的真正需求（见前文）。也许一些患者了解自身需求，然而只有医生有解剖学基础，了解人类面部老化过程，也只有医生才能在手术可行性和患者预期上找到平衡点。

患者倾向于询问一些道听途说或从杂志中所看到的操作。例如我们常常碰到患者要求医生只给她的鼻唇沟打 A 型肉毒毒素（BoNT-A），仅仅是因为 A 型肉毒毒素的广告铺天盖地。然而在大多数情况下，在鼻唇沟注射 A 型肉毒毒素可能会导致患者对治疗效果不满意，因为该产品对于皱纹深层的作用微乎其微。理解患者的抱怨并且教会他们明确自己美容整形的需求，将有助于减少患者术后不满并且增加效果的持久度。

很多医生都曾遇到过对于有多种需求以及想要效果立竿见影的患者。首次接诊是非常重要的，让医生有机会去了解他面对的患者类型，对于毫无商量余地的患者应避免治疗。对既往美容操作不满意的程度是评价患者过程中最重要的一方面。我们必须全面地询问患者既往美容手术史，同时需要了解患者对既往美容手术的满意程度。医生可以根据患者的回答评价患者的感知能力。不切实际的预期是术前评估的另一个重点。经验证明，不要为某些患者提供治疗，因为一旦治疗结束，患者的不满也随之而来。

建议

- 花时间告知患者你认为最合适的治疗方式，这对他们来说非常重要。
- 努力尝试去克服阻止你获得良好治疗效果的阻碍。长期医患关系的维持也依赖于这些方法。

避免

- 切勿完全根据患者所提要求进行治疗。他们对需求的感知也许并不正确。

要点

- 医生需要给患者一个相对满意的术后效果，另外，维持长期友好的医患关系绝不仅是只满足患者的需求。

常见问题

- 为什么一些医生不太愿意谈及患者不了解的操作?

答：文化差异、交流问题、缺少时间和耐心与患者沟通、未能做出合理的诊断、技术问题以及缺少经验预测诊断的准确性、技术的合理性以及手术所用产品的效果，是阻碍医生积极、有效地治疗求美者的主要障碍。

2.2 总则

正如上文所述，首次接诊对于患者和医生都十分重要。在数码相机发明以前，医生会尽量多与患者交流，以让患者明白治疗的局限性，特别要向患者解释某些治疗的个体局限性。绝大多数患者缺乏医学知识，往往很难真正理解医生的话。展示术前和术后对比照片可能会在一些情况下有所帮助，但是也可能会在某些情况下导致灾难性的后果。如果仅展示最佳效果的照片，患者也许会对手术结果过于乐观，而其自身的手术也许并不能达到这样的效果。

没有数码相机的帮助很难使患者明白某种操作本身的局限性。患者无法在镜子前获得对自身容貌的全面认识(他们总是以正面视角看自己)。患者在镜子面前往往无意识地通过微笑或者变换角度来纠正缺陷。多数人很难面对容貌差异和接受衰老过程。一个年轻时貌美的女性衰老后很难接受自己无法恢复以往青春靓丽的形象，即便在接受有创美容手术之后也很难得以改观。

在与求美者以及注射美容医师接触的这些年里，我发现评估面部特征时，医生和患者往往会有一个“盲点”。一般说来，医生的治疗目标是美容、治疗面部缺陷以及掩盖岁月痕迹。在评估患者时，我们可以用简单的数字量表(0～10分)进行定量评估。在充分考虑到每个人的性别、年龄和种族差异后，规定10分为完美，0分为最差。可以断言，没有人为绝对的10分或者是0分，但我们可以通过这个量表粗略、主观地对患者进行评估，选择在0～10中的一个数字去衡量患者的面貌。更重要的是，我们可以评估哪些方面可以加减患者评分。例如，一名50岁的女性患者可能鼻子很漂亮，但嘴唇欠佳，可以认为她的鼻子给容貌加分，但嘴唇给容貌减分。这条原则同样适用于脸庞形状、五官比例、眉毛、颧骨等。

正如上文所述，绝大多数患者只能注意到从正面视角看自己发现的问题和衰老带来的改变。所以，如果一名患者出生时鼻子外形就欠佳，她会逐渐去接受这一事实，而会抱怨鼻唇沟越来越明显(并且总是从正面视角来看！)。所以，她的鼻子在意识中是一个“盲点”。只有当医生、亲戚或者朋友都指出她的鼻子外形欠佳时，这个“盲点”才会被本人意识到，这时患者才会去选择进行鼻整形手术。“盲点”同样与人种相关，对于一名白人医生，宽而低平的鼻子也许会被认为外形难以接受，因为在这名白人医生的眼中，白人常见的美观的鼻子应是狭窄而高挺的。他会将低鼻梁纳入患者的整形计划。但在一名亚洲医生眼中，这类的鼻子则并不需要治疗。同样地，对于下颌短小、面颊扁平以及招风耳，白人医生与亚洲医生也会有不同的治疗意见。白人医生可能会认为只有3～5条眼角鱼尾纹已经是非常好的状况(实际上甚至可能有15条以上！)；而亚洲医生认为对于亚洲年轻女性患者，哪怕一条鱼尾纹也有治疗指征。这是白人医生的“盲点”。

建议

- 制订治疗计划前需要全面分析患者面部老化的特征。
- 和患者面对面谈话时使用镜子或者数码相机。
- 花费充分的时间和患者讨论面部结构。

避免

- 不要忽视你和患者的种族背景。

要点

- 记住“盲点”：患者往往抱怨衰老面容，却对面部构造缺陷视而不见。
- 患者总是从正面视角看自己的面容，而医生会从侧面观察。
- 如果你想要患者发出惊叹，对自己的面容有更全面的认识，试着让他们看到自己的侧面。试试看！
- 让患者照镜子或看照片时描述自己的面容。你会发现多数患者缺乏全面的自我认识。另外，你也许可以找到一些你眼中的“盲点”！

2.3 首次接诊

当患者进入医生办公室后，通常会填写一份问诊表格，涵盖治疗目的等信息。下一步，应询问完整的既往史，并且从各个角度对患者进行拍照。在正式谈话之前，将照片上传电脑，医生和患者一起阅读、问诊，并看一遍患者照片。在患者看照片之前，应告诉患者没有人喜欢“看照片”这一环节，但是这是直达重点的最直接方式，同时也会帮助医生了解患者的真正需求。按照这个步骤进行，问诊将更加客观，不会白白浪费时间。

让患者正视自己的面容并不容易，特别是还要被端详、研究，所以医生更要能敏锐捕捉患者潜在的情感。通常患者自己会指出需要治疗的部位。一些患者此时会很快改变他们想要治疗的部位，并且医生会指出问诊表上的不一致之处及患者当前的主要需求。当医生开始介绍能够为患者提供哪些治疗从而使效果改善的时候是赢取患者信任的最佳时机。

建议

- 在第一次接诊中花时间去聆听和观察你的患者。这是你和患者之间建立并维持医患关系最关键的步骤。
- 在你和患者决定治疗方案之前，先花时间思考和设计治疗计划。

首次接诊也是了解患者个性的最佳时机，焦虑和健谈的患者也许会影响我们的判断和决定。同时这也是反映医生和患者“盲点”的时机。首先必须证实患者的治疗动机，再经过一系列的诊断，最终设计出一致的治疗方案。

避免

- 患者也许会有焦虑情绪，或者不知道自己的真正目的，但不要让这些消极情绪影响到你的判断。

要点

- 第一次接诊是发现医生和患者“盲点”的理想机会。

2.4 面部三分法

为确保患者能够明白自身面容存在的问题，面部被人为划分为经典的三个部分：上部、中部和下部。我们应该在诊治过程中告知患者他们面部好看或欠佳的部位，并进行全面讨论（建议医生在和患者谈话的时候避免使用“丑”或“难看”等负面语言）。任何欠佳都能被面部一些美观部位所平衡。医生应指出亟待纠正的缺陷，以及采用手术方案还是非手术方案。一般说来，皮肤下垂需行手术治疗，包括剥离术或者分次激光；明显的皱纹可以用 A 型肉毒毒素治疗，皱纹、皱褶和容积大面积缺损可以用充填治疗。患者应开始意识到不同方式能够治疗的问题是哪些，以及自身有哪些问题需要改进。一些患者出于社会或者经济原因不能承受所有的治疗方式。在治疗中，患者都有权知道每一种治疗方式的效果及其局限性。做到这一点十分重要。

建议

- 在和患者的谈话中用面部三分法解释面部结构，并且告诉患者一些基本的解剖构造。

谈话过程中可使用面部三分法讨论面部结构，可确保讨论全面且完善（参见第 4 章）。

避免

- 一定要观察面部三分法中的每一个细节。这对制订治疗计划有颇多益处。

2.5 理想的患者

理想的患者愿意去聆听医生的话。这样的患者能够清晰指出自身的困扰并且能够理解怎样的治疗能达到最优效果。理想的患者有能力去权衡治疗利弊，从而做出最适合的选择。他们知道即使微创治疗也必须由有经验的医生操作。理想的患者会与医生讨论注射产品类型，且关注它的副作用。在谈到充填剂使用寿命、可能影响注射剂使用寿命的内在和外在因素以后，理想的患者能够明白不同产品的性能区别。理想的患者愿意学习术后护理。他们易于接受老化过程，知道何时该进行后续治疗以保持美容效果。

2.6 老龄化患者

衰老是每个人的必经之路，但是这不意味着患者都已准备好迎接这个过程。大多数女性会因为自己身体在老年后的变化而感到郁闷。皮肤下垂、鼻唇沟加深、皱纹等衰老征象是这一阶段抑郁情绪加重的主要原因。人们不愿拿镜子中的自己和以前的照片相比较，不愿承认时间在流逝。必须向患者解释衰老是一个很复杂的过程，由多方面因素共同作用形成。如果患者能够理解这一点，她会承认简单的治疗过程无法解决伴随老化产生的所有困扰。向患者解释衰老是由内在和外在原因共同作用也会有所帮助。衰老的外在原因是受环境因素影响，例如太阳照射、吸烟和气候。内在因素主要是受遗传影响。询问患者他们父母的容貌使他们意识到衰老是自然现象。最重要的是告知患者，没有任何治疗可以阻止衰老，但是有治疗可以缓解岁月在面容上的痕迹。越早进行治疗可以让自己达到越好的美容效果，并减少有创治疗。对于充填治疗尤为如此。面部的沟痕越深，充填量就越大。当患者咨询我充填治疗过程时，我会告诉他们，这是一个焕发青春的过程，充填治疗会缓解皱纹和沟壑加深。必须在患者开始治疗之前告诉他们，第一年需要多次来医院，如果治疗效果满意，来医院治疗的间隔时间将会延长。他们必须了解即使使用最好的充填剂，也不会有奇迹发生。衰老是一个动态过程，这才有了治疗的意义。

建议

- 医生应时刻提醒自己和你的患者，越早进行治疗能取得越好的效果。

避免

- 不要忽视影响老化的内在和外在因素。

要点

- 老化是一个持续的过程，从轻微，到中等，到严重，再到很严重。
- 我们不会一夜之间变老。

常见问题

- 为什么我们要在患者衰老表现还很轻微时就开始治疗？

　　答：首先，一些轻微的老化问题在早期可以通过简单技术处理；第二，相比于老化严重时治疗，充填剂的使用数量和治疗次数会少很多。

- 为什么老年患者比年轻患者对美容效果更容易感到满意？

　　答：一些年轻患者也许会对我们的治疗效果感到满意，而有一些年轻患者正相反，会提出更多的要求，对看起来不太完美的治疗效果难以忍受。这也使很多医生最终不愿意去治疗年轻患者或者一些本身已经足够美丽的患者。

2.7　面部有缺陷的患者

每个人的面部都不完全对称，但美丽是建立在面部结构平衡和对称之上的。大多数寻求美容治疗的患者可能面部既不对称，也不平衡。在谈话之前，尽量客观地对患者进行归类，会从前后左右各个角度检查患者。全面专业的检查分析非常重要。患者的面部缺陷也许只能在全面分析后才能被发现。同样，医生指出患者所有的面部缺陷也非常重要。为避免产生不太友好的印象，面对患者时应使用数码相机作为重要工具。正如上文所述，如果面部极其不对称，一张照片或者一段短视频比讲一千句话更有说服力。医生应要求患者看自己的照片时，观察并描述看到的情况。这也许对患者而言很困难，所以医生应对患者态度和蔼，引导他们去明白如何采用可行的方法改善面部缺陷。当患者看到自己的照片时会感到失落，这种现象并不罕见。

谈话时需要对患者的期望进行评估。有面部缺陷的患者可能会希望彻底改变，他们因面部缺陷而感到自卑。采用三分法对脸部特殊区域进行评估十分有用。评估时应询问患者：你觉得前额怎么样？关于前额，你是否有困扰？这样的问题将会帮助医生决定采用手术还是非手术治疗。同样，发现患者是否愿意做手术还是采用非手术治疗也很重要。根据患者的回答，医生会解释哪些美容效果可以通过手术治疗或者非手术治疗方式达到。患者的不满主要源于医生承诺的手术效果和实际情况不符。

建议

- 要记住，必须准确评估和采用适当的技术，我们可借助充填剂去帮助那些不愿意手术或者不适合行手术治疗的患者。

避免

- 切忌向有面部缺陷的患者作出不切实际的承诺。他们可能会成为经验不足或不道德医生的受害者。

患者应该了解有些缺陷源于面部的骨性结构，这很难用无创方式治疗。医生应该有充分经验判断缺陷产生于软组织还是硬组织，是产生于皮肤、脂肪还是肌肉组织。A 型肉毒毒素和注射充填剂的联合使用也许会解决皮肤、脂肪或者肌肉缺陷相关的问题。建议逐步治疗皮肤缺陷以达到逐渐美容的效果。医生根据经验实施最适合该患者的治疗方案。患者信心增长后，会开始接受下一步治疗。需注意，面部对称比单纯充填一些皱纹要重要得多。让面部有缺陷的患者意识到经过治疗后整体形象有明显改善，这对医生而言非常重要。

2.8　你不愿意去治疗的患者

不适合行整形美容治疗的人可能有多样的经济、社会、种族背景。医生必须在首次接诊时充分了解这些警示信息，必须评估是否值得向患者推荐治疗或者劝说放弃治疗。预期不切实际的患者肯定不会满意术后效果。极端的情况将会导致医患关系岌岌可危。一些术后效果对于医生来说可能已经非常完美，但是患者可能对此全盘否定。一些患者相信美容手术会解决她个人的所有问题，比如看起来年轻 30 岁、获得一份好的工作、使她的生活变幸福等。有明确心理压力的患者（例如丧偶）应暂时避免接受治疗，直至心理创伤恢复。美容手术不应视为对生活失望的一种补偿。医生和患者必须有一致的美容效果预期，如果不能达成一致，应避免治疗这样的患者。

患者有时不愿意接受医生的建议，这些患者很难认真倾听。沟通技能欠缺的患者同样不适合治疗。充分理解可能产生的结果以及并发症很重要，但有些患者不愿意讨论这样的话题。我们需要鼓励他们倾听可能会出现的风险甚至是并发症。对强迫症、优柔寡断、冲动性格以及神经质患者，接诊需慎重。需要尽量避免的患者还包括过分关注外表的患者，这些患者可能有躯体变形障碍。

建议

- 你有权利拒绝那些无礼的患者。总有合适的治疗人选，为他们提供治疗！

避免

- 请勿治疗那些正承受巨大心理压力的患者，直至他们从压力中彻底恢复。

2.9 躯体变形障碍患者

躯体变形障碍患者常常过分关注自己身体上的缺陷，包括真实存在的缺陷和想象出来的缺陷。他们甚至会拿出一个镜子来指给你看，找出连医生都很难注意到的极其细微的瑕疵。一般来讲，这些瑕疵很小，但是却被这些患者过于敏感地感知到，认为这点瑕疵会让使自己变丑。无法避免的手术后瘢痕也会使患者在美容治疗后不满意。有些患者确实存在一些心理问题。医生应该尽量避免为抑郁症、边缘性人格、强迫症和自恋症患者进行治疗（图 2.1）。

多多少少会有患者认为自己是可怜的手术试验品，医生应尽力去纠正他们的这种想法，同时应抱有同情心客观地告诉这些患者，他们所追求的完美是不可能实现的。

避免

- 请勿尝试治疗躯体变形障碍患者。治疗效果往往难以令人满意。

要点

- 如果你对患者的判断和患者自己对自己的判断有很大差异（例如患者的嘴唇在你看来是正常的，但是对于患者来说却是一个灾难性的异常），必须非常小心。该患者可能存在躯体变形障碍。你的治疗效果极有可能无法使该患者满意。

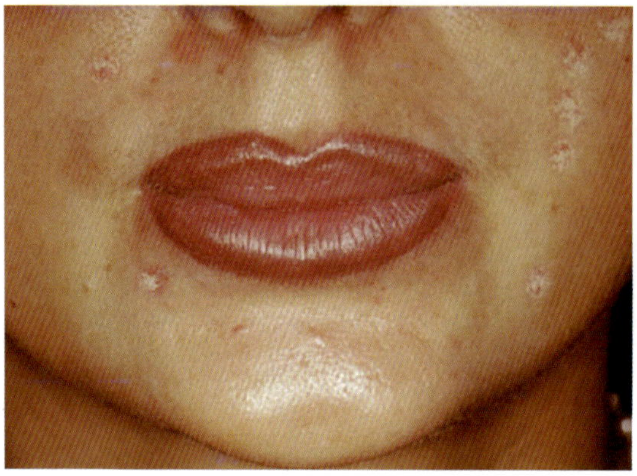

图 2.1 躯体变形障碍患者。该患者认为她的嘴唇过于单薄需行修饰。请注意在该患者颊部的几处抓痕，符合神经质型皮肤病的痤疮特征

参考文献

Adamson PA, Kraus WM (1995) Management of patient dissatisfaction with cosmetic surgery. Facial Plast Surg 11(2):99–104

Baker TJ (1978) Patient selection and psychological evaluation. Clin Plast Surg 5(1):3–14

Katez P (1991) The dissatisfied patient. Plast Surg Nurs 11(1):13–16

Lewis CM et al (1983) Patient selection and patient satisfaction. Clin Plast Surg 10(2):321–332

Sarwer DB (1997) The “obsessive” cosmetic surgery patient: a consideration of body image dissatisfaction and body dysmorphic disorder. Plast Surg Nurs 17(4):193–197, 209

Vuyk HD, Zijlker TD (1995) Psychosocial aspects of patient counseling and selection: a surgeon’s perspective. Facial Plast Surg 11(2):55–60

第 3 章　要求和原则

Berthold Rzany　Mauricio de Maio 著　李烨 译

3.1　一般要求

3.1.1　简介

为了确保安全高效，操作过程必须满足一定的要求。下文的介绍仅为概述，也许并不全面，但对准备工作可能会有一定的帮助和提示。

3.1.2　记录

强烈建议对所有的治疗相关资料均进行全面记录。这不仅是出于法律和医疗保险方面的考虑，还可以帮助您提升自己的专业形象，获得患者的满意和好评。

3.1.3　病历

患者病历应包含所有的必要信息。而病历是纸质还是电子版并不重要。唯一重要的是，病历中的信息必须完整而准确。

对于每一份病历，首先应记录患者的身份信息、性别和年龄。其次应记录患者就诊的原因。此外，应同时记录合并症病史（例如自身免疫性疾病）、当前服药情况（例如正在服用阿司匹林！）及既往的美容治疗史。尤其注意需仔细评估所有此前注射过的充填材料。

所有患者需进行全面体检。可用临床皱纹和容量量表如 Merz 美容量表™ [Carruthers *et al*., 2008 a, b, c, d, e 版（不同出版社）及 2012 版；Flynn *et al*., 2012 版] 对临床病情严重程度进行评估（图 3.1）。

除此之外，还应记录治疗过程。应记录所应用的产品、稀释剂（如果有），注射部位、深度、容量等。绘制示意图可能会有帮助。应特别注意充填材料的产品批号，因其代表了生产批次，如发生不良反应，可有助于制造商追踪整批产品。

最后一个要点，病历应包含患者签署的知情同意书。如果应用电子病历，应扫描知情同意书。但出于法律原因，可能需要单独将原件装订保存。

3.1.4　照片

我们建议您将患者治疗前的情况通过照片记录下来。拍摄的照片尽可能标准化。应拍摄患者正面及 90°和（或）45°照片。照片的标准化并不简单，需要固定装置，采用程序化步骤。这些照片不仅可作为法律文件，还有助于改善医患沟通（参见第 2 章和第 4 章）。

如果您已经开始练习标准化拍摄照片，请按照全套照片的标准拍摄选中的病例。如上文所述，有 5 个常规体位（正面视图、右斜视图、左斜视图、右位视图、左位视图），根据不同的治疗选择让患者作出不同的表情如愤怒、惊讶、撅嘴、大笑、收下颌、扬下颌等（图 3.2）。

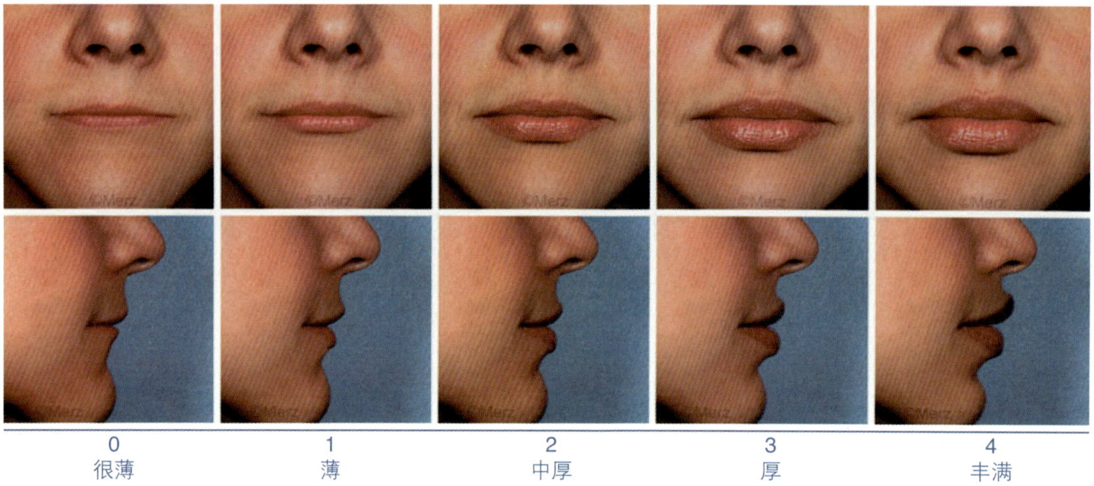

图 3.1 经过验证的唇部丰满度分级量表（Carruthers *et al*., 2008d 版；© Merz）

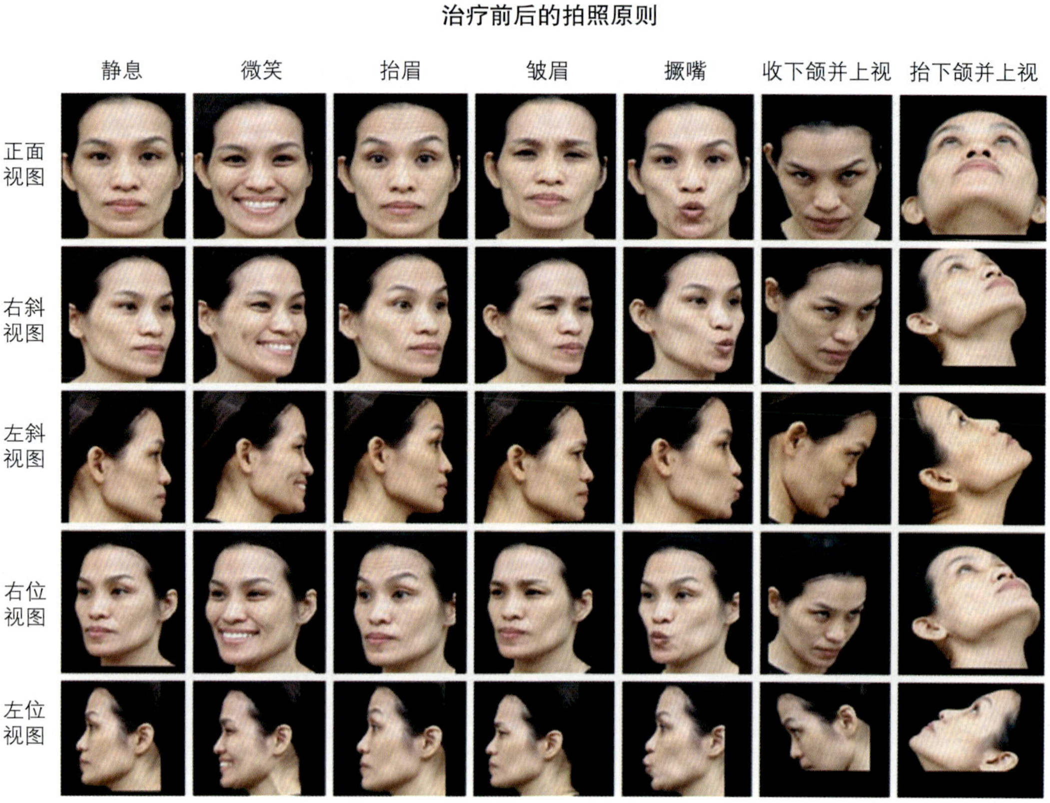

图 3.2 理想的患者全脸基线记录（© de Maio 和 Allergan）

建议

- 一定要拍照！初次会诊制订治疗计划之前一定要看照片。

避免

- 无须担心照片的质量。这不是摄影比赛，只是与患者的沟通和记录工具。一部智能手机就能满足拍照需求。

3.1.5 知情同意书

每个患者的知情同意应记录全面。对于每种新的充填材料，知情同意书上均需患者签署姓名及日期。知情同意书应附有患者信息手册，其中包含所有关于预期疗效及可能发生的不良事件等必需信息。

避免

- 如果要将照片用于教育目的，请勿忘记让患者签署拍摄知情同意书。

3.1.6 治疗计划

使用充填材料一般需要多次注射，强烈建议预先制订治疗计划。该治疗计划应切实可行，并兼顾患者与医生二者的想法（参见第 2 章及第 4 章）。

3.1.7 工作人员

对工作人员应进行市场营销、质量控制、协助治疗等方面的培训。他们应对所提供的美容服务有所了解，能够回答关于充填材料的常见问题。他们负责管理患者的病历资料，并确保所有必需的文件均已由患者签字。最后，这些工作人员应能够完成局部麻醉、注射充填剂后的局部按摩，或在注射前后进行冷敷以减轻患者的疼痛和肿胀等。工作人员还应能够协助完成治疗后化妆，以便患者在离开医院 / 诊所时几乎看不出美容治疗的痕迹。

3.2 技术要求

3.2.1 房间

操作室应光线充足。上方照射的灯源有助于发现极其细微的需矫正区域。

建议

- 必须要在光线充足的条件下评估治疗效果。确保患者在离开前对效果满意，达到患者期望。

要点

- 患者在光线欠佳的家中评估治疗效果时会对结果感到不满，这并不罕见。

3.2.2 座椅

大多数的美容操作中，患者处于放松的直坐姿势，以达到对面部线条和容量缺陷的最佳修正。但是，在治疗一些痛感较强的部位（如上唇）时，更倾斜的坐姿可帮助部分缓解疼痛。在发生血管迷走性晕厥时，这偶尔会发生，此时应调节座椅，抬高下肢。

3.2.3 镜子

同患者的基线数字照相一样，一面镜子能够确保患者与医生间的交流有一个良好的开端。医生应利用镜子确保患者与医生讨论的治疗部位及期望的修正效果相符。使用镜子时，可要求患者指向他 / 她所想要修正的区域，这将降低发生误会的风险。

3.2.4 小物件

一间标准化诊室应确保放置了所有需要使用的工具。下文所列的所有必需工具均应放在触手可及之处。

- 患者资料及知情同意书
- 记录原始资料的材料（电子版或纸质版病历）
- 手持镜
- 相机（传统型或数字型）（iPad 或其他平板电脑可能非常有用，甚至可以用 iPhone 或其他智能手机

代替相机）

- 手套（通常非无菌手套即可）
- 局部外用麻醉剂或含有适量局部麻醉剂的注射器、钝针和（或）针头
- 敷料
- 注射充填剂、合适的注射器、钝针和（或）针头
- 冰袋或预冷生理盐水，用于浸泡敷料
- 化妆粉，用于遮盖注射充填后的面部发红（这同样适用于男性患者！）
- 急救箱（以防发生局麻药过敏反应）。请注意，对于某些操作如大容量充填（例如阴茎增粗术），更适合于在无菌条件下操作

建议

- 请勿忘记使用化妆粉。患者们将会非常感激您在他们离开诊所前帮助遮盖掉注射后出现的红肿。

3.2.5 急救箱

绝大多数注射充填剂发生全身反应的风险为零。然而，局部麻醉剂可能会导致过敏反应（幸好极少），患者可能会因为循环障碍而突然跌倒，例如治疗上唇区域时局部麻醉剂应用不当（Berkun *et al*., 2003）。急救箱内应备有透明质酸酶，在注射透明质酸时如突发动脉栓塞，应立即注射透明质酸酶。

建议

- 如应用透明质酸进行治疗，急救箱内一定要备有透明质酸酶。

3.2.6 建议、技巧和要点

多数患者投诉是医患间交流沟通不良所致。所以，请务必仔细倾听患者诉求，确保了解患者的真实意愿，而不是您所倾向的意愿（参见第2章和第4章）。

3.3 13条通用原则

3.3.1 简介

如果能够遵循一些简单的原则，注射充填治疗将令医患双方满意。这些原则将在本书的后续章节中陆续深入讨论。

3.3.2 第1条原则：仔细倾听患者

医患双方与其他普通人一样，容易出现语言上的误会。在美容医学领域，一旦医生误会了患者的意愿，将可能导致灾难性后果。因此，仔细倾听患者、尽量了解患者的真实意愿十分重要。如果有可能，应充分利用患者照片进行讨论，并提供接受类似治疗的其他患者的术前、术后真实对比照片。但应向患者阐明，不同的患者对治疗的反应不尽相同，患者必须理解治疗效果不可能一模一样，照片的主要作用在于向患者进行宣教。

建议

- 请解释那些患者本人虽然并未主动要求治疗，但出于面部美学平衡考虑而可能需要进行治疗的区域。大多数情况下，患者对疗效的不满是因为缺乏适当的医疗建议，或对医疗建议产生错误认识（参见第4章）。

要点

- 在展示其他患者照片前请查阅国家相关法律法规。这种行为可能会被看作是对疗效的“承诺”，从而导致在未达到该效果时产生法律纠纷。

3.3.3　第 2 条原则：充填材料只是一种工具

即使您非常热爱注射充填剂，切记充填材料只是美容医学的一项工具。如果用其他方法能够获得更好的疗效，请避免应用充填材料进行治疗。例如，肉毒毒素是眉间皱纹的一线治疗方式，生物降解型注射充填剂在这一领域仅是二线治疗（参见第 9 章）。

要点

- 由于媒体的负面报道，一些患者不愿意使用肉毒毒素。应对患者进行适当的宣教。
- 衰老过程受多方面因素的影响，单一的工具无法应对其复杂性。

3.3.4　第 3 条原则：请谈价格

患者应对他们每项治疗的价格有一个清晰的认识。如果应用生物降解型充填材料，应向患者阐明，大部分人需要不止一次治疗，为了确保获得良好的疗效，后续的治疗不可避免。在第一次为患者估算成本时，将后续治疗包含在内可能会较为便利，例如，“如果您开始这项治疗（并且对它感到满意），您将需要在接下来的 12 个月中进行至少 2～3 次治疗，每月将花费大约多少钱。”

建议

- 对于轻、中度患者，一定要向他们阐明开始治疗的益处。
- 预算一定要实事求是。如果最终的账单比初始预估的要少，患者也会感到满意。

避免

- 请勿用不切实际的低价预算引诱患者。当他们发现如果想达到满意效果，花费会远远超过预算时，将会感到非常失望。

要点

- 在与患者讨论预算时最困难的一点在于，医生无法向患者详细阐明这一投资的益处。
- 治疗开始得越早，所需的产品就越少，最终的花费也就越低。
- 完美的预算规划与注射美容术一样，是一门艺术！

3.3.5　第 4 条原则：请说明可能发生的不良事件

所有的充填材料均可能发生不良事件（参见第 8 章）。请在不惊吓患者的情况下，确保他 / 她了解可能会发生的不良事件。

要点

- 随着更持久的生物降解型充填材料的出现，非生物降解型充填材料应用得越来越少，发生非生物降解型充填材料注射不良反应的患者比例也有所下降，但已发生的不良反应一直存在。
- 这些不良事件可能是由于患者、产品和（或）注射者造成的。注射者经验不足、产品未经过完善的临床试验评估、患者本身的危险因素都会使患者面临的不良风险或其他不良反应成倍增加。
- 患者应清楚这些风险，但不必过于感到恐惧。

3.3.6　第 5 条原则：避开心理失常的患者

躯体变形障碍（参见第 2 章）患者会过度夸大某个身体特征的负面影响。例如，图 2.1 中的患者认为自己唇部过于单薄，要求对其进行修整以使唇部变得更丰满。躯体变形障碍患者会使医生苦不堪言。因此，当遇到患者的看法与自己的看法相差过大时，必须非常谨慎。如果您产生了这种担忧，请劝说患者放弃治疗，离开诊所。

避免

- 请勿对所有患者应用相同的治疗方式。对每一位患者都必须个体化地仔细分析，正确了解他们的动机。

要点

- 大部分情况下，躯体变形障碍患者是很难满意的，他们的主诉大多不切实际。

3.3.7 第 6 条原则：麻醉（尽可能减少治疗时的痛苦）

谁都不想面对涕泪横流的患者。应用预混利多卡因的充填材料 [如市场上现有的绝大多数透明质酸（Monheit *et al*., 2010）] 或向可能会导致疼痛的充填材料（如羟基磷灰石）中加入利多卡因，能够显著缓解疼痛（Marmur *et al*., 2010）。还可通过外用麻醉剂或局麻药进一步减轻疼痛感（参见第 5 章）。

建议

- 使用含有利多卡因的充填材料，或向充填材料中添加局麻药。
- 在使用含有利多卡因的充填材料时，通常一种外用局部麻醉剂即足以缓解疼痛。
- 对于对疼痛极度敏感的患者，可考虑应用神经阻滞麻醉。

要点

- 患者可能会因为曾经的痛苦经历而不愿接受美容治疗。
- 美容治疗的经历应该是令人愉悦的，而不应由于疼痛而成为可怕的经历。
- 对于初次接受美容治疗的患者应尤其谨慎。

3.3.8 第 7 条原则：体位（保持患者直坐位）

有些治疗可能让患者处于仰卧位。但是，重力会影响皱纹的深度，例如在容量不足或皱纹较深的情况下，患者应保持直坐位。如果未这样做，容量不足或形成皱纹的部位可能会修正不足或修正过度。

有些注射者认为患者接受治疗时保持仰卧位比直坐位更舒适。这对于降低血管迷走性晕厥风险有益。但出于对疗效的评估，重力作用下的直坐位为首选。

建议

- 请在直坐位评估患者病情，检查充填材料或丰盈治疗是否有效。

要点

- 不仅要评估患者在直坐位的情况，还需评估患者在前倾位（收下颌 - 仰视）的情况。如果在这些位置上修正不足，患者可能会长时间不满。

3.3.9 第 8 条原则：应用镜子 / 数码相片

应用镜子和（或）数码相片能够有助于医患沟通：合理规划治疗步骤，提升患者对治疗本身甚至操作过程的理解，并确保最终的效果如患者所需。虽然大多数患者并不希望观看自己的手术过程，但他们常常会对初步的治疗结果非常感兴趣。向患者们展示“治疗半成品”能够帮助他们认识到治疗的效果。这样就会减少诸如“我没有看到任何改善”这样的意见。

建议

- 在治疗前鼓励患者面对镜子 / 数码相片，清晰地指出自己想要治疗的部位。
- 在注射器中还留有一小部分产品时让患者再次面对镜子，询问他们认为是否有哪里还需要进一步修正。如果治疗结束后，患者面对镜子时发现还需要 0.1ml 才能达到修正效果，这将是一次失败的治疗。

要点

- 女性和镜子的关系非常有趣！在面对镜子时，她们常常会先开始整理头发，欣赏自己满意的地方，然后才能注意到不太满意的地方。她们的另一个习惯是会拿开镜子，避免面对它。治疗者应意识到这一点，并慢慢引导她们的注意力。

3.3.10　第 9 条原则：优先应用生物降解型充填材料

如果有患者要求应用非生物降解型充填材料，需先劝服患者使用生物降解型充填材料。第一次就应用非生物降解型充填材料可能会使患者不满意，例如，效果与患者预期不符。

要点

- 非生物降解型充填材料在过去曾被广泛应用，是因为生物降解型材料持续时间很短。如今，生物降解型充填材料的良好性能和时间持久使得注射者和患者不再倾向于应用“永久性”充填材料。

3.3.11　第 10 条原则：注意充填量（避免充填量不足）

充填材料注射量不足也会使患者感到不满意。需确保患者明白，如果他 / 她想获得最佳效果，需要付出相应的支出。

要点

- 对于注射充填剂，一个最棘手的问题就是如何准确预估注射量，以使患者获得最佳效果。效果的持续时间也受注射量的影响。患者的满意度与术后效果及疗效的持久度直接相关。

3.3.12　第 11 条原则：注意充填量（避免充填量过多）

充填注射量并非越多越好。我们并不希望患者带着巨大的注射充填肿块生活数周甚至数月。

要点

- 过量注射会使患者看起来非常别扭，在做表情时会尤其明显。
- 颧骨和唇部是两个常常会过度治疗的部位。

3.3.13　第 12 条原则：注射深度适当

并非所有的充填材料均可用于浅层注射。如果将用于深层注射的充填材料如羟基磷灰石注射到浅层，将会使患者非常不满，因为这种操作会导致长时间存在的丘疹和结节。

要点

- 在过去，几乎只有“真皮层充填材料”。而如今，市场上有品种繁多的产品，注射者必须清楚这些产品注射的正确层面。

3.3.14 第 13 条原则：如果出现问题怎么办

如果出现问题，例如，出现过度矫正或对注射充填材料发生不良反应，一定要与患者保持联系，对患者表达同情和理解。大多数的诉讼都是由于医生与患者间的相处不和睦所致。

要点

- 当出现问题时，一定不能疏远、疏忽患者。这些患者自身已面临很多困境。

参考文献

Carruthers A, Carruthers J, Hardas B, Kaur M, Goertelmeyer R, Jones D, Rzany B, Cohen J, Kerscher M, Flynn TC, Maas C, Sattler G, Gebauer A, Pooth R, McClure K, Simone-Korbel U, Buchner L (2008a) A validated hand grading scale. Dermatol Surg 34 (Suppl 2):S179–S183

Carruthers A, Carruthers J, Hardas B, Kaur M, Goertelmeyer R, Jones D, Rzany B, Cohen J, Kerscher M, Flynn TC, Maas C, Sattler G, Gebauer A, Pooth R, McClure K, Simone-Korbel U, Buchner L (2008b) A validated grading scale for crow’s feet. Dermatol Surg 34(Suppl 2):S173–S178

Carruthers A, Carruthers J, Hardas B, Kaur M, Goertelmeyer R, Jones D, Rzany B, Cohen J, Kerscher M, Flynn TC, Maas C, Sattler G, Gebauer A, Pooth R, McClure K, Simone-Korbel U, Buchner L (2008c) A validated grading scale for marionette lines. Dermatol Surg 34(Suppl 2):S167–S172

Carruthers A, Carruthers J, Hardas B, Kaur M, Goertelmeyer R, Jones D, Rzany B, Cohen J, Kerscher M, Flynn TC, Maas C, Sattler G, Gebauer A, Pooth R, McClure K, Simone-Korbel U, Buchner L (2008d) A validated lip fullness grading scale. Dermatol Surg 34(Suppl 2):S161–S166

Carruthers A, Carruthers J, Hardas B, Kaur M, Goertelmeyer R, Jones D, Rzany B, Cohen J, Kerscher M, Flynn TC, Maas C, Sattler G, Gebauer A, Pooth R, McClure K, Simone-Korbel U, Buchner L (2008e) A validated grading scale for forehead lines. Dermatol Surg 34(Suppl 2):S155–S160

Rzany B, Carruthers A, Carruthers J, Flynn TC, Geister TL, Görtelmeyer R, Hardas B, Himmrich S, Jones D, de Maio M, Mohrmann C, Narins RS, Pooth R, Sattler G, Buchner L, Merito M, Fey C, Kerscher M (2012) Validated composite assessment scales for the global face. Dermatol Surg 38(2 Spec No):294–308

Terino EO, Flowers RS (eds) (2000) The art of alloplastic facial contouring. Mosby, St. Louis

第 4 章 治疗方案

Mauricio de Maio 著 刘清亮 译

入睡之时青春靓丽，一觉醒来必不会人老珠黄。衰老正如古句：冰冻三尺，非一日之寒；为山九仞，岂一日之功。治疗越早，受益越大！

Mauricio de Maio

4.1 简介

制订医学美容的治疗方案是一项颇具挑战性的工作，因其和其他医学治疗相比明显不同。首先，与心脏病学诸如心血管支架治疗相比较而言，微创医学美容技术只有很短的历史；其次是患者的角色不同。心脏疾病如高血压的治疗方案是由心血管医生制订的，尽管有轻微的差异，但只要严格参照治疗指南，不同医生的治疗建议总是一致且可重复的。医疗美容不同，患者是治疗方案制订的重要参与者，有时甚至（不幸地！）是治疗方案及注射充填剂类型的决定者。经验尚浅的美容医生可能乐于接受这一状况，因其缓解了医生制订精确计划的压力；经验丰富者则会意识到这其实是一种巨大的挑战。

诸如胶原、硅胶、石蜡之类的充填剂应用到美容医学并非新鲜事物，有些甚至有几十年的历史。然而迄今为止，我们并没有制订出广为接受的拟定治疗方案的策略。在本章，我们将要帮助读者制订合理的治疗方案。在此之前，我们将介绍完成该任务可能面对的几个障碍。

4.1.1 注射产品相关的障碍

“此时此刻，新型的注射充填剂正如雨后春笋般涌入市场。”这是本书上一版第 1 章的一句话，言下之意，我们有许多充填材料可供选择。这种境况在拉美及欧洲依然没有改变。尽管我们幸运地知道一些注射物的近期临床效应，然而对于其远期的生物学作用仍未阐明。

最早应用的充填剂是硅胶、聚甲基丙烯酸甲酯（PMMA）、聚丙烯酰胺、聚左乳酸、胶原（猪或牛）、羟基磷灰石和透明质酸。后来我们主要关注以透明质酸为基础的充填剂。由于工业界对透明质酸有不同的命名（品牌）、类型（单相、双相）、交联物，使得我们对透明质酸的认识愈加混乱。我们现在拥有针对细纹、皱纹、唇、颧骨、下颌缘的不同种产品。虽然种类丰富的产品可以帮助我们达到令人难以置信的良好效果，但也使我们的选择更加困难。例如，我们能否把针对鼻唇沟的产品用于丰唇？答案并不简单。

有些产品的确因适应证十分广泛可应用于不同区域。另一些产品则有明确的使用区域，如低密度透明质酸适合于细小皱纹，而将其应用于颊部充填苹果肌则无法令人满意；与此类似，将主要用于增容的高密度透明质酸用于下睑细纹的充填，产生的显而易见的透明质酸条索则可能难以矫正。

一些产品在设计之初就确定了其特定的使用方式及指征，然而在实践过程中我们还发现了一些其他使用方式（如将锐针换为钝针）或指征（如为注射于骨面矫正褶皱开发的充填剂可用于皮下）（表 4.1）。只要我们了解其使用限制，即便是多功能的透明质酸产品，我们也能准确地预测其治疗效果。即使是适应证较为局限的产品，也可能做出一些调整。只要把充填剂（1度）注射到皮下就能矫正明显加深的鼻唇沟，如此方法，使用的剂量可以比标准充填剂更少。另一方面，极低密度透明质酸（0度）也可以用于矫正较深的褶皱，但缺点是需要剂量更大且维持时间短。

充填剂的治疗效果也和注射者的经验密切相关。即使是同样的产品，注射者或者患者不同，效果也不尽相同。所以需谨记在心：为了患者，也为了我们，注射技术和产品的选择一样重要。

医生总是被患者要求应用不同的产品并注射到新的部位。我们必须牢记产品的性能以及我们的能力，只有这样才能更好地保护患者及自己。当把新产品应用到新部位时，我们必须十分谨慎。只有如此，才能更好地应对挑战（表4.2）。

表4.1 透明质酸的粗略分类

0度	极低密度透明质酸：主要应用到皮内或皮下浅层
1度	中等或高密度透明质酸：可以应用到除了皮内的任何层次
2度	极高密度透明质酸：仅仅应用于临近骨骼的深层平面

表4.2 新产品或新部位危险分级表

	新部位	已知部位
新产品	高危	中危
已知产品	中危	低危

医生们应意识到，由于一些因素的相互作用，风险可能不同。

建议

- 详细了解你所使用的产品，并核查其在不同患者及不同部位的治疗效果。

避免

- 不要在你不了解的部位使用你不了解的产品，其结果往往令人沮丧。

要点

- 尽量使用已有良好临床试验结果的产品（起码可以了解该治疗可能发生的并发症）。
- 如果你有兴趣在新的区域进行注射治疗，请使用你熟悉的产品。
- 如果你对新产品有兴趣，请在你熟悉的部位应用。要对治疗效果进行持续的观察并和你熟悉的产品进行对比。

常见问题

- 为什么注射者应该对临床数据感兴趣？

  答：如果有好的临床数据（如随机对照试验或大样本的案例报告），你就会对产品的效能及其副作用有较好的了解。
- 为什么注射者应将充填剂与充填方法对应起来？

  答：例如，要把新产品应用到你了解的区域。想象一下，如果你是一个障碍马术运动员，在正式比赛中你会骑着一匹生马跳过一个你从来没有尝试过的障碍吗？同样的道理也适用于我们的工作。

4.1.2 患者相关的障碍

制订治疗方案的另外一个障碍是患者和注射者之间的关系。和其他医疗领域相比，患者的意愿对医疗美容方案的制订有重大影响。有时候，人们就会好奇是否医学美容更接近于购置汽车而不是医疗诊治。

理想的患者是那些明白自己的需要并能听从别人建议的人。有些患者不听从医生建议，反而要求医生实现他们的愿望。如果患者的要求合理且准确，这尚可接受。而事实往往并非如此。因为患者往往从镜子里观察自己，所以他们抱怨的往往是疲惫的双眼、加深的鼻唇沟和眉间的皱纹。他们只能看到冠状位的缺陷，而这些并不足以解释他们为何看上去如此衰老。在日常生活中，我们往往从侧面观察别人。仅此，我们就能发现患者和医生之间的认识为何有巨大差异。

我们在“患者选择”章节里面提出了“盲点”概念。在制订治疗方案时，这是个需要慎重考虑的重要因素。我们将若不治疗可使外貌更加不协调的部位称为盲点。这些部位通常是由患者的基因决定的，比如小下巴、凹陷的眼睛、不对称的面部。患者往往关注并要求治疗那些衰老的体征，而忽视这些明显影响外观的盲点。如果患者仅仅想更年轻而不是更有魅力，这已然足够。如果矫正这些盲点有很大困难，那么我们需要极其谨慎地提醒患者注意这些问题。不适当地提出这些盲点会让患者心情沮丧。可以向患者展示全方位（正位、侧位、斜位）、全状态（静息、笑、怒）的照片，通过这种方式向患者含蓄地提示其盲点较为稳妥。对于对自己容貌十分不满的患者，这时就应停止分析照片并适时地提出相应的治疗计划。对于那些完全忽视盲点而不能对自己容貌有合理认识的患者，我们应该继续分析照片，帮助他们找出问题所在。这时，密切地观察并控制他们的情绪反应是十分有必要的。患者和医生之间的沟通也是一个巨大的挑战，并且受到双方文化的影响。我们把向医生寻求建议的患者分为两类：一类是知道需要什么；另一类不知道自己需要什么。对于后一类患者，医生往往无法为其制订一个良好的治疗方案（表 4.3）。

表 4.3　医患之间的障碍

障碍 1	患者观念错误且不听劝解
障碍 2	医生的能力无法胜任患者的要求
障碍 3	患者不知道自己需要什么，医生也无法制订出合理的治疗方案

女性患者容易受到媒体和名人的影响。希望拥有像安吉丽娜·朱莉那样嘴唇的患者并不少见，但其往往没有意识到这样的红唇和其本身面部其他结构并不协调。由于这一错误观念，现实生活或电视上经常可见到这种不协调而引人注目的红唇。一些患者感觉注射丰唇后变得特别显眼。问题在于这些患者会要求进一步治疗以变得更有魅力。结果是他们变得更加引人注意，这不是因为他们更有魅力，而是他们的外貌更加怪异了。患者自身关于美和比例的素养对于避免这种情况十分重要。

需要遵守的一个重要规则是：治疗后照片一定要比治疗前更好看。虽然这一规则浅显易懂，但有时我们却惊奇地发现自己的治疗适得其反。

要点

- 如果你同意患者的愿望，请帮助患者实现它，这往往使患者满意。
- 不要给不能正确认识自己容貌的患者进行治疗，否则隐患重大！
- 如果你仅仅矫正衰老，可以使患者更年轻，但有时并不能使他们更具有魅力。我们需要更多地关注盲点。

4.1.3　注射者相关的障碍

尽管有很多影响因素，但注射者自身的盲点是制订一个合理治疗方案最大的障碍。“盲人的国度里，独眼龙就是国王”，正如这句希腊格言所说的，这种盲点既是挑战，更是机遇。对于自身的能力和盲点认识得越清晰，解决得就越快（表 4.4）。

表 4.4　作为一个注射者，理解我们现状的 3 个重要问题

问题 1	我是否意识到并解决我的技术缺陷？或我是否还有技术缺陷？
问题 2	我是否了解患者的主要需求？
问题 3	我能否为我的患者制订出合理的治疗方案？

如果有兴趣应用注射物进行全面治疗的话，那么技术缺陷是第一个需要克服的障碍。第一步是认识到缺陷。如果没有充分的准备，就不应该从我们熟悉的领域进入陌生的领域。比如，我们可以作出颞部凹陷的诊断，由于自身技术缺陷，却不得不避免讨论或推荐患者矫正这种缺陷。即便患者要求矫正缺陷，我们也不得不委婉地拒绝。

如果我们还未能掌握某区域的注射治疗，那么我们需要寻求合适的培训，或者推荐患者到更有经验的注射者那里。或早或晚，所有的注射者都能掌握面部常见部位的治疗方法。最简单的学习方式是写下我们不能治疗的区域和类型，然后看看别人能否解决同样的问题。注意有时候对你来说有困难的问题，对别人也同样困难。

相比技术缺陷，准确地评估某项技术或者产品能否在患者身上发挥良好的功效更为困难。不懂得准确评估患者的注射者仅仅简单完成患者的要求（通常是眉间和鼻唇沟）。若不能认识到患者的需求不仅仅限于患者要求的部位，他们将会陷入病源不足的窘境。评估患者需要的时间取决于注射者的经验和患者的类型。评估患者的学习曲线较长并且需要不断的练习才能有所进步。

解决了技术和评估两大障碍，最后要面对的困难是制订治疗方案。要根据患者的社会及经济状况制订相应的治疗方案。这个过程为我们成为患者的美容投资顾问（CIA）提供了绝好机会。美容投资顾问是一个可以根据患者预算提出可持续美容治疗方案的人。众所周知，美容行业的一个重大问题是病源问题。无论他们最初的要求是什么，患者都期望找到一个可信任的人来指导他们，让他们变得更好看、更有自尊、更年轻。这是美容市场的命门所在，机会无限！

建议

- 认识缺陷，提高技术，这能使医患双方都受益。
- 在未知患者美容动机的情况下评估患者，然后对比患者和你的观点，会获得令人惊讶的经验。

避免

- 不要否认某项你还没有掌握的技术能给患者带来的益处，应该把该患者推荐到更有经验的同行那里去。
- 别忘记提高你的技术和评估能力，这将惠及医患双方。

要点

- 有些部位仅仅进行注射治疗，效果十分有限。如有疑问，请咨询相关专家。分辨出困难和容易，这是学习曲线中的一个巨大进步。
- 造就一个顶尖高手需要的不仅仅是技巧。

常见问题

- 什么是美容投资顾问？

　答：美容投资顾问是一个拥有娴熟的技术和诊断能力，可以根据患者的长期预算有效提出美容治疗方案的人。

4.1.4　评估

推荐采取系统化、个性化方法对患者进行评估。然而，诸如脸型、比例、对称性、面部解剖亚单位这些重要因素，每个注射者都需要详细评估。

首先考虑的是脸型（图 4.1、4.2，表 4.4），因为拥有鹅蛋脸的女性被认为最富有魅力。明确患者的脸型使我们知道与理想状况之间的差距（Terino and Flowers, 2000）。

面部比例是面部平衡协调的重要因素。需要仔细评估上、中、下面部比例以确定哪一部分需要充填剂治疗。还需要侧面观察面型，以确定面型是平的、凹的还是凸的。侧面部轮廓是平的患者容易矫正，而严重凹陷或凸出的侧面外观往往注射效果不佳。

另外一个重要方面是面部对称性。对称是一种美。尽管我们都是不对称的，然而矫正面部不对称需要控制在一个合理的尺度之内。轻度的面部不对称是可以接受的，有时候还会给患者外观带来一种特殊的魅力，然而注射者不应该刻意去制造或加重面部不对称。如果面部不对称是轻度可接受的，那么不需特殊治疗。例如，假设一个患者左面部容积为 100ml，右面部容积为 110ml，其左右差异是 10%。我们在左右面部同时注射 100ml 容积，则左面部为 200ml，右面部为 210ml，其左右差异为 5%。这个简单的数学模型说明了只要在双侧注射同等容积，面部不对称就会得到矫正（表 4.6）。

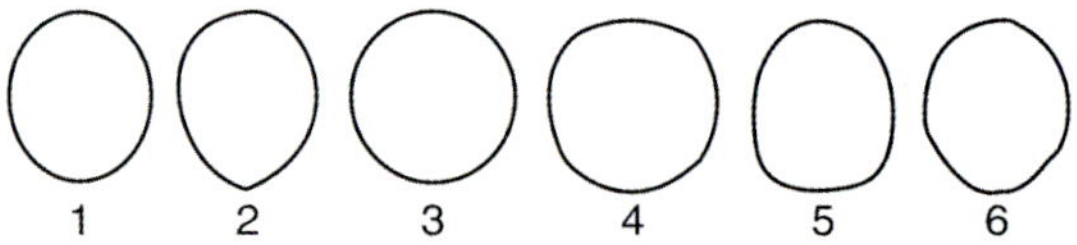

图 4.1　Terino 和 Flowers 提出的正面面部分型（2000）

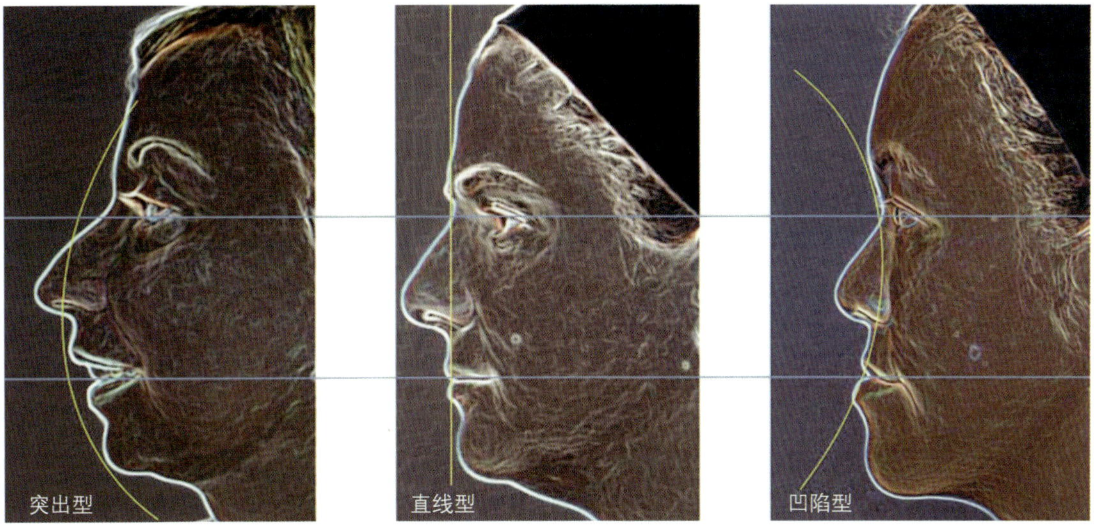

图 4.2 Terino 和 Flowers 提出的侧面面部分型（2000）

表 4.5 Terino 和 Flowers 提出的正面面部分型（2000）

1	卵圆形
2	心形
3	圆形
4	方形
5	圆脑袋、方形下巴
6	圆脑袋、卵圆形下巴

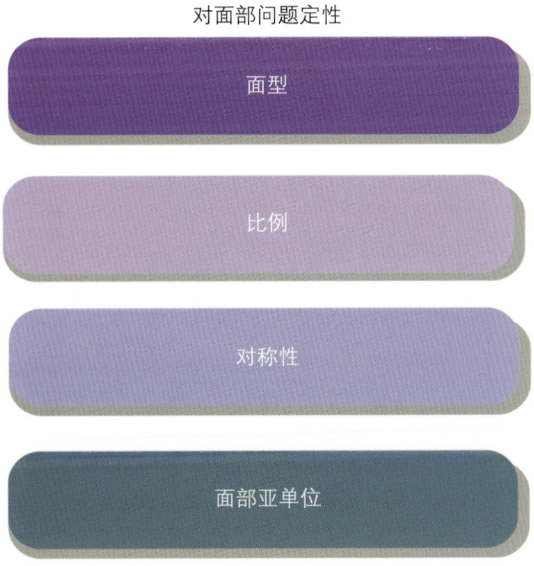

图 4.3 通过分析面部轮廓、比例、对称性对面部问题定性

表 4.6 充填剂对改善面部不对称的作用

	右侧（ml）	左侧（ml）	差异百分比（%）
基线差异	100	110	10
注射容积	100	100	
最终差异	200	210	5

只是注射同样的容积，不对称就会得到改善

4.1.4.1 第 1 步：定性问题

评价了面部外形、比例及对称性后，注射者应该分析面部解剖亚单位。分析其面部动态及静态特征以获取关键点信息。例如，评价上唇，我们以额部为基点，从正面及侧面观察上唇容积（组织量）是否足够（图 4.3）。可以通过一个图表的形式制订治疗方案（表 4.7）。

治疗方案表帮助注射者涵盖所有需要评价的区域，以免遗漏。完成表格后，在表的上部填写需要矫正的部位、采用产品类型以及各部位的优先次序。以下是一个对问题定性的例子（图 4.4）。

4.1.4.2 第 2 步：定量问题

在完成对问题的细节描述后，下一步就要对问题进行定量分析。可采用很多 4～5 级的分级量表或简单分为无、轻度、中度、重度、极重度。这些量表简单有用。也可以采用加号的方式量化患者的问题（表 4.8）。例如，可以使用轻度（+）或轻、中度（+/++）来描述法令纹的严重程度。

表 4.7 治疗计划表

<table>
<tr><td rowspan="5">治疗计划</td><td>治疗区域</td><td>产品类型</td><td>优先次序</td></tr>
<tr><td></td><td></td><td>第 1</td></tr>
<tr><td></td><td></td><td>第 2</td></tr>
<tr><td></td><td></td><td>第 3</td></tr>
<tr><td></td><td></td><td>第 4</td></tr>
<tr><td></td><td></td><td></td><td>第 5</td></tr>
</table>

面部评估

<table>
<tr><td rowspan="2">脸型</td><td colspan="4">正面观
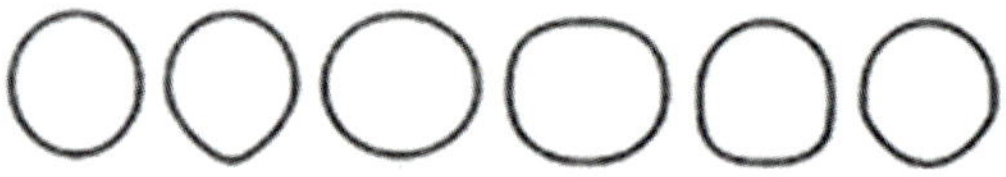
1 2 3 4 5 6</td></tr>
<tr><td colspan="4">侧面观
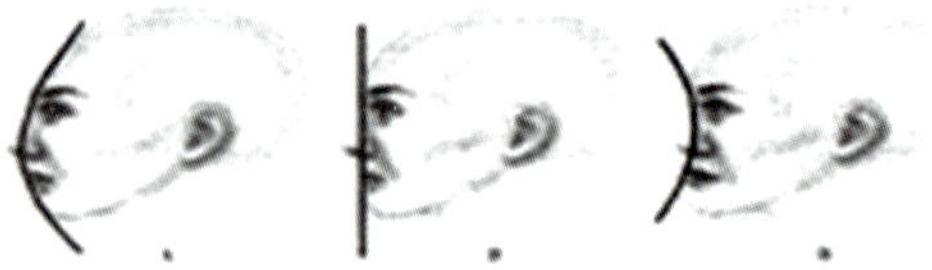
( )突出型 ( )直线型 ( )凹陷型</td></tr>
<tr><td>比例</td><td colspan="2">上、中、下面部比例：1∶1∶1</td><td>鼻、口宽度比：1∶1.618</td><td>上、下唇比例：1∶1.618</td></tr>
<tr><td>不对称</td><td colspan="4">( )是 ( )否</td></tr>
<tr><td rowspan="2"></td><td colspan="2">静态</td><td rowspan="2">动态</td><td rowspan="2">低头上视</td></tr>
<tr><td>正面观</td><td>侧面观</td></tr>
<tr><td>上面部</td><td>( )不对称性
( )前额形状
( )前额皱纹
( )眉间皱纹
( )鱼尾纹
( )眉毛下垂
( )颞部凹陷
( )上睑凹陷
( )眼袋</td><td>( )前额凹陷
( )前额突出
( )前额容积缺失</td><td>( )不对称性
( )前额皱纹
( )眉间皱纹
( )鱼尾纹</td><td>( )不对称性
( )前额容积缺失</td></tr>
<tr><td>中面部</td><td>( )对称性
( )兔子线
( )鼻唇沟
( )泪沟
( )唇颊结合部延长
( )中面颊部不足
( )面颊扁平
( )鼻翼低
( )颊部容积不足</td><td>( )鼻背低
( )驼峰鼻
( )鼻尖下垂
( )鼻尖圆钝
( )鼻小柱后缩
( )鼻基底宽度</td><td>( )对称性
( )兔子线
( )鼻唇沟
( )鼻翼宽度
( )鼻尖下垂
( )口周细纹</td><td>( )对称性
( )泪沟
( )中面部不足
( )颊部扁平
( )颊部容积缺失
( )皮肤松弛</td></tr>
<tr><td>下面部</td><td>( )对称性
( )鼻小柱扁平
( )上唇过长
( )上唇线
( )上唇容积
( )上唇细节不清
( )口角下垂
( )木偶纹
( )颏唇沟
( )咬肌肥大
( )颏部皱褶</td><td>( )下颌退缩
( )颏部短小
( )下颌容积不足
( )木偶纹
( )颏唇沟
( )前颏唇沟</td><td>( )对称性
( )下唇皱纹
( )颏肌
( )咬肌
( )颈阔肌松弛
( )下颌缘轮廓不清</td><td>( )木偶纹
( )颏唇沟
( )颏唇沟
( )皮肤松弛度</td></tr>
</table>

表 4.8　使用加号定量问题

加号数量	问题严重程度
+	轻度
++	中度
+++	重度
++++	极重度

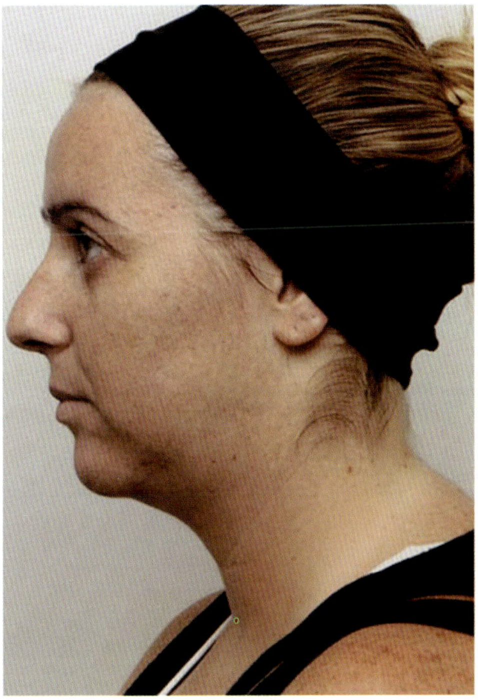

第 1 条原则：描述问题

- 低眉
- 中面颊部低平
- 鼻唇沟加深
- 下垂
- 突出的木偶纹
- 皮肤松弛
- 小颏畸形

图 4.4　第 1 条原则：描述问题

一般情况下，往往当问题达到严重状态时，患者和美容医生才想起要采取措施矫正，如面部提升往往施行于面部皱纹忍无可忍之时。不幸的是，这种情况也发生于注射美容领域。只有当问题发展到很严重的程度，患者才想到采用注射的方法矫治。这些问题甚至有时严重到只有采用手术或其他方法才能矫治。

诸如注射治疗的微创矫治方法应该及早开始。毫无疑问，即使从注射者的角度来看，问题越轻越容易矫治。

如果我们分析患者的照片或多次见到过该患者，我们很容易诊断一些随着衰老而出现的问题。如前所述，我们并非一夜之间衰老。衰老是由轻到重逐步发展的。问题在于一些患者和注射者当衰老加速时才开始关注这些问题。图 4.5 是同一部位不同程度衰老的例证。描述问题之后，就应该根据问题的严重程度进行定量分析（图 4.6）。

建议

- 在问题还是轻度之时矫治它。将问题扼杀在摇篮之中。
- 向患者宣传早期治疗的重要性。

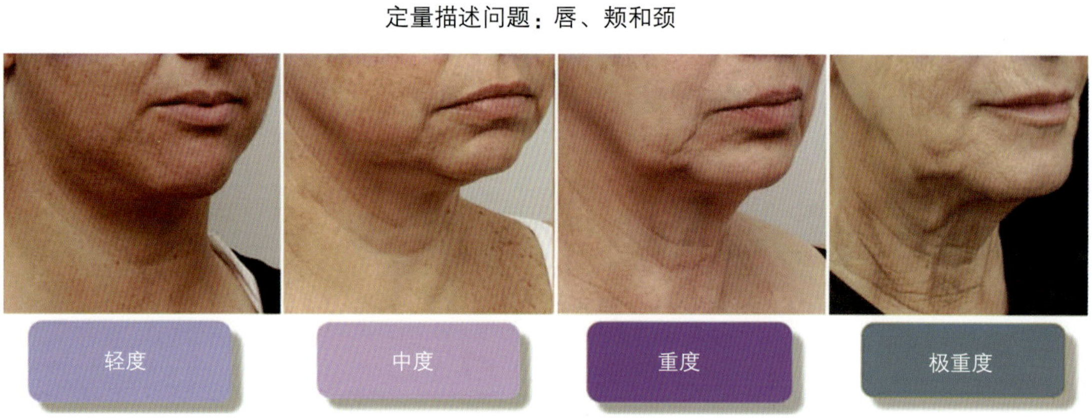

图 4.5　定量描述问题。我们不是一夜之间变老的。如果我们不让问题达到中度，它又如何达到重度阶段呢？

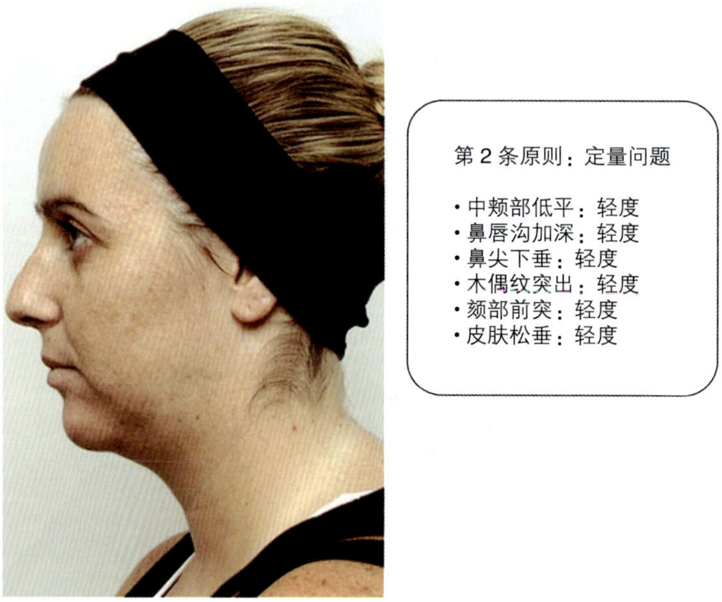

图 4.6　对该患者定量分析认为其问题属于轻度，这意味着其注射治疗效果较好

避免

• 不要忘记先定性，再定量分析问题，而后制订治疗方案。

要点

• 轻度问题比重度问题更容易矫治。
• 治疗早，效果好！

常见问题

• 如果我们不让问题达到中度，它又如何达到重度阶段呢？

　　答：它将永不会！这才是有效治疗方案的要诀所在。我们能够并应该尽快阻止衰老的进程。

4.1.4.3　第 3 步：制订治疗方案

在完成定性及定量分析问题之后，下一步就是制订治疗方案。由于发现了多个问题，接下来就是依靠患者去确定这些问题的优先次序，并将其一一列进治疗计划表中。完成治疗方案后，需要进一步对比，我们的治疗方案和患者要求之间有无差异。此时，我们需要讨论一些极端情况，如完全赞成和完全反对。后一种情况需要高超的交流技巧。一个医患双方信念和谐共鸣的治疗方案才是有效的治疗方案。此时，有效的交流沟通才是王道。请务必确保每次治疗方案中没有表 4.9 中列出的可能引起医患双方观点对立的情况。

当患者出现轻度问题时，我们应该矫治并使其维持在轻度以内。患者虽然会衰老，但速度能够减缓（图 4.7）。

表 4.9　不同的评估状况及解决方案

	对比	建议
1	患者要求和医生观点完全符合	进行治疗
2	患者要求和医生观点符合，但优先次序不同	讨论优先次序，并逐步达成一致
3	患者要求和医生不同，患者要求优于医生观点	实施患者要求的方案并向患者学习
4	患者要求和医生不同，而患者要求完全不可行	教育患者，如若成功，惠及医患双方

建议

- 保持开明，对比你和患者的观点，有时会有所收获。
- 务必安排时间为患者制订一个治疗方案。

避免

- 不要让患者扰乱你的治疗理念，尝试改进你的交流技巧以引导患者。

要点

- 如果患者持有错误的观念，教育并引导患者是每一个医生的责任。花时间交流是确保治疗成功并维持病源的重要保证。

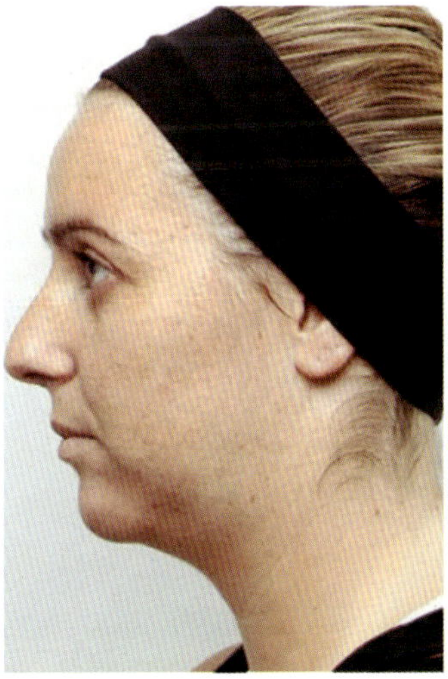

治疗方案

- 眉间：20U 肉毒毒素
- 颊部：每侧 1ml 乔雅登 Voluma
- 鼻唇沟：每侧 0.4ml 乔雅登 ultra plus
- 鼻部：0.2ml 乔雅登 Voluma
- 嘴唇和口角：0.55ml 乔雅登 ultra plus
- 颏部和前颌：每侧 1ml 乔雅登 Voluma

图 4.7　该患者的面部形态和老化问题均得到改善，其衰老进程将明显减缓

4.1.5 MdM 8 点提升技术

对于一些出现轻到中度问题的患者，虽然有一些技术挑战，但依然可以注射矫治并维持较长一段时间。还有一些患者出现了重度症状，需要手术矫治，但这些患者可能不愿意接受手术或有手术禁忌证（图 4.8）。

相比于轻到中度问题的患者，使用注射方法矫治一些出现手术指征的患者，挑战性及难度都更大。在乔雅登 Voluma 产品出现之前，患者对这类治疗满意度一直较低。此外，把该产品应用到如此复杂情况下的技术策略是一个在治疗开始前亟待解答的问题（表 4.10）。

如果采用传统的注射治疗方法，需要的注射剂量较大且提升效果不佳。因此，我们介绍 MdM 8 点提升法解决此类问题。为了更好地理解，请参照下文内容依次进行（图 4.9）。

面部是由一些需要对抗重力的软硬组织所形成的结构。正如第 6 章所述，注射容积充填剂于颊部的治疗可以改善鼻唇沟及唇颊结合部外观。这显然说明，仅仅注射在邻近部位就能使一个部位的外观改善。让我们对要进行 MdM 8 点治疗的患者应用第一条原则（定性问题）和第二条原则（定量问题）（表 4.11）。

与中面部相比，下面部的治疗具有更大的挑战性。从下面部开始治疗并非一个好的选择，即使患者仅仅要求进行下颌缘部位的治疗。如果仅采用直接针对下面部的方法，往往效果有限（图 4.10）。MdM 8点法是选择一种多区域治疗的策略（表4.12）。

表 4.10　对于复杂情况，需要更为精细的治疗方案

	需要考虑的问题
1	注射到哪里?
2	注射什么?
3	如何注射?
4	注射后效果怎样?

表 4.11　对于有严重问题的患者定性及定量分析

中面部	定性问题	定量问题
	眶下凹陷	+++
	中颊部容积缺失	+++
	侧颊部容积缺失	+++
	加深的鼻唇沟	+++
下面部	定性问题	定量问题
	木偶线	++++
	颊前沟	+++
	“羊腮”	++++
	下颌缘轮廓模糊	++++
	腮腺区容积缺失	++++

对于一个面部严重松弛的患者进行注射治疗应该十分谨慎。注射到红区的任何产品都会引起皱纹及松弛加重。任何加重皱纹的治疗都应该严格避免（图 4.11）。不需要太多的剂量，MdM 8 点法就可以获得显著的治疗效果（图 4.12 ~ 4.14）。

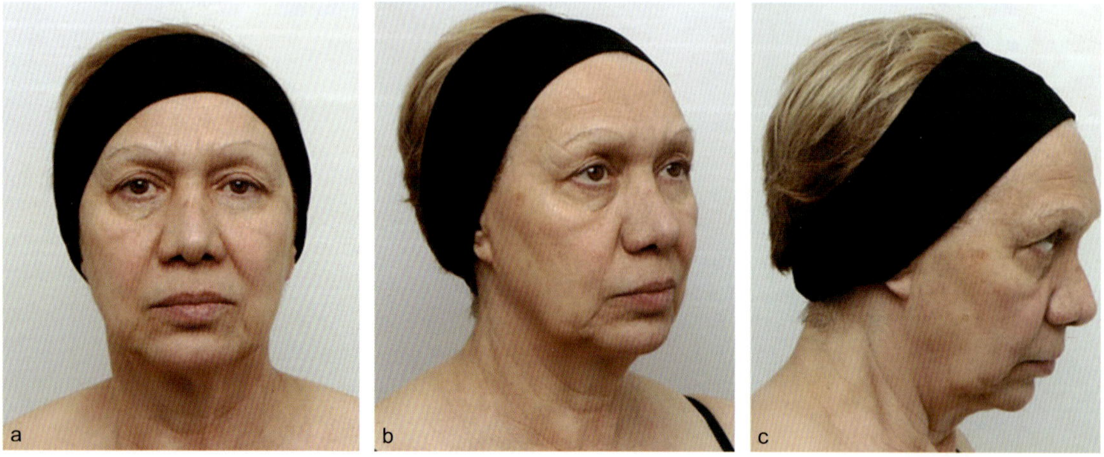

图 4.8　（a ~ c）这是一个典型的需要接受外科手术的患者，因为该患者出现了严重面部问题（包括广泛松弛的皮肤）

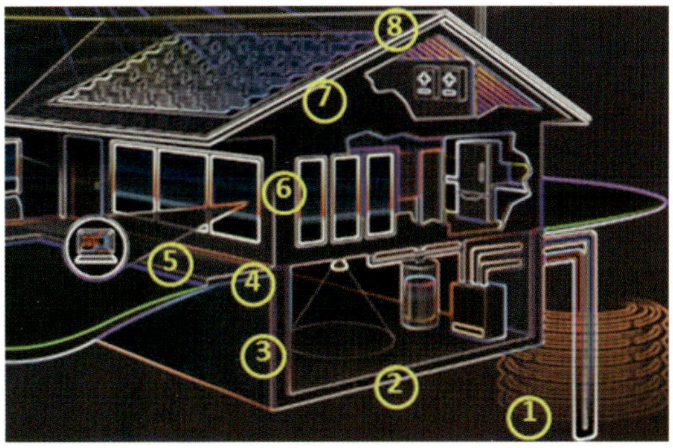

图 4.9　要建造一座房子有一系列需要考虑的事情。我们都能理解，要想建好房顶必须从地基开始

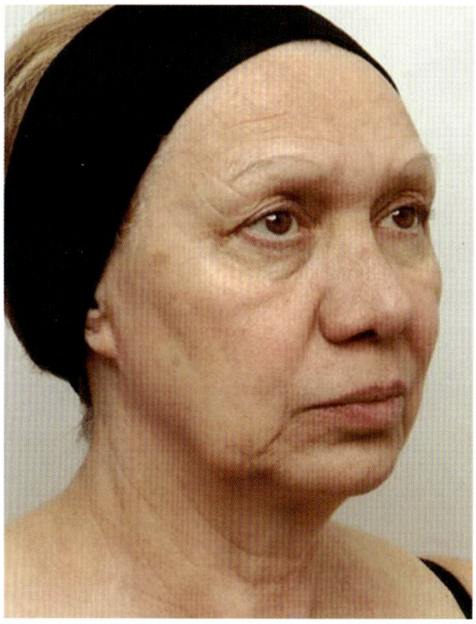

图 4.10　MdM 8 点法：注意 8 个区域应用小团块注射技术，注射后按摩使其分布均匀。通过这一系列注射，可以使下颌线需要的注射量减少。尽管 6 区已有改善，但 9 区依然需要增加凸度

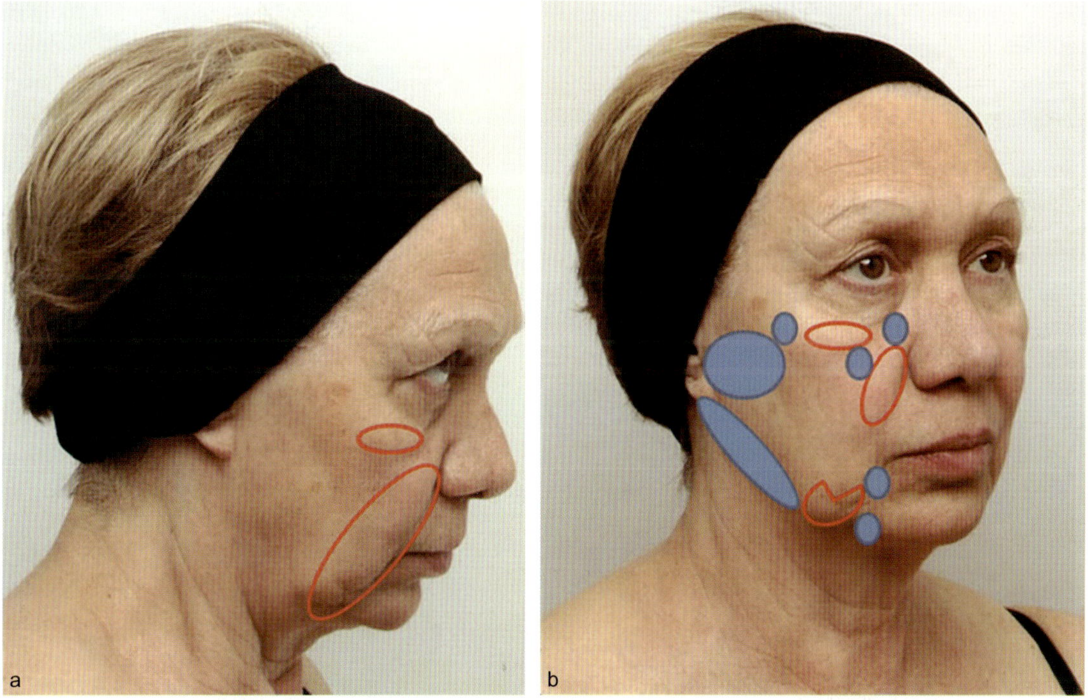

图 4.11　（a, b）在开始之前，正确区分蓝区和红区十分重要。注意必须让患者低头上视以仔细评估红区

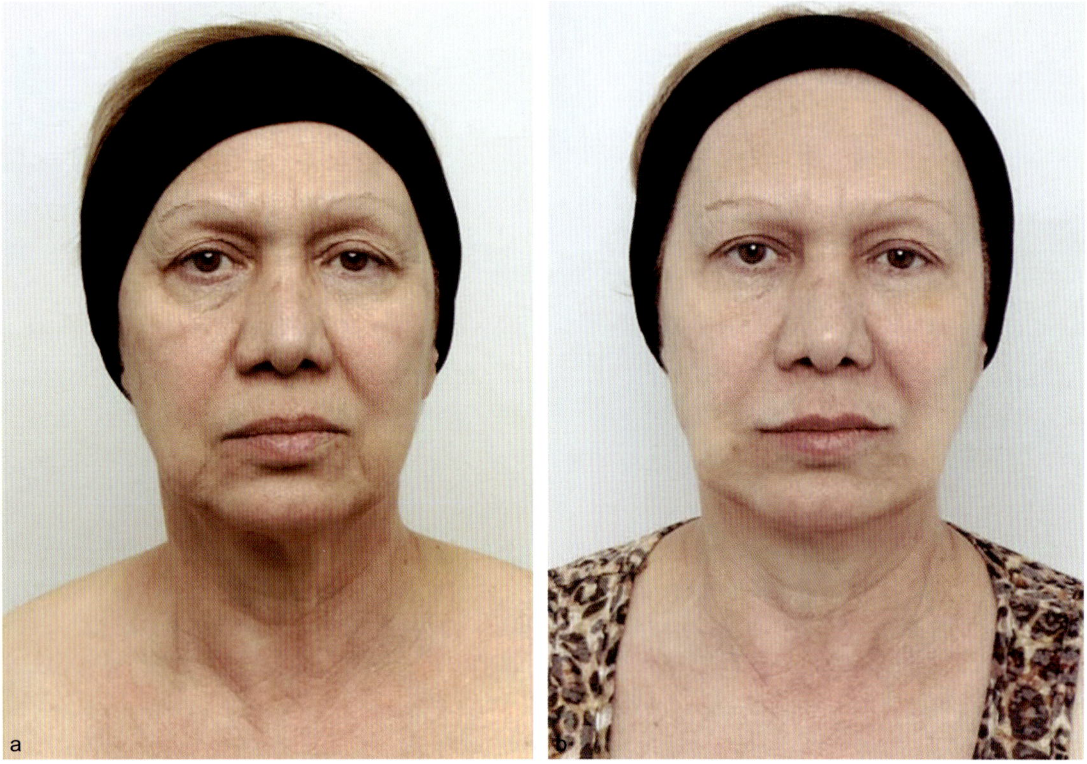

图 4.12 （a, b）MdM 8 点提升法治疗前后额面观效果。注意其效果看起来像是进行了眼周和轻度的面部提升手术

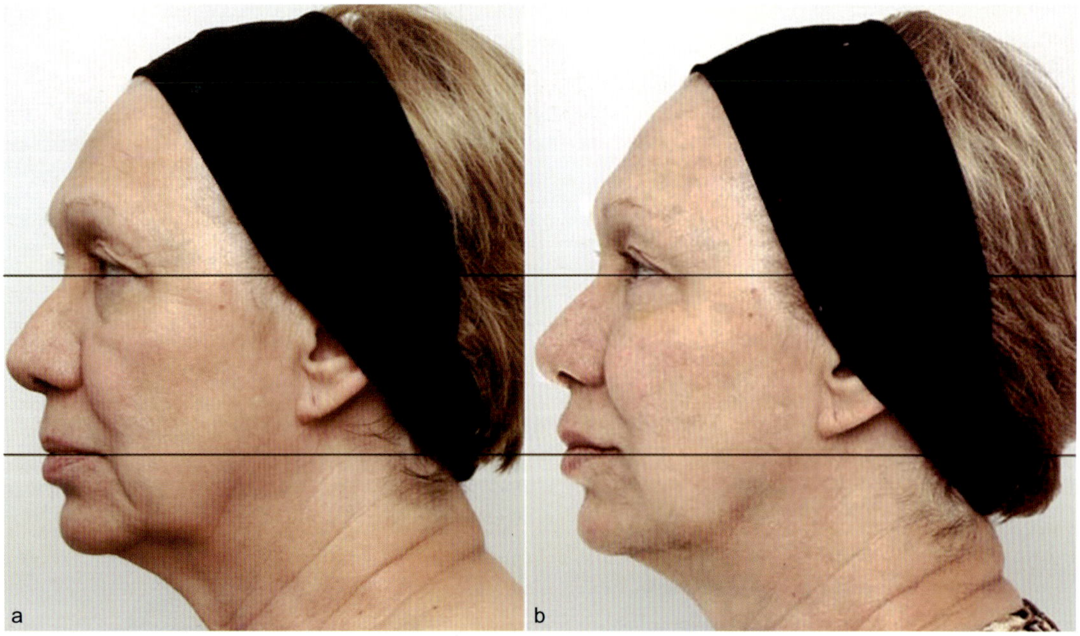

图 4.13 （a, b）MdM 8 点法治疗前后侧面效果图。注意：睑面交界处的缩短，颊部的突出和提升，木偶线、下颌线的改善。过度松弛的皮肤也有所改善。每侧应用了 2.7ml 乔雅登 Voluma，并且在眉间点应用 20U Vistabel（译者注：为 A 型肉毒毒素）

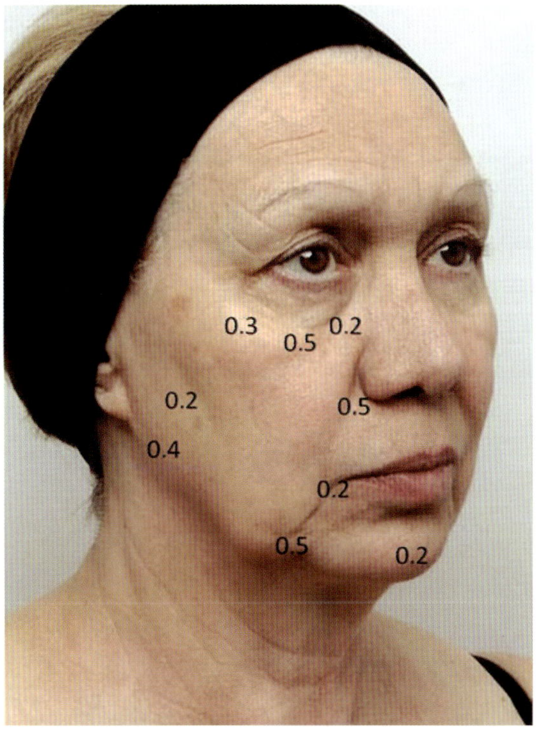

图 4.14　MdM 8 点法各点注射剂量（单位：ml）。注意：为了增加颏部突出度，9 区也进行了注射

表 4.12　MdM 8 点法：区域、部位及相关解释

点	区域	注释
1	颧区	侧颊部提升点
2	眶下区中部	颊部突出并改善睑面沟
3	眶下区内侧	改善泪沟
4	尖牙窝和鼻唇沟上部	1、2、3 区治疗后，该区治疗剂量可减少
下面部	**区域**	**注释**
5	木偶纹	从上部到底部完成注射
6	颊前沟	此处适合小团块注射或退行注射技术。不要注射颊部！
7	下颌缘	在此处最好应用线性或逆行技术
8	腮腺区	此处的容积缺失被填补，就可获得面部提升的效果

必须强调的是：需要根据患者容积缺失、骨骼结构和松弛程度来确定每个点的剂量。中度松弛的年轻患者每点大约需要 1ml 乔雅登 Voluma 或者同类产品。

要点

- 总之，对于那些出现严重衰老症状而因各种原因无法进行手术的患者，MdM 8 点法是一种重要的面部年轻化治疗方法。

4.2　治疗方案和衰老指数期

正如本章开始所言，衰老是一个由轻到重的渐进过程。衰老遵循多米诺线性规律，但在某一点，它变成指数关系。多米诺效应的定义如下：

“多米诺效应是一个小的变化引起邻近另外一个小的变化的链式反应。作为一种机械效应，该词众所周知。它常特指一个短时间内发生的有因果联系的序贯事件。其用法可如其字义或广泛引申。”

一个注射者仅仅根据患者的要求进行治疗，可能无法有效帮助患者延缓衰老。因而该注射者会有大量流失患者的风险。这不是技术原因，而是对于患者处于衰老曲线的位置理解不到位所导致的差异。早期的老化是一个近乎线性的缓慢上升曲线。在某一点（如月经停止）开始，平缓曲线变成了急剧上升的指数曲线。简而言之，老得越来越快（图 4.15）！

如果我们理解老化速率在某一点将会变成指数曲线，我们需要问自己两个问题（表 4.13）。

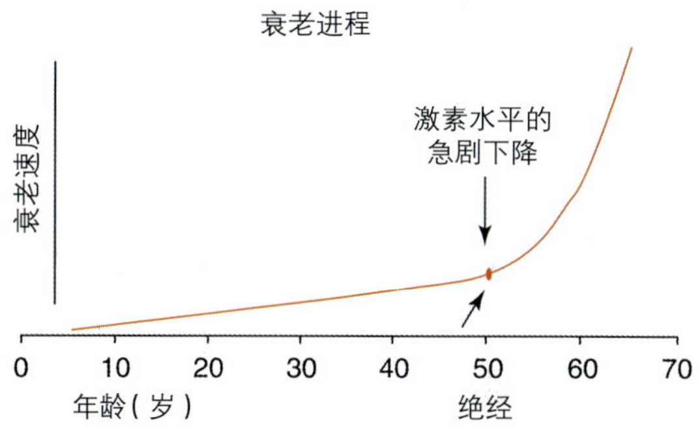

图 4.15　女性的衰老曲线：随着激素水平的下降，衰老呈线性的，而后呈指数上升。这在男性中是同样的，但在女性尤其明显

表 4.13 注射者需要注意到的重要问题

问题		回答
问题 1	我们能延缓衰老进程吗?	能
问题 2	在决定如何延缓衰老时,患者需要技术上的准备吗?	不

图 4.16 所示蓝色线条代表了通过医疗干预(如注射治疗)延缓的衰老进程。这需要有效的治疗方案。通过控制一系列的老化体征,进而延缓该体征由轻度到中度以至于重度的进展,干扰了多米诺效应的链式反应,延缓衰老的速率,从而尽可能推迟衰老指数期的到来。

有很多延缓衰老的措施可供选择。注射类产品如充填剂和 A 型肉毒毒素是延缓或矫治衰老的有效手段。绝经期以前的治疗效果确实优于绝经期后的治疗。需要认识到有时需要联合几种干预治疗方可达到最佳效果(图 4.17)。

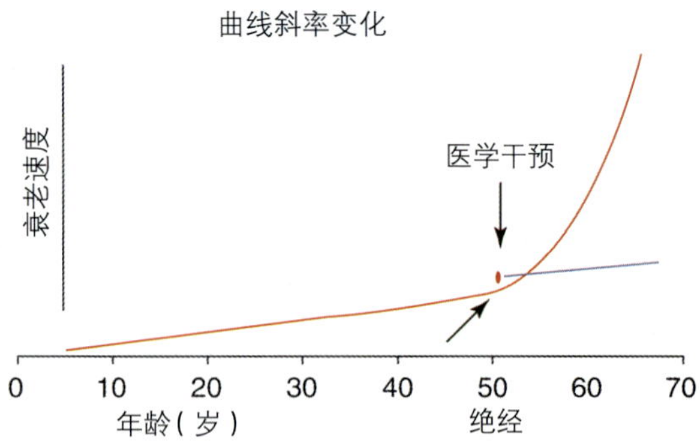

图 4.16 医学干预对于阻止衰老指数期到来并保持线性极其重要

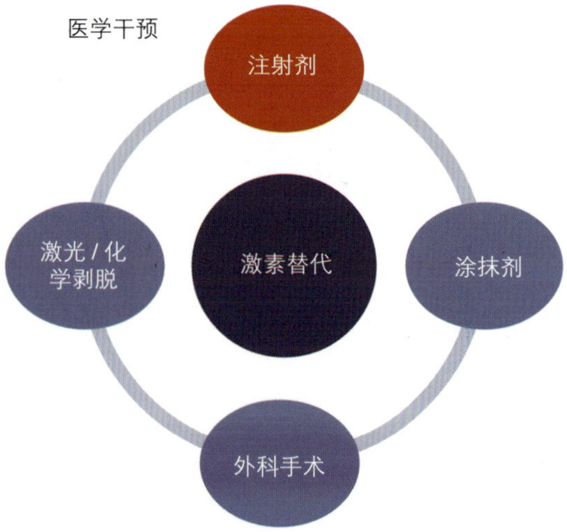

图 4.17 延缓衰老可选择的措施

为了更有效地达到治疗效果,需要制订一个和注射者工作相协调的治疗方案时间表。我们无法永葆年轻。随着年龄的推移,我们需要越来越复杂的治疗措施去干预衰老进程(表 4.14)。

现在越来越清晰,一个注射者应该成为一个什么样的人?是一个患者要求的技术提供者呢?还是一个为患者提供长期方案并和衰老进程做斗争者呢?因患者处在衰老的不同阶段,故我们有或多或少的时间去延缓衰老进程。尽管应该更早地矫治老化或内在的美学问题,但 40 岁以下的患者依然可以按其要求进行治疗。然而对于那些 40 岁以上的患者,他们还有 10 年左右的时间到达衰老的指数期,我们最好采取措施来应对绝经所带来的冲击。要询问女性患者母亲的绝经年龄,以估计该患者的大致绝经年龄。需要向处于绝经期的女性患者宣教:绝经年龄会影响治疗的优先次序及治疗效果。绝经期采用的激素替代治疗不在本书讨论之列。如果没有明确的禁忌证,应该推荐患者到内分泌科专家那里需求帮助。内分泌治疗对手术或非手术的美容治疗效果都具有促进作用。无论如何,绝经是一个关乎治疗策略的重要时间节点。为维持治疗效果,必须进行治疗后的密切随访。一个从来没有接受任何治疗的绝经期女性对于注射治疗而言是一个重大挑战。对于年龄越大的患者,一般而言问题也越严重。对于这些问题严重的患者,表浅充填效果往往欠佳,她们往往需要深部的组织支撑(图 4.18)。

表 4.14 美容治疗三要素

		注释
第一步	定性问题	每年都会出现一些衰老体征
第二步	定量问题	每年,衰老体征都会更加明显
第三步	制订治疗方案	治疗越晚,治疗方案越复杂

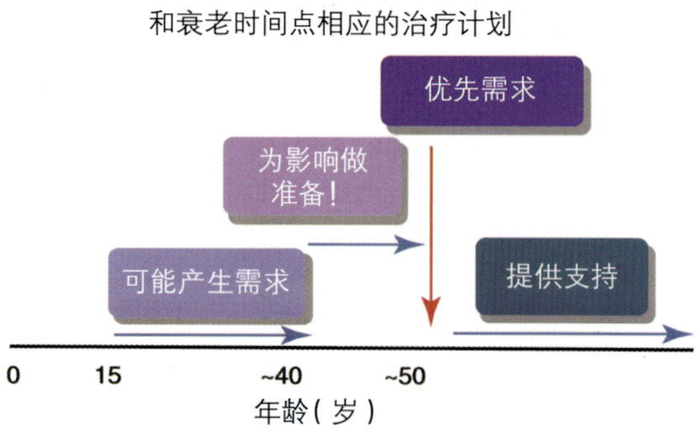

图 4.18 和衰老时间点相应的治疗计划

4.3 美容投资顾问

成为一个美容投资顾问的秘诀在于技术之外的能力。首先是合适的评估和优先设定；其次是高超的注射技巧，高超的注射技巧是一次成功治疗的基础，这方面的缺陷需要尽快克服；再次是具备指导并能转变患者错误观念的沟通技能。这三大基石奠定了涵盖最佳措施的治疗方案的基础（图 4.19）。

作为最后总结，我们提出了一个注射者应该观察并学习的 8 项标准。注射者在这些方面勤于观察，深入领会，方可成为一名专家（图 4.20）。

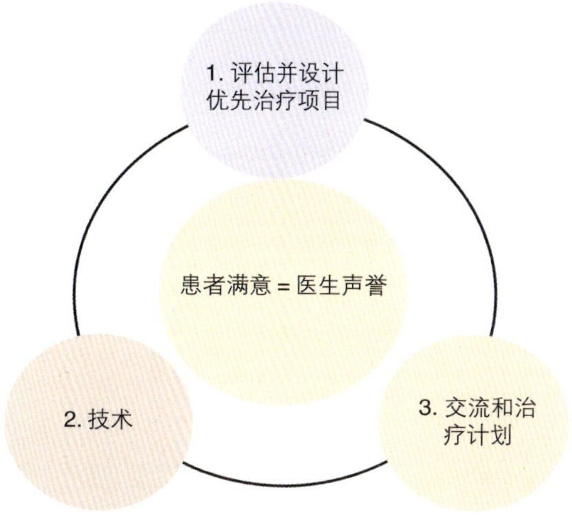

图 4.19 提高患者满意度及医生声誉的三大支柱

建议

- 确定患者所处的衰老曲线位置及其指数期开始年龄。
- 采用合适的方法阻断多米诺效应，延缓指数期的到来。

避免

- 不要让你的患者错过最佳治疗时机，时不我待。
- 充填剂只是干预措施的一种。不要忘了我们手中还有诸如 A 型肉毒毒素、激光、激素替代治疗等武器。

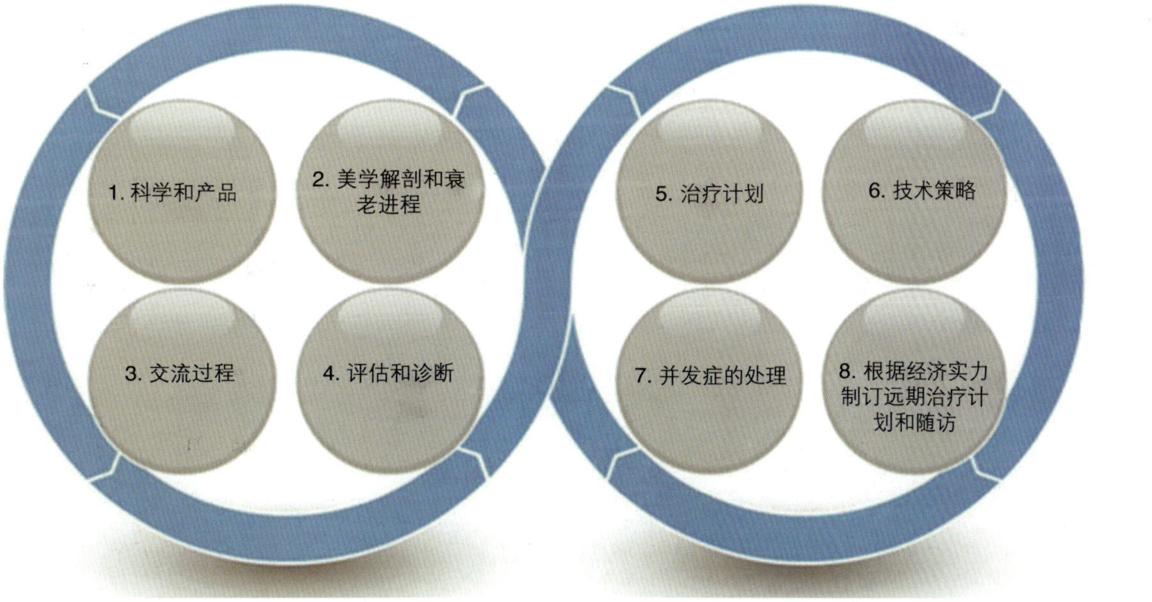

图 4.20 8 项标准：注射者应该基于临床实践的 8 个方面认识到他们的能力并改进他们的弱点

要点

- 年龄越大，衰老越快。
- 在衰老指数期到来之前，矫正所有不良的外貌体征（包括遗传的和衰老带来的）非常重要。

常见问题

- 成为美容投资顾问的优势是什么？

答：优势的基础是患者对你的满意度提高。长远看来，这有利于维护病源和提高口碑。

参考文献

Carruthers A, Carruthers J, Hardas B, Kaur M, Goertelmeyer R, Jones D, Rzany B, Cohen J, Kerscher M, Flynn TC, Maas C, Sattler G, Gebauer A, Pooth R, McClure K, Simone-Korbel U, Buchner L (2008a) A validated hand grading scale. Dermatol Surg 34 (Suppl 2):S179–S183

Carruthers A, Carruthers J, Hardas B, Kaur M, Goertelmeyer R, Jones D, Rzany B, Cohen J, Kerscher M, Flynn TC, Maas C, Sattler G, Gebauer A, Pooth R, McClure K, Simone-Korbel U, Buchner L (2008b) A validated grading scale for crow's feet. Dermatol Surg 34(Suppl 2):S173–S178

Carruthers A, Carruthers J, Hardas B, Kaur M, Goertelmeyer R, Jones D, Rzany B, Cohen J, Kerscher M, Flynn TC, Maas C, Sattler G, Gebauer A, Pooth R, McClure K, Simone-Korbel U, Buchner L (2008c) A validated grading scale for marionette lines. Dermatol Surg 34(Suppl 2):S167–S172

Carruthers A, Carruthers J, Hardas B, Kaur M, Goertelmeyer R, Jones D, Rzany B, Cohen J, Kerscher M, Flynn TC, Maas C, Sattler G, Gebauer A, Pooth R, McClure K, Simone-Korbel U, Buchner L (2008d) A validated lip fullness grading scale. Dermatol Surg 34(Suppl 2):S161–S166

Carruthers A, Carruthers J, Hardas B, Kaur M, Goertelmeyer R, Jones D, Rzany B, Cohen J, Kerscher M, Flynn TC, Maas C, Sattler G, Gebauer A, Pooth R, McClure K, Simone-Korbel U, Buchner L (2008e) A validated grading scale for forehead lines. Dermatol Surg 34(Suppl 2):S155–S160

Rzany B, Carruthers A, Carruthers J, Flynn TC, Geister TL, Görtelmeyer R, Hardas B, Himmrich S, Jones D, de Maio M, Mohrmann C, Narins RS, Pooth R, Sattler G, Buchner L, Merito M, Fey C, Kerscher M (2012) Validated composite assessment scales for the global face. Dermatol Surg 38(2 Spec No):294–308

Terino EO, Flowers RS (eds) (2000) The art of alloplastic facial contouring. Mosby, St. Louis

第 5 章　麻醉和镇痛

Mauricio de Maio 著　丁文蕴 译

5.1　简介

我们确实需要一个章节来介绍局部麻醉吗？我们有良好的表面麻醉剂，且目前也有大量新型制剂是以透明质酸为基础并添加利多卡因（0.3%）的注射物和充填剂。两种措施已经可以在相当程度上协助减轻注射时的疼痛。而且，含利多卡因的制剂还有额外的益处：我们可以根据治疗所需，在某次治疗中多次于某部位注射以获得最满意的效果。首次注射与再次注射之间的间隔越长，麻醉的效果越明显。这样，我们不再需要担心注射会给患者带来额外的痛苦，而是可以获得更好的效果。

虽然这些含利多卡因的制剂会持续作用该部位，但表面麻醉剂或冰袋仍旧对减轻注射针刺透皮肤时的疼痛感起到重要作用，尤其对于比较敏感的患者。

钝针的使用越来越普遍，其规格多样，有 18 ~ 30G。即便将钝针与含利多卡因的制剂一起应用，某些注射者仍旧在注射时采取神经阻滞麻醉来减轻患者的不适。本章可以帮助那些不太熟悉这些步骤的医生们了解并恰当地进行局部麻醉，以达到主要目标，即让操作过程尽可能地舒适。

建议

- 请尝试为您的患者避免疼痛。例如，他们可能满意治疗效果，但总的体验非常不愉快（丰满的唇部，却过于疼痛），这样将无法忍受再次进行唇部治疗。

5.2　注射前评估

注射前评估可以帮助决定应用何种形式的麻醉方法，及治疗后是否需要给予镇痛药物。除了非常焦虑的患者，简单的治疗程序很少需要应用其他药物。注意在给予任何药物前询问既往用药史并进行体格检查（Snow, 1982）。已经存在的基础疾病，例如高血压病和心脏疾病，会影响添加肾上腺素的麻醉剂的应用。如果患者有饮酒史、应用镇静剂史或牙医口腔操作时应用麻醉剂困难史，则麻醉过程更应小心谨慎。询问患者有无在表面、浸润或阻滞麻醉过程中有过不良体验是非常重要的。还应在给予任何麻醉药物前询问患者有无应用违禁药品史。

建议

- 在实施麻醉前，必须明确询问患者有无应用娱乐性毒品史。

要点

- 注意娱乐性毒品，例如可卡因，可能会妨碍麻醉效果。

5.3 局部麻醉

局部麻醉可减弱或完全阻滞感觉、自主和运动神经的功能。它们通过阻断细胞膜上的钠离子通道来阻断神经兴奋传导过程（Carvalho and Mathias, 1997）。局部麻醉的全身吸收作用取决于注射部位的血流、制剂的理化特性和是否添加血管收缩剂，例如肾上腺素。血管收缩剂会减少吸收及增强局部麻醉剂对神经细胞的作用，使其能延长作用时间并减少潜在的全身性副作用。注意避免在末梢循环区域注射含肾上腺素的局部麻醉剂，否则会增加局部坏死的风险。

5.4 表面麻醉

在大部分病例中，表面麻醉所能达到的麻醉水平可以有效地减轻皮下注射治疗时的不适感。表面麻醉剂基本上分为两类：酯类（可卡因、丁卡因、苯唑卡因）和胺类（利多卡因、丙胺卡因）。

角质层结构是经表皮吸收药物的一个坚强屏障。在应用表面麻醉乳膏前必须用杀菌剂清洁皮肤，这样可使表面麻醉制剂更好地渗透。还可借由干纱布搓擦皮肤表面以去除死细胞及油脂来增强渗透效果。搓擦皮肤导致的血管舒张也能增加药物的渗透。

最常见的表面麻醉剂之一是含有 2.5% 利多卡因及 2.5% 丙胺卡因的混合制剂，市售商品名为恩纳（EMLA）乳膏。它是一个无毒的混合配方，应用后仅有非常低的血清水平。其常规剂量为每 $10cm^2$ 完整表皮上应用 1g。乳膏剂必须在贴服的敷料封闭下与皮肤接触并作用 45 分钟至 1 小时（Hallen and Uppfeldt, 1982）。另外，市面上有一款新的混合制剂包含了利多卡因和丁卡因，在欧洲上市时命名为 Pliaglis。到目前为止（2013 年夏），这款产品的使用经验仍比较有限，其与恩纳乳膏相比，除了一个是霜剂，另一个是乳膏剂外，仍有许多不同之处（Cohen, 2013）。

冷冻麻醉是另一种表面麻醉方法。简单地应用冰袋就可以增强麻醉效果。实际上，在部分患者中，单独使用冰袋即可提供足够的麻醉。其他的表面冷冻剂为包含氯乙烷或二氯四氟乙烷的喷剂，但不建议将其应用于涉及皮肤充填剂的治疗中。

要点

- 以干纱布搓擦皮肤表面可增强表面麻醉剂对皮肤的渗透。
- 当使用表面麻醉剂时，请在注射前确认其在皮肤表面是否作用了足够的时间。

5.5 浸润麻醉

浸润麻醉可以直接抑制神经末梢的兴奋。通常应用 1% 利多卡因进行皮内或皮下注射。皮内注射起效快速、作用持久，但缺点是疼痛并可导致组织扭曲失真。皮下注射疼痛较轻微，但麻醉持续时间较短（Arndt *et al*., 1983）。在进行浸润麻醉时，患者经常在针穿刺皮肤时感到刺痛，且在推注麻醉剂时感到烧灼样不适。疼痛的产生是由于快速的组织膨胀所致，所以建议使用较小的容量，以避免注射时的不适感。应用新鲜配制的含肾上腺素及碳酸盐的混合制剂可明显减轻浸润麻醉时的疼痛（McKay *et al*., 1987）。对于非常焦虑的患者，在实施浸润麻醉前应用表面麻醉剂可能会有所帮助。

要点

- 进行注射充填治疗前一般不使用浸润麻醉，因为它会扭曲对治疗区域的分析判断。

5.6 神经阻滞

神经阻滞麻醉是指注射少量的局部麻醉剂在某神经周围，从而达到麻醉该神经所支配区域的技术。这一过程中使用的麻醉剂量很小，所以全身性的毒副作用很少。与浸润麻醉相比较，神经阻滞麻醉几乎没有不稳定的问题，也少有相关的不适感。然而，这个方法需要良好的技术及解剖知识，才能以较少的注射次数获得最佳的效果，并且避免不良事件。神经和血管会有一定的概率在不经意情况下被撕裂而损伤。在少数患者中可出现长时间存在的感觉迟钝和血肿或瘀斑，这会使其相当苦恼（Laskin, 1984）。面部的感觉及运动是依赖第 5 对脑神经（图 5.1）。三叉神经的主要分支彼此独立地由颅骨中穿出。其中，眼神经支位于上方，于眶内穿行延续为额支，后者再分为眶上神经和滑车上神经。三叉神经的另外两个主要分支为上颌神经和下颌神经，前者发出眶下神经；而后者最为粗大且是唯一具有运动纤维的分支，其发出颏神经。通常使用 1%～2% 的利多卡因进行神经阻滞麻醉。当需要较快速并持久的麻醉效果时，可使用肾上腺素和利多卡因的混合制剂。注意避免不小心将该制剂注入血管，还应避免将肾上腺素应用于有高血压病或心血管疾病的患者。注射时的组织膨胀和麻醉剂的刺激会产生疼痛。因此，推荐注射时要轻柔操作，以使患者能够良好耐受。

建议

- 在注射前务必确认准备应用的麻醉剂浓度为 1% 或 2%，以及是否含有肾上腺素。

要点

- 在含有利多卡因的充填剂出现之后，进行神经阻滞麻醉的需要明显减少。

5.6.1　眶上神经

5.6.1.1　解剖及支配范围

眶上神经由眶上孔穿出颅骨，沿着眶上嵴的瞳孔中线走行，支配前额区域。

5.6.1.2　注射技术

注射 0.1～0.3ml 利多卡因于眉毛内侧 1/3 凹陷处（眶上切迹），并将针头朝向前额（图 5.2、5.3）。

5.6.2　滑车上神经

5.6.2.1　解剖及支配范围

滑车上神经出颅后沿着眼眶内侧角走行，支配前额内侧部分区域。

5.6.2.2　注射技术

注射 0.1～0.3ml 利多卡因于鼻根部和眼眶上部边缘的交叉点，也就是眉毛内侧的下方（图 5.4）。

5.6.3　眶下神经

5.6.3.1　解剖及支配范围

眶下神经离开眶下孔走行于瞳孔中线上，其位

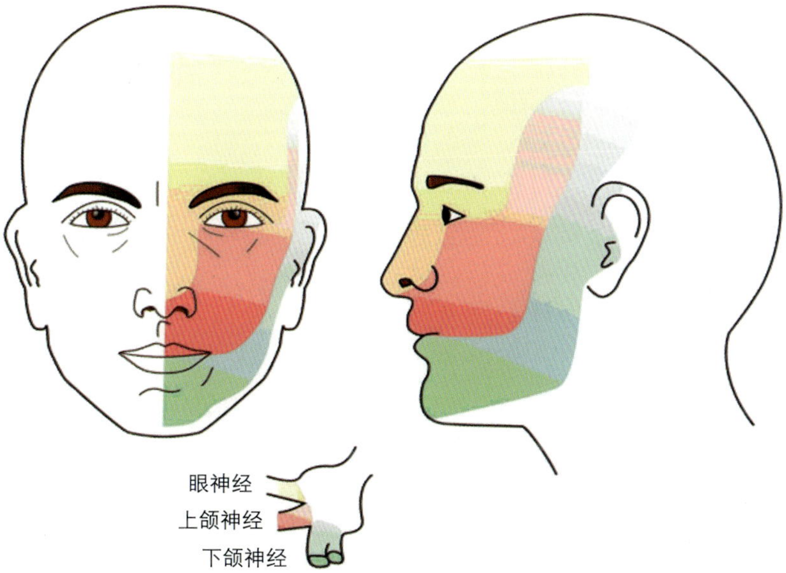

图 5.1　面部神经主要的支配范围（de Maio, 2011）

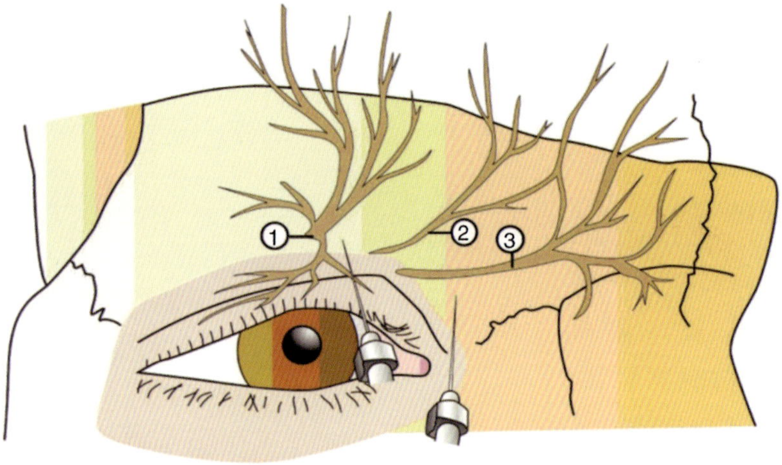

图 5.2 眶上神经的解剖及阻滞。①：额神经外侧支；②和③：额神经内侧支（de Maio, 2011）

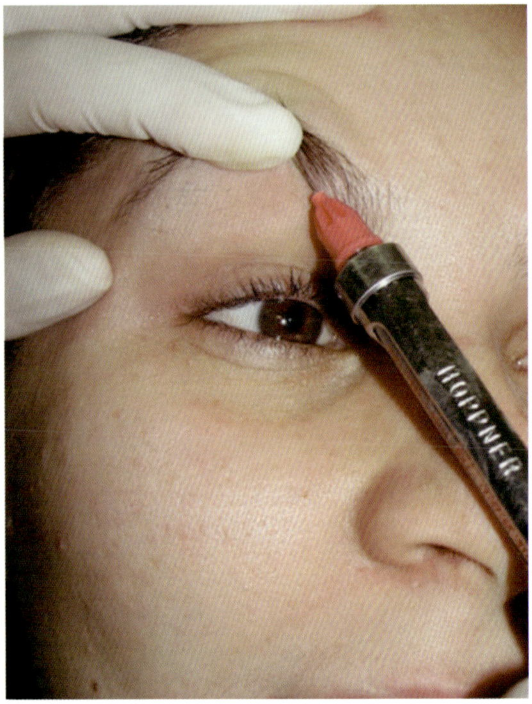

图 5.3 眶上神经阻滞

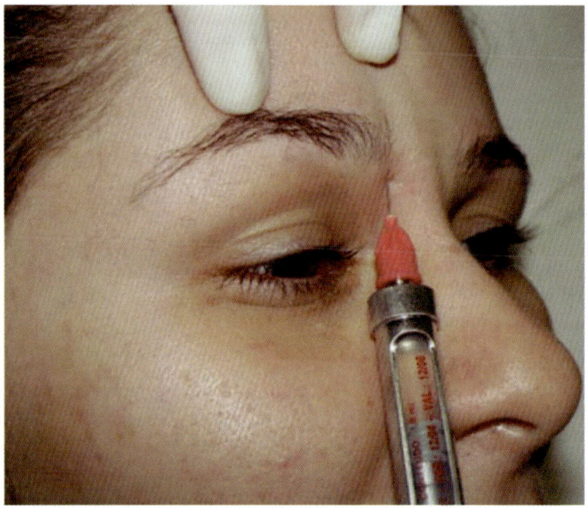

图 5.4 滑车上神经阻滞

于眶下缘下方约 1cm 处。它支配下眼睑、鼻唇沟、上唇及内侧面颊和鼻部的一部分。

5.6.3.2 注射技术

眶下孔经常可以触诊扪及。其有两条路径可以进行神经阻滞：经皮入路及经黏膜入路。经皮穿刺需将针置于眶下缘沿瞳孔中线向下 1cm 处，注射 0.1 ~ 0.3ml 利多卡因于其周围，避免注入孔道中。经黏膜入路时，针应于犬齿水平朝着虹膜穿透黏膜，然后穿过上唇沟。需以退针注射技术注入总量 0.5 ~ 1ml 的利多卡因，并借由外部触诊来掌握针尖的位置（图 5.5、5.6）。

5.6.4 颏神经

5.6.4.1 解剖及支配范围

颏神经穿出颏孔于瞳孔中线，颏孔位于距离面中线约 2.5cm 处。其支配下唇及下巴。

5.6.4.2　注射技术

由第二及第三前磨牙之间下方进针并指向颏孔，穿过下唇沟后注射 0.1 ~ 0.3ml 利多卡因（图 5.7）。

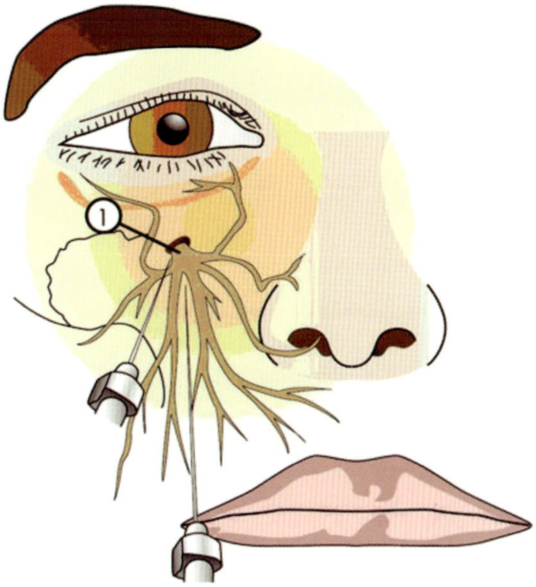

图 5.5　眶下神经阻滞。①：眶下神经（de Maio, 2011）

5.6.5　颧面神经

5.6.5.1　解剖及支配范围

颧神经（颞颧神经、眶神经）是下颌神经（三叉神经的分支）的分支，其进入眶内并支配颧骨、颞骨表面的皮肤。注意不要将其与面神经颧支混淆。颧神经由翼腭窝内发出，经眶下裂入眶，并于腔内后方分出两个分支：颧颞神经（颧神经颧颞支）和颧面神经（颧神经颧面支）。

5.6.5.2　注射技术

于外眦下方 1cm、颧骨的颧面孔水平处注射 0.1 ~ 0.3ml 利多卡因。

5.7　不良事件

不良事件可由麻醉剂本身所引起，但通常更见于同时应用肾上腺素时。短暂的全身性肾上腺素反应包括震颤、心动过速、焦躁不安、心悸、头痛、血压升高和胸痛（Grekin and Auletta, 1988）。当局部麻醉剂总量达到一定水平时，可以产生全身性毒性反应。应用剂量大于推荐剂量和不慎将麻醉剂注

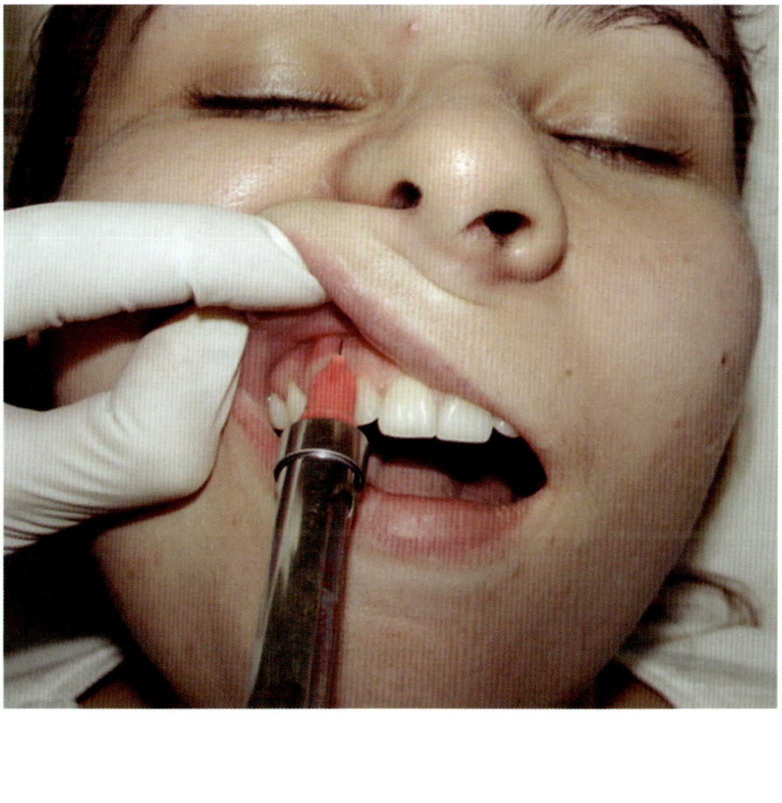

图 5.6　经黏膜入路行眶下神经阻滞

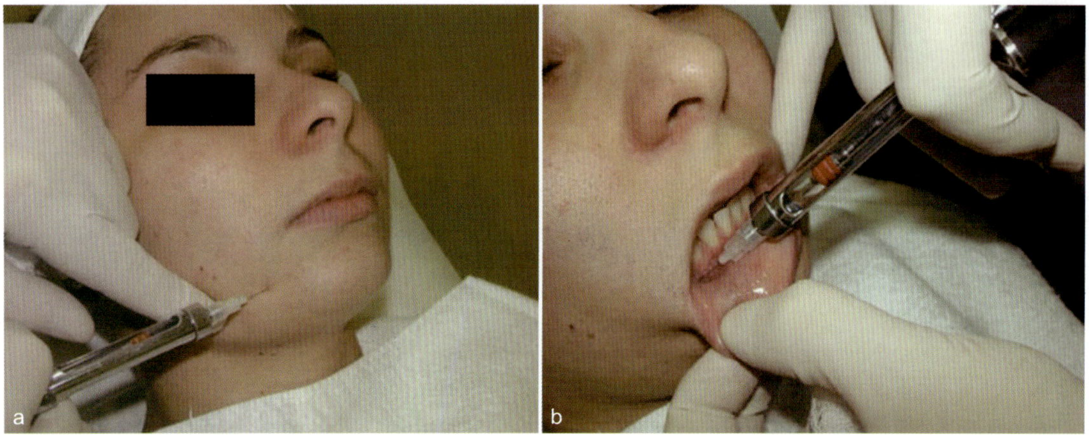

图 5.7 （a）颏神经可由经皮入路或经黏膜入路（b）进行神经阻滞

射入血管内是导致毒性反应最常见的原因。

局部麻醉剂的全身性毒性反应以中枢神经和心血管损害为主要特征。其表现和症状取决于注射速度及血药浓度。必须掌握严重毒性反应的诊断：唇及舌的感觉异常、视物模糊、运动肌震颤、耳鸣、痉挛、失去意识、昏迷和呼吸循环抑制（Mather and Cousins, 1979）。局部麻醉阻滞了钠离子通道，导致心肌去极化并降低了神经传导速度。进行美容治疗相关的局部麻醉时，必须结合支持及监测，例如通气、氧合及心血管系统优化措施的应用。

麻醉剂导致过敏反应是非常少见的，但已知其可发生于酯类制剂的应用中（Brown *et al*., 1981）。

要点

- 含有肾上腺素的局部麻醉剂的短暂全身性反应包括震颤、心动过速、焦躁不安、心悸、头痛、血压升高和胸痛。
- 真正由局部麻醉剂导致的过敏反应非常少见。

5.8　局部麻醉的缺点

2.5% 利多卡因和 2.5% 丙胺卡因的共溶混合液可以掩盖细小皱纹，因此不应将其应用于非常精细的充填剂，例如某些透明质酸产品。神经阻滞可能导致例如鼻唇沟或上唇形态的明显改变，从而增加矫正不足或过度的风险。

5.9　注射技巧、诀窍和要点

绝对不要让患者在麻醉过程中感到疼痛。任何不良体验都可能导致患者拒绝继续进行面部改善的治疗。在应用注射物和充填剂的美容治疗中，麻醉应被视为其中最重要的步骤之一。

建议

- 建议使用含利多卡因的注射物，如果注射物（例如聚左旋乳酸）不含局部麻醉剂，可将局部麻醉剂加入溶剂 / 注射物中。它可以减轻患者在注射时的不适感。
- 如果要使用规格 18 ~ 21G 的钝针时，应进行神经阻滞。可以使患者更加舒适。

避免

- 如果要使用含有利多卡因的注射物时，不要忘记减慢注射时的速度。麻醉需要 3 ~ 5 秒的时间起效。
- 不要太着急，如果你很放松，患者也会放松，并因此减少不适的体验。

要点

- 含有利多卡因的注射物能在治疗时极大地改善患者的舒适程度，尤其在最敏感的区域，例如唇部、口周和鼻子。

参考文献

Arndt KA et al (1983) Minimizing the pain of local anesthesia. Plast Reconstr Surg 72(5):676–679

Brown DT et al (1981) Allergic reaction to an amide local anaesthetic. Br J Anaesth 53(4):435–437

Carvalho JCA, Mathias RS (1997) Chapter 22. Farmacologia Do's anestésicos locais. In: Manica JT et al (eds) Anestesiologia: Princípios e Técnicas, 2nd edn. Artes Médicas, Porto Alegre, pp 332–340

Cohen JL (2013) Pain management with a topical lidocaine and tetracaine 7 %/7 % cream with laser dermatologic procedures. J Drugs Dermatol 12(9):986–989

De Maio M (ed) (2011) Tratado De Medicina Estetica, 2nd edn. M. Ed. Roca, Sao Paulo

Grekin RC, Auletta MJ (1988) Local anesthesia in dermatologic surgery. J Am Acad Dermatol 19(4):599–614

Hallen B, Uppfeldt A (1982) Does lidocaine-prilocaine cream permit pain-free insertion of IV catheters in children? Anesthesiology 57(4):340–342

Laskin DM (1984) Diagnosis and treatment of complications associated with local anaesthesia. Int Dent J 34(4):232–237

Mather LE, Cousins MJ (1979) Local anaesthetics and their current clinical use. Drugs 18(3):185–205

McKay W et al (1987) Sodium bicarbonate attenuates pain on skin infiltration with lidocaine, with or without epinephrine. Anesth Analg 66(6):572–574

Snow J (1982) Manual of anesthesia. Little, Brown, Boston

第 6 章　常见注射美容操作讲解

Mauricio de Maio　Berthold Rzany 著　贾毅弘　俞楠泽 译

本章将分别讨论常见的注射美容操作。操作者应谨记，在某一部位进行的注射可能会影响到其他部位。例如，颞部的注射可能会改变眉毛的位置，而颊部注射充填则会影响泪槽和眶下凹陷的外观。

6.1　额部和眉间区

6.1.1　简介

额部和眉间区丰富的表情活动主要涉及以下三块肌肉：枕额肌、皱眉肌和降眉间肌。枕额肌的活动导致额部形成横行皱纹。眉间的纵行皱纹则是由两侧的皱眉肌长期收缩所致。降眉间肌的活动可在眉间区形成水平的皱纹。随着时间推移，动态皱纹固定成为静态皱纹，即使于局部注射 A 型肉毒毒素（botulinum neurotoxin type A，BoNT-A），其也不能完全消失。此时，使用注射充填可获得最佳的整体效果（图 6.1）。

6.1.2　解剖

额部美学单位即传统面部三分法的上 1/3。垂直方向上，额部位于发际前缘和眶上缘之间。额部皮肤较下面部皮肤厚，包括 5 层结构：皮肤、皮下组织、额肌及帽状腱膜 [后者是浅表肌肉腱膜系统（SMAS）的一部分]、腱膜下疏松结缔组织和骨膜。

浅筋膜在颞区称为颞顶筋膜，在额部则称为帽状腱膜。在眉间区及眉毛上方有一称为帽状脂肪垫的脂肪组织。额部、眉间区、颞区、眶部浅层脂肪组织较为菲薄。在额部，其质地因纤维隔众多而较

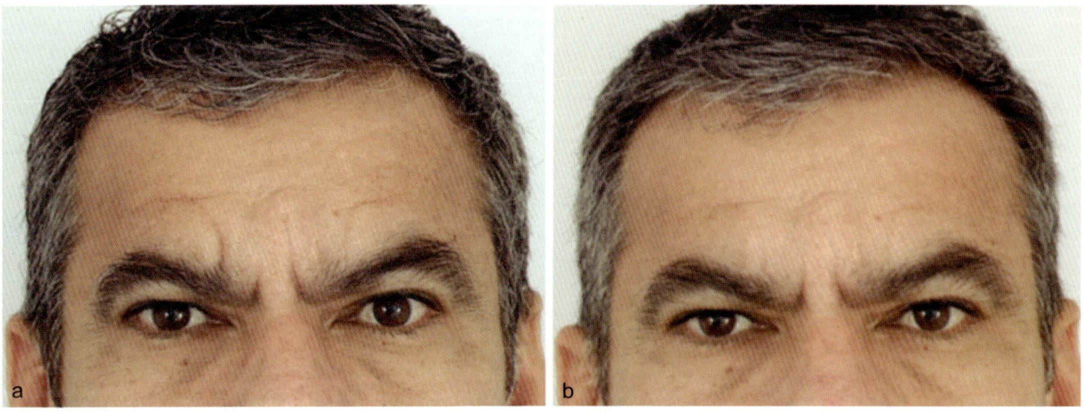

图 6.1　（a）患者平静时的照片：由于皱眉肌的长期紧张，患者的眉间区肌张力增高，即使在静息表情时也不能完全放松，导致形成深陷的静态皱纹。单纯 A 型肉毒毒素注射既无法矫正这些皱纹，也无法获得持久的效果。（b）使用 21G 钝针在内侧及外侧两处瘢痕样纵行皱纹深层注射透明质酸。未使用 A 型肉毒毒素，从而保留了皱眉肌的活动

为致密。颞区和眼周的深层脂肪较为致密，并可见到深部 Bichat 脂肪垫向颞区的延续。SMAS 于上面部延续为帽状腱膜，包裹了额肌、枕肌和降眉间肌。额肌形成枕额肌前腹，向后延续为帽状腱膜；帽状腱膜将其与后方的枕肌相连接。在额部正中，双侧的额肌通过浅筋膜相连。额肌活动使眉毛上提，并产生额部的动态皱纹。皱眉肌、降眉间肌和眼轮匝肌是额肌的拮抗肌。

眶上动脉是起始于颈内动脉的眼动脉的终末支。颞浅动脉是颈外动脉的终末支，并分为两个主要分支。这些动脉通过伴行静脉回流至颈静脉。面神经额支在颞顶筋膜内走行，自颧弓中份向上走行至额肌内，支配额肌、皱眉肌及降眉间肌，并同时支配眼轮匝肌上部（Pitanguy and Ramos, 1966）。滑车上神经在眶内上缘自骨膜与眶隔之间出眶，在皱眉肌下部及肌肉内向上走行，浅出后进入额肌筋膜深面，支配额部中央及内侧部的感觉。眶上神经在眶上缘中内 1/3 交点处出眶，于额肌及帽状腱膜深面向上、向外走行，支配前外侧额部及头皮的感觉。

6.1.3 患者评估和选择

应认真评估患者是否可能从 A 型肉毒毒素注射治疗中获益。额部及眉间区常常在注射 A 型肉毒毒素后，就不需要再进行额外的注射充填治疗。A 型肉毒毒素治疗后持续不能改善的皱纹（如位于眉外侧部上方的皱纹）可通过注射充填治疗获益。如患者额部及眉间区皱纹较深，则需要于深部（皮下或肌肉内）注射充填以增加容积（图 6.2）；如患者额部及眉间区皱纹较浅，则可选择细颗粒或极细颗粒的充填剂于浅层注射（图 6.3）。此外，如患者皮肤明显松弛，多次注射充填可获得全面部年轻化的效果。如额部及眉间区深浅皱纹并存，应组合使用合适的充填剂，并考虑使用合适的注射针。

6.1.4 注射技术

通常不需要麻醉。因为隧道内退针技术（即在退针过程中注入充填剂）的充填效率较高，大部分注射者使用该技术。当然，亦可采用多点注射技术，以使充填剂更好地与周围组织融合。深浅皱纹并存于额部和（或）眉间区时，可能需要多层次注射充填。注意注射层次不宜过深，因肌肉 / 腱膜下注射容易发生充填剂游走（如自眉间区游走至鼻旁）。曾有报道在此区域内注射发生血管栓塞，故所有注射均应小心谨慎。如有可能，在深层注射时应使用 30G 细针或钝针。一般眉间注射 0.2 ~ 0.3ml 透明质酸即可（Bachmann *et al*., 2009）。如上睑无须容积充填，注射时应注意避免向上睑方向注射。

全额部的注射充填常需要较多的量，尤其在局部容积缺失及凹陷严重时（图 6.4、6.5）。使用钝针于额部及眉间区注射中度至高度黏稠的透明质酸以重塑局部外形、改善轮廓、矫正容积缺失。对真皮及皮下组织严重萎缩的老年人，低黏稠度的透明质酸制剂较为适宜。

6.1.5 注射技巧和要点

建议

- 使用注射充填治疗额部及眉间皱纹前，建议先行 A 型肉毒毒素注射治疗。综合运用 A 型肉毒毒素与充填剂可获得更好的整体效果。A 型肉毒毒素注射宜在注射充填前 2 周进行，但亦可与注射充填同时进行。
- 在额部注射 A 型肉毒毒素后，如眉上方有浅皱纹残留，可通过使用可生物降解型低黏稠度充填剂予以矫正。使用小剂量 A 型肉毒毒素亦可能有效，但存在一定的因额肌大部分被阻滞导致眉下垂的风险。

避免

- 避免于眉间及额部过量注射。罕见有报道在此部位注射充填后出现局部坏死。

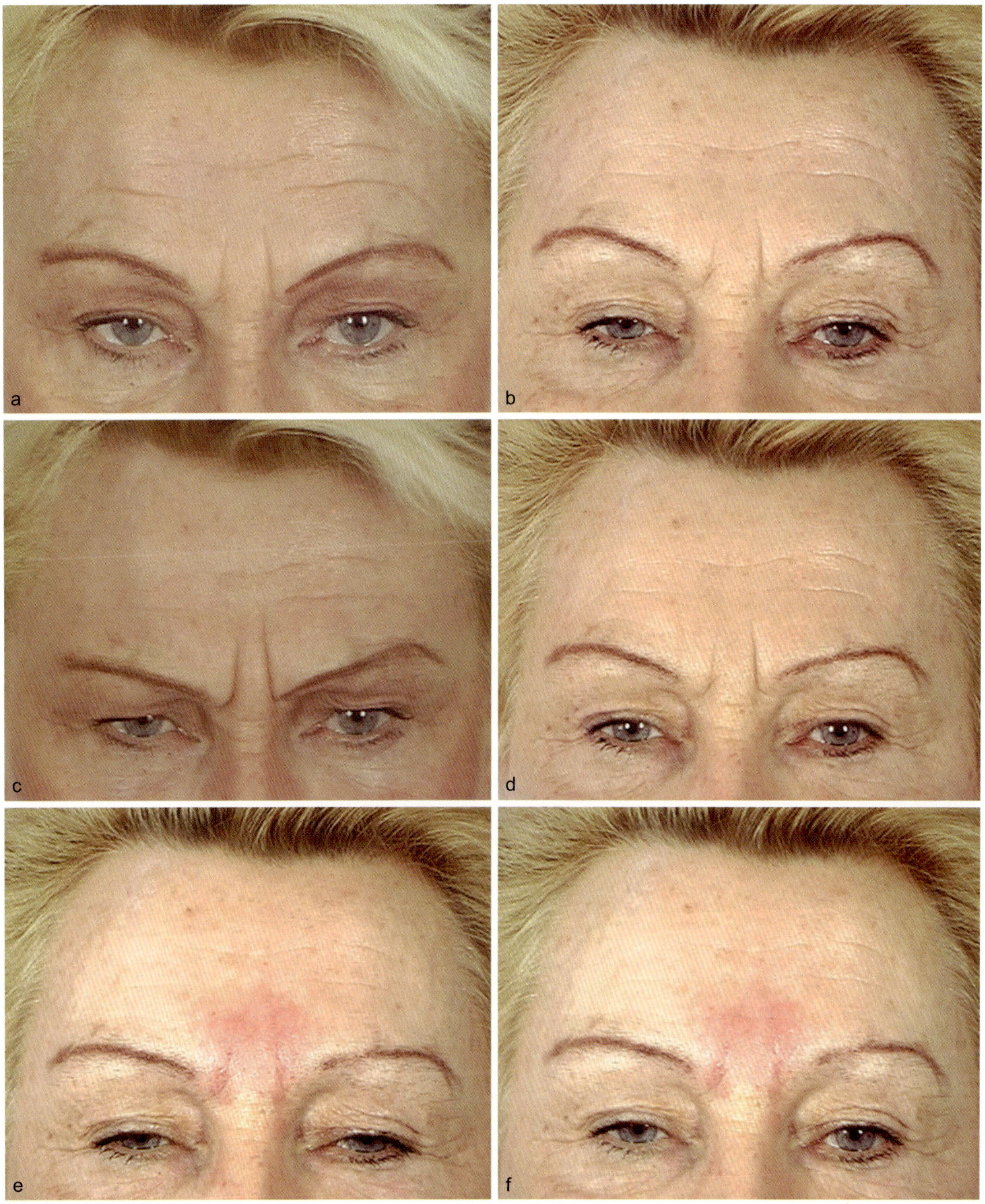

图 6.2 （a，b）患者平静时，注射 A 型肉毒毒素前及注射后 3 周。（c，d）最大限度皱眉时，注射 A 型肉毒毒素前及注射后 3 周。（e，f）注射透明质酸后即刻，表情平静和最大限度皱眉时。请注意：并非所有患者注射后均会出现红斑

要点

- 眉间区适宜综合注射治疗，其中应首先考虑 A 型肉毒毒素。
- 避免于眉间及额部过量注射。适当减少注射量有助于降低动脉堵塞和血管压迫的风险。

6.2 颞区

6.2.1 简介

目前，主动要求进行颞部注射充填治疗的患者较少。然而，进行全面部综合治疗时，却不应忽视

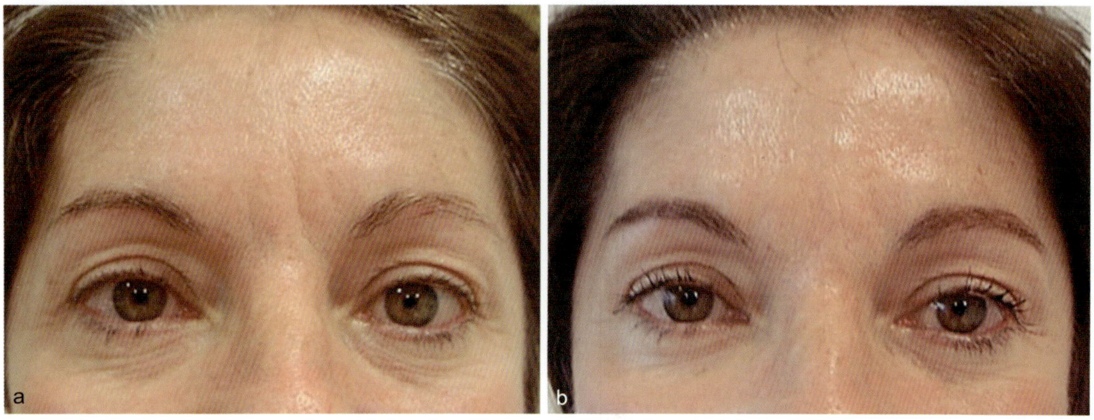

图 6.3 （a）眉间区的浅表静态皱纹。（b）使用 30G 钝针在患者眉间区浅层真皮内注射透明质酸以避免血管内堵塞。未注射 A 型肉毒毒素

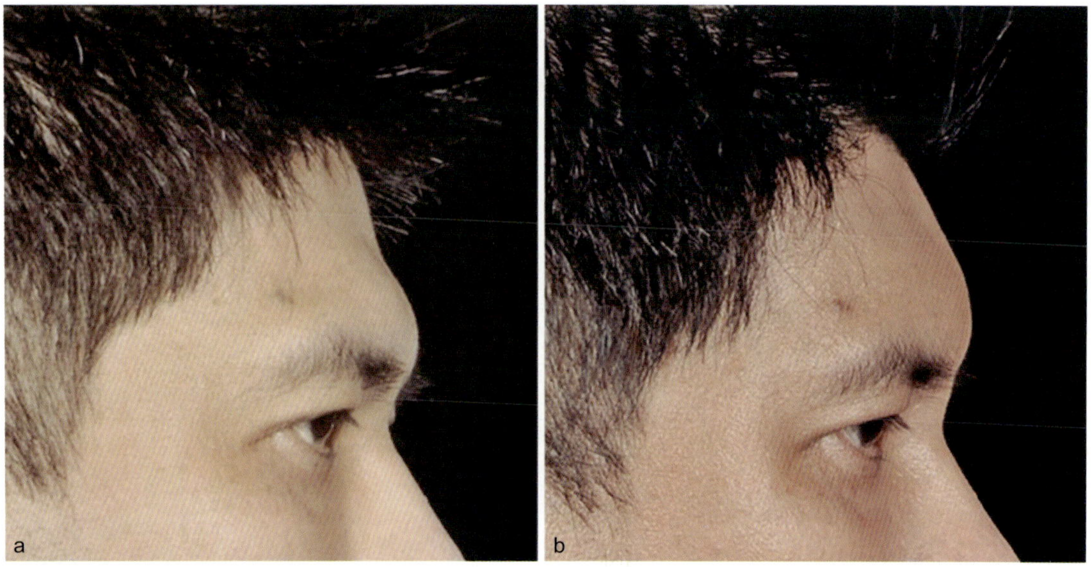

图 6.4 （a）亚裔人种因为骨骼结构的缘故，可能出现上额部的凹陷和眉间水平的轮廓凸出，有碍美观。（b）使用 21G 的硬质钝针，于该患者双侧眉毛毛发区内眶上孔和滑车上孔之间单点进针，注射 4ml 的乔雅登 Voluma。注射后 8 个月随访照片

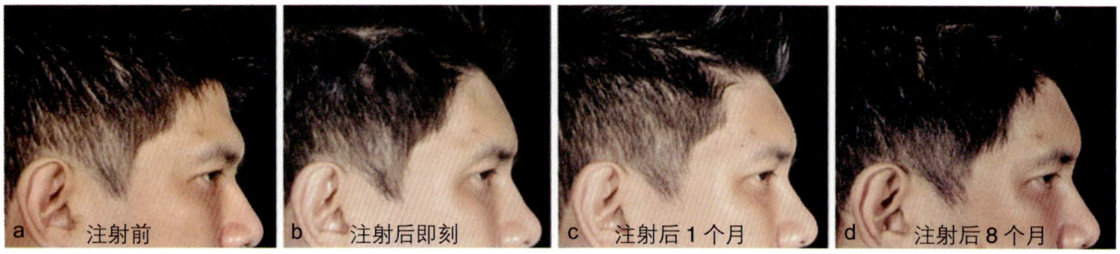

图 6.5 （a~d）额部注射充填塑形前、注射后即刻、注射后 1 个月、注射后 8 个月。请注意：在注射后 8 个月内，充填效果仍维持稳定

这一区域，因为其可对患者的整体外观产生影响。例如，面颊部丰满而颞部凹陷，则整体外观缺乏美感。此外，颞部的注射治疗可能改善眉毛的位置（见下文），从而进一步美化上面部的外观。

6.2.2　解剖

颞区位于额部的外侧。其下界为颧弓，上界为颞嵴或颞线（额骨、颞骨和顶骨交界处），外侧界为发际。在皮肤和皮下组织深部，颞区组织存在 3 层筋膜，即与皮下组织附着紧密的颞浅筋膜（或称颞顶筋膜），以及附着于骨面的颞深筋膜（分为浅层和深层）。三叉神经支配颞区的感觉。面神经颞支向下走行至颧弓中份，并在此处浅出进入皮下脂肪深面。颞浅动静脉亦位于颞区皮下组织内。

6.2.3　患者评估和选择

理想情况下，颞部应丰满而略为凸起。随着年龄增加，面部逐渐老化，颞部的轮廓先是变直，继而凹陷。凹陷可由轻度进展至中度、重度和极重度，以至于上面部侧方显示颧弓突出的骷髅样外观。容积缺失越严重，需要的充填量也就越多。轻 / 中度患者通常注射 0.5ml 透明质酸即可充分充填双侧颞部（图 6.6）；重度患者平均每侧需要 1～2ml；极重度患者需要的总量可能达到 4ml。颞部的充填治疗亦可能改善外侧眉毛的外观。部分患者只在充填了颞部以后才能获得眉外侧部的提升。

6.2.4　注射技术

颞部的容积充填可使用注射针或钝针。充填剂可置于深层（即骨面）和（或）浅层（即皮下）。注射前标出容积萎缩的范围，并通过视诊动脉搏动、血管走行或触诊动脉搏动标出颞浅动脉及其伴行静脉。在避开血管的前提下，以注射针注射是相当安全的。垂直皮肤进针，穿过表皮、真皮、皮下组织、颞浅筋膜、颞肌和颞深筋膜到达骨面。避免以针头搔刮骨膜，防止引起疼痛。回抽确定未进入血管后，可安全地将充填剂注入所在层次。注意告知患者，深层注射后颞区可能会有轻微的压迫感，尤其在注射后第一天做咀嚼动作的时候。操作者亦可选择皮下注射。与深层注射相比，皮下注射所需要的充填剂更少。以注射针行皮下注射可能导致瘀青，或注入血管，故推荐以钝针进行注射。然而，应注意对皮下组织严重萎缩的患者，不论以注射针或钝针行皮下注射充填后，均可能出现轮廓欠平整的情况。

6.2.5　并发症

如按上述方法在注射前标出解剖结构，以注射

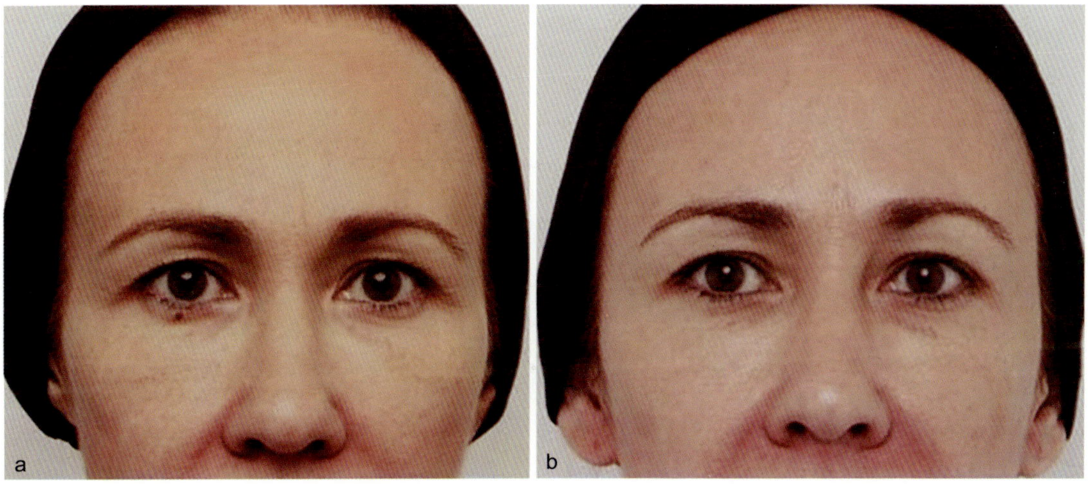

图 6.6　（a）治疗前，颞区容积缺失，凹陷范围向下达颧弓。（b）每侧充填 0.5ml 的乔雅登 Voluma 后，颞部呈现向外凸起的轮廓

针行颞部深层注射充填本身是非常安全的。皮下注射充填相对更容易发生瘀青和轮廓欠平整。与眉间区和鼻唇沟类似，在颞区注射充填时发生动脉栓塞的案例亦有报道。

6.2.6　注射技巧和要点

多数患者并未注意到颞区的容积萎缩。因此，操作者在制订治疗计划时可提醒患者注意这一部位，并考虑将其加入治疗计划中。

建议

- 注意颞区的容积充填可能伴随出现眉外侧部的提升。
- 推荐于皮下层注射丰颞时使用钝性微针。

避免

- 不要忘记评估患者的颞区并指出存在的容积萎缩。越早予以纠正，需要的充填量就越少。

要点

- 基于透明质酸的充填剂的问世使得颞部容积充填可以更为有效地进行。注射者不仅可以矫正患者凹陷的外观，亦可获得眉尾的提升。在上面部，充填剂是A型肉毒毒素的有益补充。

6.3　眉

6.3.1　简介

眉毛的位置是面部美学评估的重要环节。目前认为理想的眉毛应该边界清晰，在半面部中外1/3交界处稍向上呈拱形。毛发的颜色和质地对眉的整体外观有相当大的影响，然而最终决定其独特美学特征的是局部的容积和形态。不同个体及种族间，眉形变化相当大。眉内侧1/3的毛发饱满，向外上方生长；在眉中部1/3，毛发的生长方向趋向水平，并向外侧生长；在外侧1/3，眉毛末梢向下。需要注意的是，眉毛的正常位置存在性别差异，在纠正眉毛外形时需要加以考虑。

眉毛不仅标志着眼眶的上缘，也可以表达诸如愤怒、沮丧、疑惑等表情。在眉对称性、位置和丰满度上，任何瑕疵都会影响面部整体的美学平衡。随着年龄的增长，重力作用和软组织支撑的减退可导致眉毛下垂，给人造成一种疲倦和悲伤的印象。眉下垂亦会导致外侧上睑的皮肤堆积，并改变鱼尾纹的形态。此时，额肌可能代偿性亢进以提升眉毛，从而导致额部横行皱纹的产生。

上面部的年轻化策略包括手术治疗和非手术治疗。后者包括剥脱技术、A型肉毒毒素注射和注射充填；手术治疗包括颞部提升、内镜提眉和冠状切口除皱。部分意在上1/3面部年轻化的手术存在一定的局限性。根据选择术式的不同，部分术式可能无法矫正眉间和额头的皱纹，或是在眉中内部分的皱纹。因此，需要考虑包括注射充填和A型肉毒毒素在内的其他手段以获得全面的改善。

6.3.2　解剖

额部和眉毛的位置由额骨、眶上缘和颧骨决定，并受到额肌、皱眉肌和降眉间肌的影响。有时候，深部的骨性结构才是美学矫正的挑战所在。眶骨的轮廓和突出度对于眉的位置至关重要，并可通过注射充填予以调整。眉毛是上面部和中面部之间的重要视觉分界线。

充分理解眉形、眉毛位置与眶上缘之间的关系有助于获得良好的注射后效果。眉毛应位于发际线下方5～6cm处；其内侧端应位于通过鼻翼外侧的垂直线上，内眦上方约1cm处；眉尾位于连接鼻翼基底和外眦的斜线上；眉的内侧端和外侧端应处于同一水平。女性的眉毛位于眶上缘上方，呈拱形，其拱顶位于通过角膜外侧缘的垂线上，大致相当于眉中外1/3交界处。男性眉毛的弧度较女性平坦、位置稍低，位于眶上缘水平，且毛发较女性浓密（图6.7）。

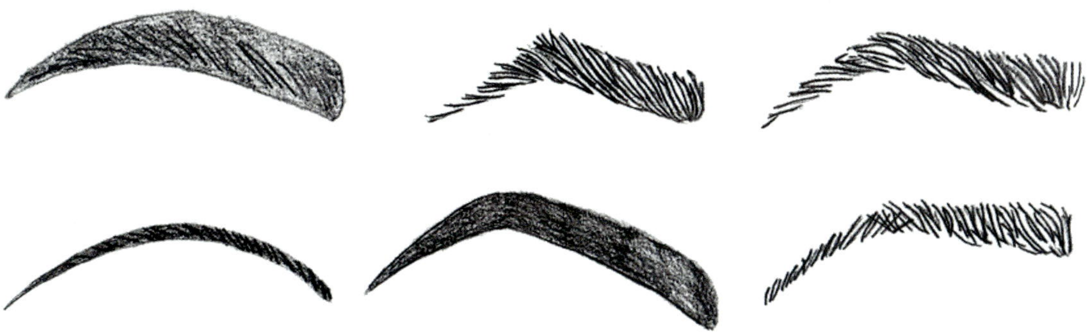

图 6.7　不同眉形举例

6.3.3　患者评估和选择

在首次诊疗时应进行检查评估，并针对注射充填对眉形改善的预期效果向患者进行宣教。患者应理解注射充填并非手术操作的一种。注射充填所能实现的通常是眶外侧缘处轻度的容积提升，并带来毫米级别的眉上提效果（图 6.8）。如患者存在上面部的其他改善需求，如额部和眉间的动态皱纹，或是希望有眉部的明显提升，则应考虑使用 A 型肉毒毒素或是内镜下选择性肌肉离断。应评估患者的眉毛位置、活动度、眼睑功能、皮肤松弛度以及是否存在上睑脂肪膨出。治疗前计划包括照相存档以及关于最终效果的清楚解释。

某些患者难以通过注射充填获得改善，或存在注射充填的禁忌证。中、重度的眉下垂无法通过注射充填改善，因其已超出了注射充填的效果范围。双侧眉毛对称性轻度下垂且皮肤较薄的患者治疗效果最好。这些患者的皮肤活动度好，注射后可获得容积扩张和提升的双重效果。部分患者的轻度上睑松弛也可通过注射充填得以改善。

眉部不对称相当常见，很难见到某个人的眉形和位置是完全对称的。这种不对称在中年妇女中更为常见，因此，在注射前应对此作详细记录。需注意，大部分患者只有在颞区注射充填后才能获得眉外侧提升的效果。

6.3.4　注射技术

注射充填提眉通常不需在注射前进行局部浸润麻醉或区域神经阻滞麻醉，进行表面麻醉甚至无须麻醉便可进行注射。如果操作得当，在整个注射过程中，患者几乎不会感到疼痛。

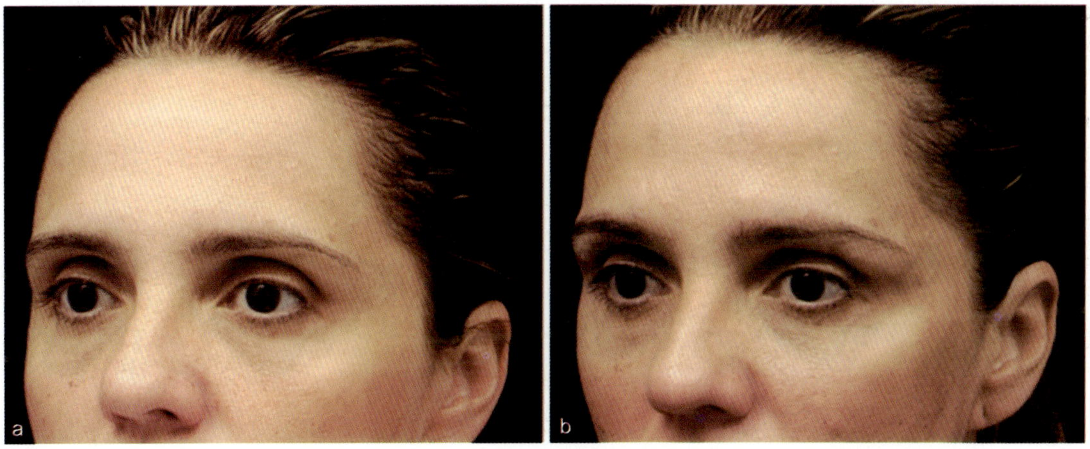

图 6.8　（a，b）以 21G 钝针在双侧眉及眼睑分别注射 0.8ml 的乔雅登 Ultra Plus（总量 3.2ml）前后。请注意充填后眶外上部丰满的轮廓

检视患者，评估眉内、中、外侧是否需要提升。在开始注射前，建议以手指向上提拉伸展眉毛，以评估眉内、中、外侧的活动度。如果需要较明显的充填效果，应对眉的全长进行注射。此时，使用钝针（21G、25G 或 27G）可尽量减少瘀青。

如果只需要提升眉外侧，注射量通常较小（0.2ml），可在外侧部以注射针予以注射（图 6.9）。通过调整注射量，可对眉部位置进行细微的调整。

虽然大部分充填剂都是用于真皮内注射的，但生物可降解型产品可在眉部下方的所有层次内注射以获得更好的效果。此时应将充填剂注入骨膜表面、肌肉内以及真皮下。当注射充填的目的是为了改善眉部的轮廓和丰满度时，则更应如此。注射操作应轻柔缓慢，避免注射针碰触骨膜（会导致疼痛）。注射时可以用手指将眉毛区域充分伸展，并将拇指抵在眉下缘的上眼睑处，以避免注射物游走至此区域（图 6.10）。

在完成对眉部整体或局部注射充填后，可以按

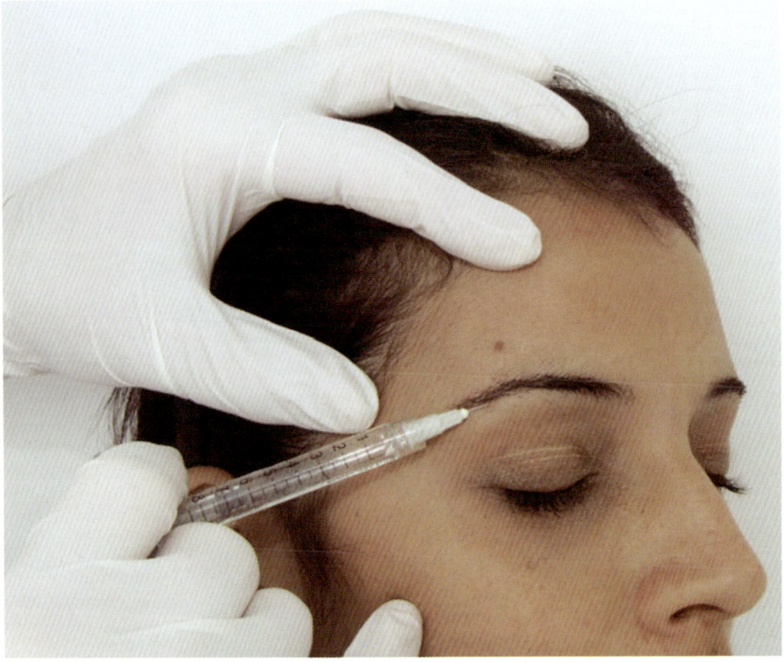

图 6.9　如需提升眉外侧部，仅需于外上眶缘注射少量的充填剂即可

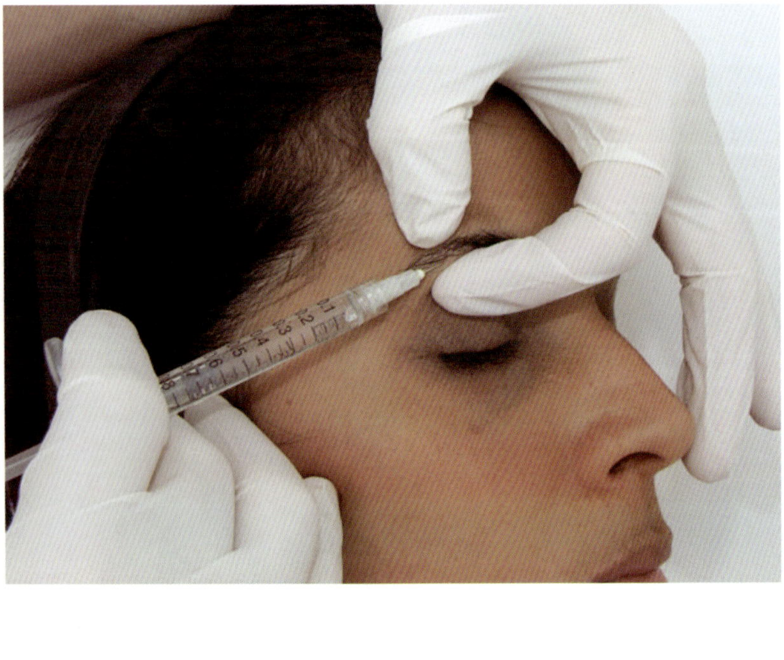

图 6.10　用手指在两侧捏住眉毛有利于避免注射物向上睑区域游走，也可减轻疼痛

压数秒钟，以减少出血，并使注射物保留在合适位置。通常仅有轻微出血和肿胀。注射结束后应即刻局部冰敷。如果患者面部活动较多，在注射后2天内可以使用细胶布在注射部位粘贴固定，以保持眉毛的外形，减少肿胀和注射物游走至上睑区域；对于大部分患者而言，则无此必要。注射后少有疼痛，需要药物镇痛者更是罕见。如果患者事先充分了解了注射充填眉部的局限性，其对注射效果通常较为满意。如果在眉区同时使用充填剂和A型肉毒毒素，通常可获得更加持久和美观的效果。

6.3.5 并发症

注射部位出血较为罕见，如发生则可能导致局部及上睑瘀斑。注射时应操作轻柔，避开血管，可望控制出血。一旦发生出血，建议立刻予以局部按压。注射过程中局部的疼痛和不适往往是由于注射针接触到骨膜所致。

注射后局部肿胀较为常见，应在注射前向患者说明。注射充填不匀可导致外观不平整。如注射后双侧不对称，可通过补充注射予以矫正。

最令人害怕的并发症是充填剂向下游走至上睑区域。但如果注射方法得当，仅注射所需要的充填量，便可避免这一并发症的发生。其他见于外科手术的并发症如局部麻木、感觉异常、瘢痕、脱发、神经损伤在注射充填中未见有发生。

6.3.6 注射技巧和要点

注射隆眉较易与上面部A型肉毒毒素治疗相结合。该操作可以改善眉部，尤其是外上部分眉部的位置。应注意避免注射物向下游走至上睑区域。

建议

- 谨记部分患者中颞区容积重塑可使眉尾提升。

要点

- 提眉是面部年轻化的重要环节。如果眉毛位置低垂与颞区容积缺失并存，应首先矫正后者以对眉外侧部提供支撑。

6.4 内眦赘皮及上睑凹陷

本节所述两项操作均为高级进阶技巧。其中内眦赘皮矫正几乎仅见于亚裔患者。上睑凹陷矫正对各种族患者均适用。

6.4.1 内眦赘皮

内眦皮褶、内眦赘皮或眼睑皮褶描述的均是上眼睑的皮肤褶皱在内眼角（内眦）处的遮盖。鼻梁是常与内眦赘皮密切相关的面部结构之一。低平的鼻梁容易伴发内眦赘皮，挺拔的鼻梁则正好相反。多种因素影响内眦赘皮的发生，包括种族、年龄以及某些疾病。有些时候，内眦赘皮是先天畸形的表现之一，如唐氏综合征患儿因鼻梁发育不全导致的内眦赘皮。内眦赘皮矫正术是一种旨在去除内眦赘皮的眼部整形手术。由于内眦赘皮深部有泪小管（泪液向鼻腔的引流管）走行，手术风险相对较高；而且，手术也会留下肉眼可见的瘢痕。Z成形术是常用的内眦赘皮矫正方法。使用钝针注射透明质酸类充填剂可能有助于改善内眦赘皮。通过对眶上嵴、眶内侧和鼻梁的充填，内眦赘皮无须手术即可得到改善。治疗可在门诊进行，从而迎合了不希望手术治疗的一类患者（图6.11～6.16）。

6.4.2 上睑凹陷

年轻人的上睑形态丰满，仅有数毫米的重睑显露。上睑沟处没有明显的阴影（另见6.1）。随着年龄增长，上睑老化表现为容积萎缩，皮肤相对富余，在原先丰满处形成褶皱，同时上睑沟处出现阴影。上睑皮肤褶皱常伴随皮肤下垂，有时可达到睫毛根部，将上睑缘完全遮挡。这时就需要面部年轻化治疗。

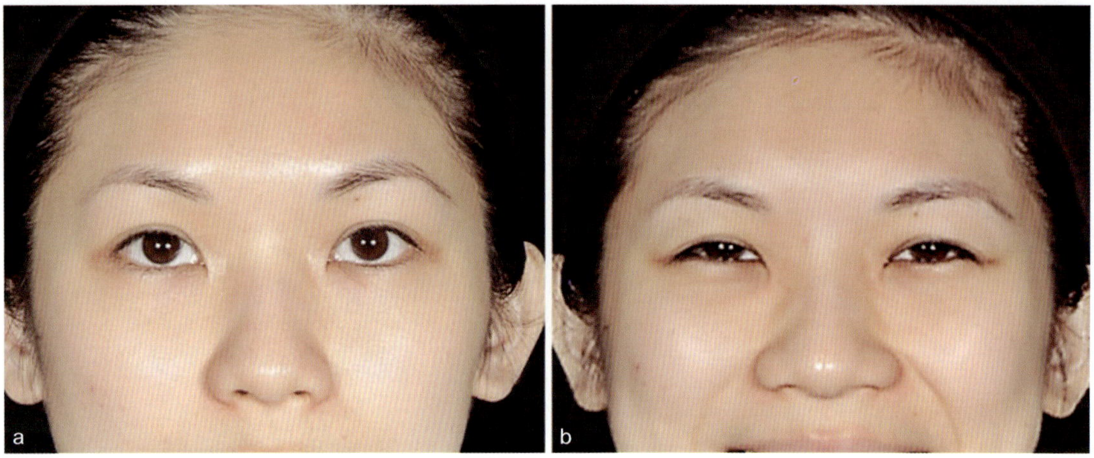

图 6.11　(a)患者平静时可见内眦赘皮。(b)患者做表情时

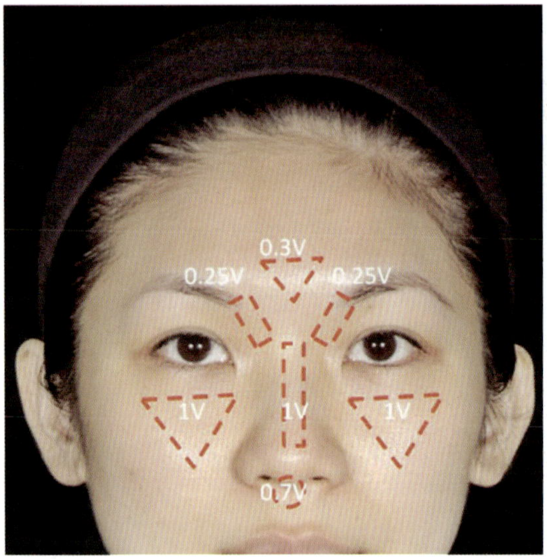

图 6.12　虚线及数字表示以 21G 钝针注射充填乔雅登 Voluma 的部位和剂量：眉间区(0.3ml)、眶上内侧(0.25ml)、鼻梁(1.0ml)、鼻前棘(0.7ml) 和内侧颊部(1.0ml)

以透明质酸充填剂治疗上睑凹陷应由经验丰富、能够熟练注射充填复杂泪槽畸形的注射者进行。如果操作不当，可能出现持续的肿胀及上睑损伤。使用锐针注射可能导致严重的血管损伤。为避免并发症，宜使用钝针，操作轻柔，并少量注射。如果操作得当，注射的效果可谓惊人，并远优于脂肪移植(图 6.17、6.18)。

6.4.3　注射技巧和要点

该部分所述操作技术要求较高，均应由有经验的注射者开展。

要点

- 建议应在接受专门训练后进行本小节所述操作。
- 对于上睑凹陷，建议只使用透明质酸充填剂。一旦出现过度充填或肿胀，可使用透明质酸酶予以挽救。

6.5　眶下凹陷、泪槽、颧骨和颊部塑形

6.5.1　简介

在中面部，丰满的颧部和颊部是面部外观年轻美丽的重要标志。因此，需要牢记这些年轻化特征。在年轻人中，下睑起始于睑板与皮肤附着处，其轮廓为一平滑丰满的曲线，向下直达鼻唇沟和颊部。眼睑和面部之间的过渡短而平滑。若仔细观察年轻人的面部，可以发现在下睑和面颊之间并无明显分界。

这些部位的容积缺失和阴影的增加均是面部老化的重要标志(Pessa, 2000)。在下睑，眶内容积

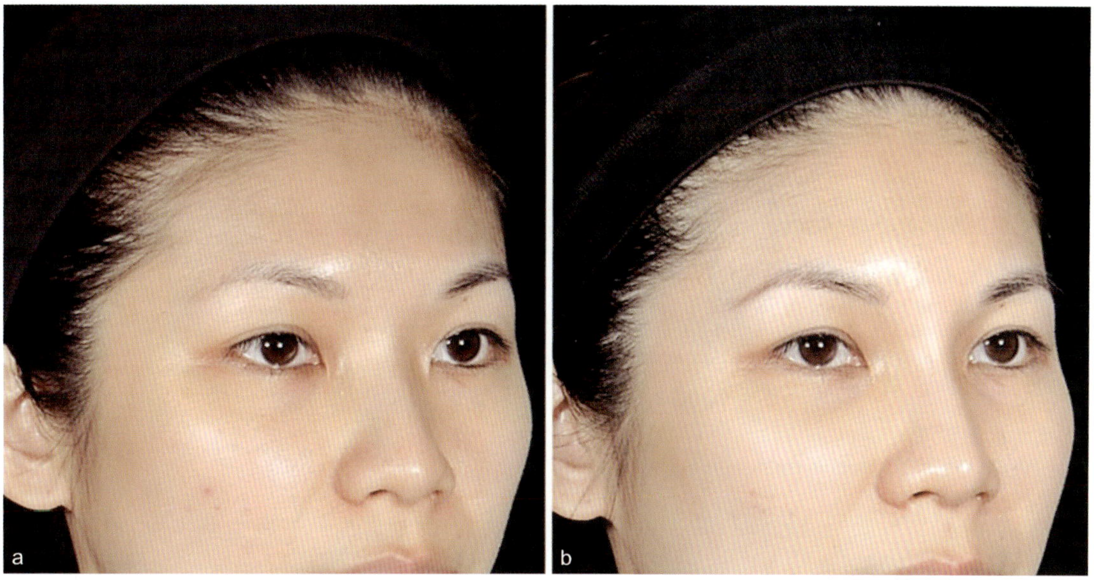

图 6.13　(a)额鼻角塌陷，并可见内眦赘皮。(b)在注射充填眉间区和鼻梁后，可见内眦赘皮改善

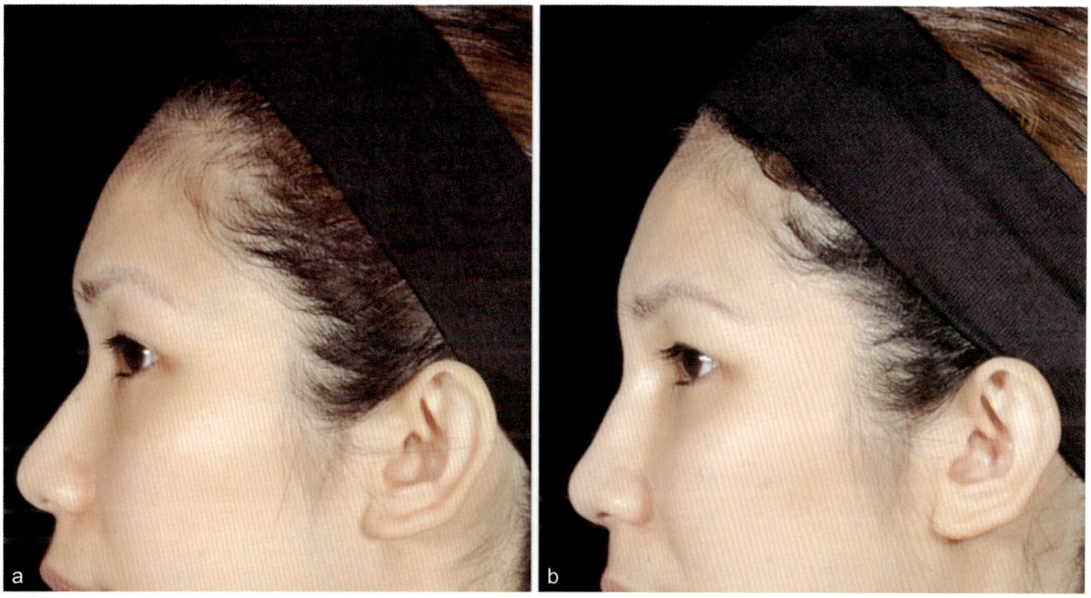

图 6.14　(a，b)同一患者侧面像：注射前及注射后

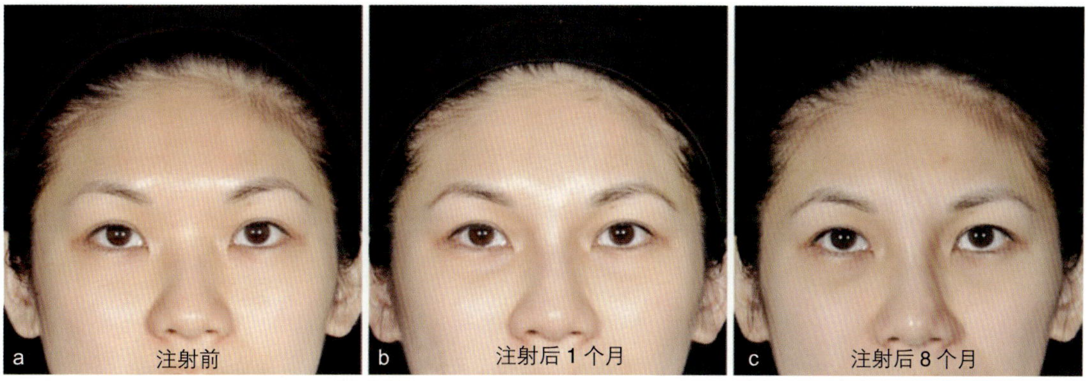

图 6.15　(a ~ c)同一患者正面像：注射前、注射后 1 个月、注射后 8 个月

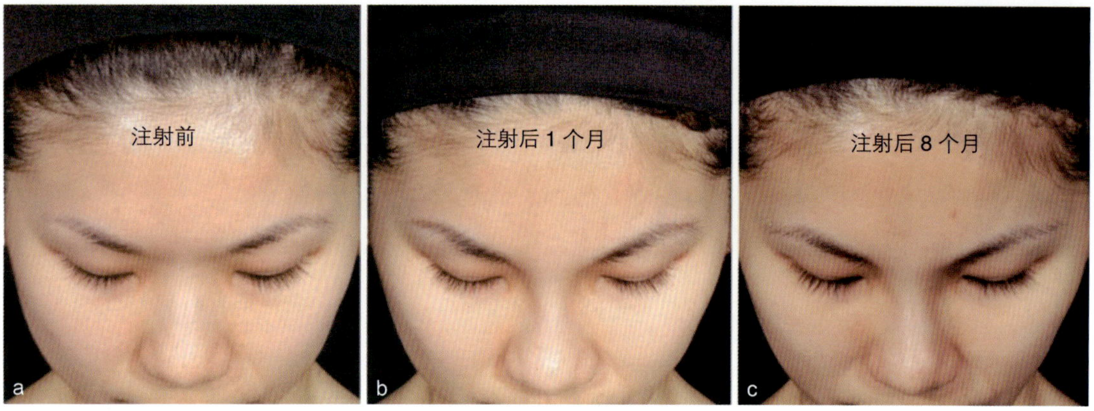

图 6.16 （a～c）请注意：挺拔的鼻梁、丰满的眶上区内侧，以及伴随的内眦赘皮的改变

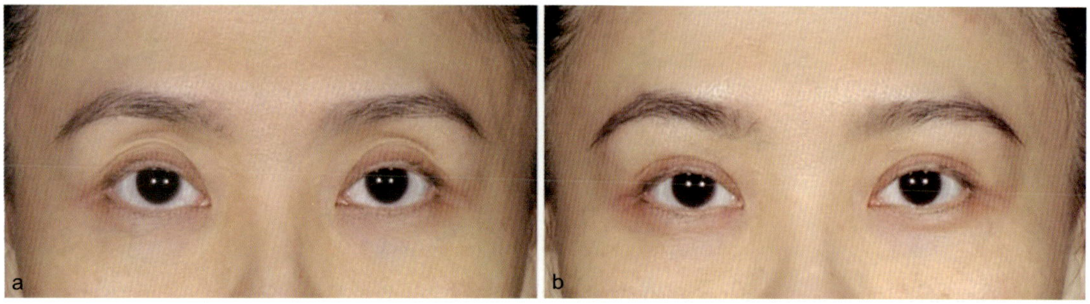

图 6.17 （a）正面观：上睑凹陷，重睑显露过多。（b）以 21G 钝针为患者进行注射。使用乔雅登 Ultra Plus，右侧 0.45ml，左侧 0.35ml，无并发症发生

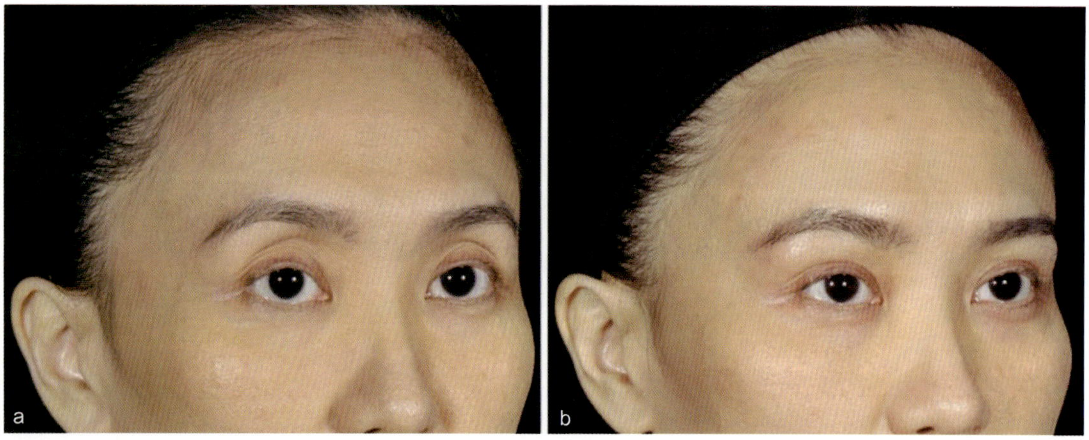

图 6.18 （a）斜位观：上睑欠美观，这也是患者的主诉。（b）注射充填治疗后，患者显得更加迷人

的缺失可导致眶下的凹陷，在下睑和面颊部之间形成明显的分界线或阴影。同样，眶内容积缺失亦可导致深部眶内脂肪的显现，形成眼袋（Lambros, 2002）。在面颊水平，正面观察可以发现因容积缺失导致的中面部凹陷。面颊部组织下垂导致的与鼻唇沟相平行的凹陷和颧弓的突出，是面部老化在中面部的重要标志。

透明质酸充填剂极大地改变了中面部的治疗方法。在中面颊上部和外侧面颊上部（颧骨水平），大部分的容积缺失可以通过局部注射充填剂获得改善。如果患者以眶下区凹陷、泪槽畸形、中面部容积缺失和鼻唇沟明显来诊，首先从颧骨水平着手进行容积充填，这样可同时改善眶下区和鼻唇沟部位。

6.5.2　解剖

中面部指眉与鼻基底之间的面部区域。下面部自鼻基底向下达颏部。颧骨隆起的理想位置位于外眦外侧 10mm、下方 15mm。这一部位的容积不足是上颌骨纵向拉长的结果，并常伴有中面部突度不足。颊部上界为颧骨复合体，下界为下颌骨。其容积是由腮腺大小、局部肌肉（主要是咬肌）的发达程度以及颊脂垫的厚度决定的。

任何中面部的美学分析都应该考虑到眶下区、泪槽和颧下三角（Tobias and Binder,1994）。如果眶下缘凹陷，泪槽畸形就会比较明显。颧下三角为中面部一个呈倒三角形的凹陷区域，其上界为颧弓隆起，内界为鼻唇沟，外界为咬肌肌腹。

浅表肌肉腱膜系统（SMAS）包括面部的浅筋膜和大部分的中面部肌肉。SMAS 浅面的筋膜在面颊部、鼻唇沟和下颌部位较为致密。浅部颧脂垫分为面颊区和下颌颊区两个部分。SMAS 深部的脂肪在面颊前中部较为致密。深部颧脂垫部分分布于面部表情肌之间。Bichat 颊脂垫位于咬肌前方，在颊水平位于深筋膜深面。

眼轮匝肌深部脂肪（suborbicularis oculi fat, SOOF）位于颧骨下部浅面、面部表情肌深面，通过薄的眶隔、颧骨隔膜和眶周脂肪相分隔。SOOF 的下垂可导致颧袋的出现。

在面颊部，颊肌起始于后方的翼突下颌缝，走行于颊脂垫深面，向前附着于眼轮匝肌。咬肌可分为浅部和深部：浅部起自前 2/3 颧弓下缘，深部起自颧弓后 1/3 内侧面。两部分向下走行附着于整个下颌升支外侧面，作用为上提下颌骨。

颧骨隆起部位有粗大的肌皮穿支。紧邻鼻唇沟外侧有一致密的脂肪组织，即颧脂垫。面神经的分支和腮腺导管位于SMAS深面、咬肌和颊脂垫浅面。面神经颧支和颊支在中面颊部浅出（Hamra,1992）。眶下神经位于面部深层，走行于中面部骨面，支配面颊和唇部的感觉。

随着面部老化的加重，SOOF 和眶内脂肪下垂并假性疝出。随着 SOOF 的下垂，在眶缘以下可见明显颧袋。中面颊部支持结构的缺失导致面颊前部和下部的脂肪堆积，而外侧和上部的脂肪减少。这一解剖上的改变导致鼻唇沟加深、微笑时面颊部多发皱纹和颧下方的凹陷。软组织下降同时也导致了颧骨处的骷髅样外观。

6.5.3　患者评估和选择

在中面部使用充填剂注射塑形必须遵守一定的规则：中面部丰满、颧部突出度不足、颧部和颧下区轻度容积缺失的患者治疗效果最好。对颧骨结构良好但过早出现中面部平坦的患者，充填剂也是良好的选择。

而严重的颧部畸形、颧下区明显凹陷的患者不适合使用充填剂注射矫正，应考虑使用传统的颧部植入物。中面部容积不足的患者鼻形窄、鼻背欠挺拔、上唇薄而瘪陷。这类患者适合接受上颌骨前移手术，通常软组织前移与骨前移的比例为 0.5：1。因此，在软组织前移完成后使用充填剂做轮廓调整也会获得良好的治疗效果。

对于部分患者来说，通过注射充填获得协调的中面部比例可能使得整体外观更加美丽自然，从而避免了手术矫正以及随之而来的术后瘀斑、肿胀等情况。

面颊部的皮肤可能存在弹力明显减退的情况。皮肤较薄的患者通常也适合注射充填治疗。然而，皮肤缺乏弹性是很难治疗的。比如，在额部，可使用低黏稠度的透明质酸多次注射以改善皮肤的紧致程度。此外（参见第 9 章），其他治疗如像素激光、换肤等也可用于改善皮肤的质地。

6.5.4 泪槽和眶下区注射

下睑下缘与内侧面颊部之间的凹陷曾被描述为鼻颊沟，后改称为泪槽（Flowers, 1993；Loeb, 1993），指的是眶下凹陷的内侧 1/3，可能是早期面部老化中睑 - 面交界处最早出现的凹陷。该区域位于眶下缘内侧，下至通过瞳孔的垂线。根据种族的不同，许多年轻人中亦可见到此部位的沟槽结构。这一沟槽的深度或实际凹陷程度导致患者对外观不满意。泪槽畸形可以认为是在上方菲薄的眼睑皮肤和下方较厚且质地不同的鼻 / 颊部皮肤交界处的凹陷，伴有上颌骨表面皮下组织的减少。凹陷处的皮肤与两侧相比，确实在质地、纹理和颜色上存在差别。泪槽表面的皮肤有时可有色素沉着，甚至呈现完全透明化的外观。更加严重的面部老化可在眶缘水平或其下方的外侧区域呈现容积缺失。在这一水平，约束韧带更加厚实，且缺乏延展性。部分患者的泪槽凹陷常伴有上方下睑脂肪间隔内的眶内脂肪疝出，从而进一步加重凹陷畸形（图 6.19）。眼轮匝肌在自泪前嵴至角膜内侧缘的范围内直接附着于眶下缘表面，约覆盖 1/3 眶下缘的长度。在外侧，眼轮匝肌通过眼轮匝肌支持韧带附着于眶骨，这些韧带的长度自内侧向外侧逐渐缩短，最终在外眦处与眶外侧增厚的骨膜融合。上唇提肌起自眶内侧缘、眼轮匝肌深面（Muzaffar *et al*., 2002）。

由于泪槽区域皮肤和眼轮匝肌之间的皮下组织菲薄，这部分皮肤是直接附着于骨性眶缘的。泪槽畸形的成因包括局部容积缺失、眶内脂肪疝出、局部皮肤松弛，不同患者中这些因素的比例和严重程度可能各不相同。

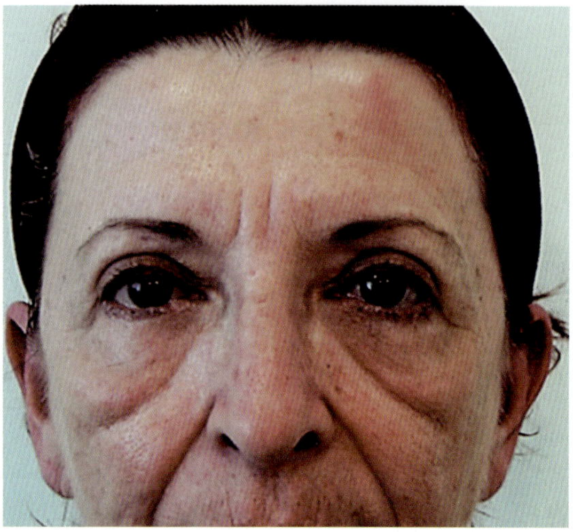

图 6.19 该患者存在明显的鼻颊沟、泪槽和睑颧沟。请注意颧部的软组织隆起和突出的眼轮匝肌支持韧带

轻度的泪槽畸形（如眶下缘的凹陷）是使用充填剂的良好适应证。沿眶下缘注射充填剂可改善眶下沟的外观。在这一区域注射要求操作者具有丰富的经验。尤其是当注射者缺乏经验、充填量过多或使用不合适的充填剂时，并发症的发生并不少见。减少不良事件的发生对这一区域注射来说是至关重要的。

需要强调的是，相当一部分泪槽畸形可单纯通过中面部容积充填获得有效矫正。面部老化使得睑 - 面交界处皮肤拉长。通过单纯充填颧骨区域可以使下睑高度缩小（图 6.20、6.21）。

如果要在这一区域使用亲水性产品如透明质

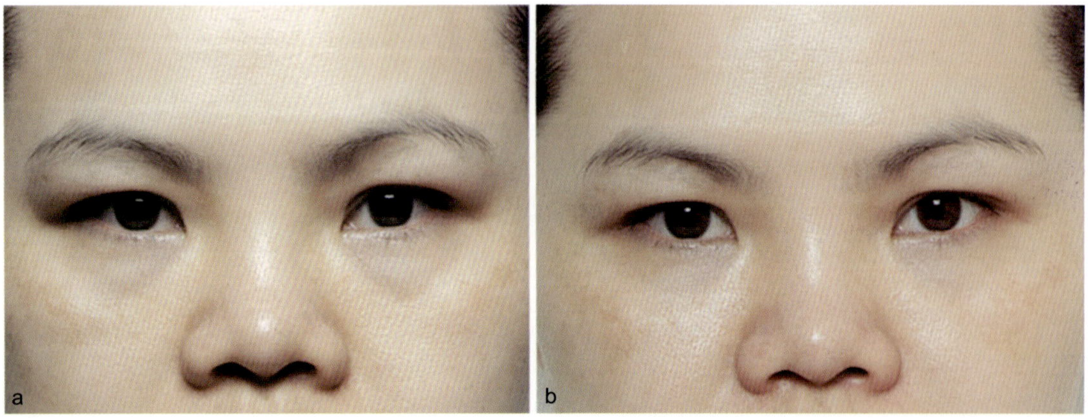

图 6.20 （a）睑 - 面部交界处皮肤延长，其外观给人以疲倦的感觉。（b）每侧注射 0.5ml 的乔雅登 Voluma 后，下睑和面颊的过渡变得平滑。并未直接对泪槽进行注射

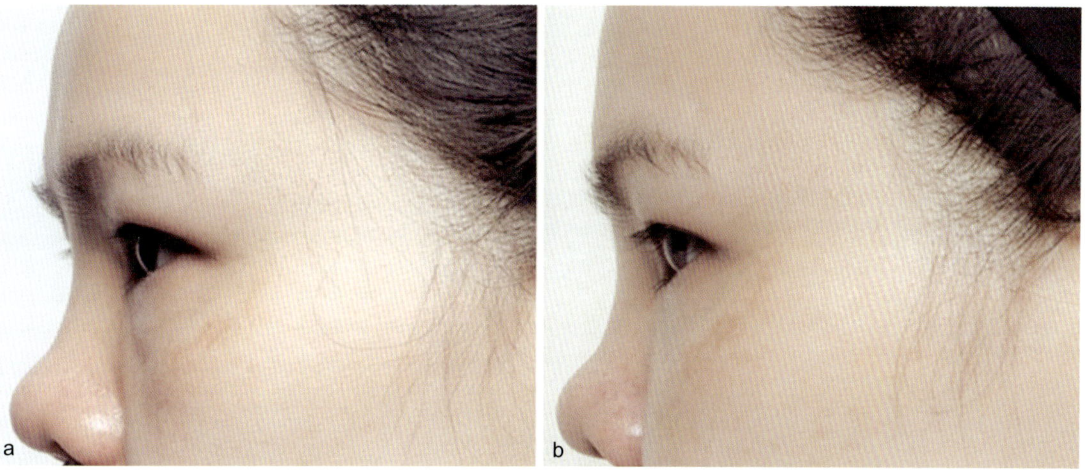

图 6.21 （a）侧面观可以发现，中面部容积缺失是导致睑 - 面交界处皮肤拉长和患者外观疲倦的原因。（b）注射充填后，眼睑与面颊的过渡平缓而不引人注目

酸，则建议行保守矫正以避免出现长时间的水肿。理想情况下，因此处皮肤菲薄，应注射低黏稠度的透明质酸制剂。然而，其他产品亦可用于该区域的注射，只需将其注入深层。

眶下区治疗的第一步是标记（图 6.22）。患者上身应保持直立，头向前倾，颏部向下，双眼上视。这一姿势使得操作者可以更加准确地判断睑 - 面交界处的皮肤松弛拉长程度，并使得泪槽加深，眶下缘和颧骨的容积缺失更加明显。在这一姿势下，实际的眶下缘通常在标记的眶下缘之上，因此只要注射过程中不超越标记的上界，就可以有效地避免将充填剂注入眶内。一般仅需表面麻醉和（或）冰敷。如果使用较粗的钝针注射不含利多卡因的透明质酸

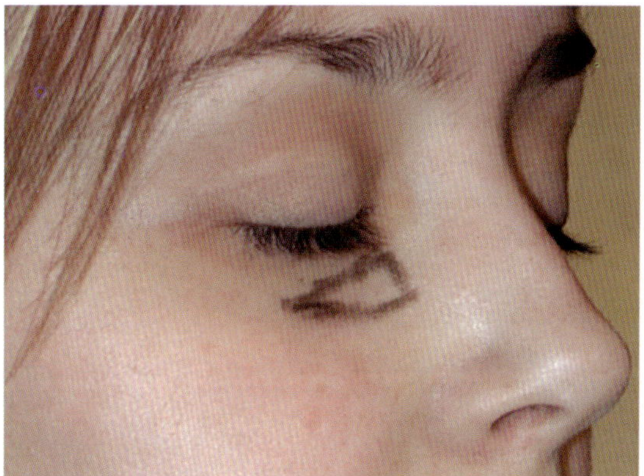

图 6.22　做皮肤标记有助于进行泪槽畸形的注射。应在标记完成后进行注射，注意避免产生过多瘀青

制剂，则可能需要行眶下神经或面神经颧支阻滞。

眶下区和颧骨处的容积充填可使用注射针或钝针进行。在眶下孔处应避免接触骨面的深层注射，因这一操作发生并发症的风险较高。颧骨处注射可以行微球注射或退行注射，具体选择决定于容积缺失的严重程度和颧骨突起程度。如骨面平坦，容积缺失面积广泛，则可使用退针注射或微球注射以避免出现不规则轮廓。于单点注入多量充填剂可导致充填剂塑形困难，效果不满意的风险也随之升高。

一般情况下，眶下区和颧骨区域的容积充填可以全部或部分解决睑 - 面交界处的问题，尤其是当这些问题并不是真正的睑面沟畸形时。如果需要直接在泪槽进行注射，需要的注射量则较少，透明质酸注射后发生不良事件如丁达尔效应（Tyndall effect）或长时间水肿的风险也会降低。要避免沿泪槽注入连续的长条状充填剂，这可导致“香肠样”外观。使用注射针或钝针，自多个进针点做微球注射（每点 0.01 ~ 0.02ml），或是沿（更好的选择是低于）眶下缘做退行注射均可考虑。两种注射方式均应注意少量注射。可使用手指或棉签轻柔按摩（图 6.23 ~ 6.27)。

在这一区域使用钝针的优势是进针点较少，且在眶缘以上注射时安全性较好。眶缘以上注射多用于治疗先天性或在眼睑整形术后眶区凹陷或骷髅样畸形的患者。

眶下和泪槽区域的效果比预期的要持久。大部分患者效果可维持 1 年，年轻患者甚至可长达 2 年。

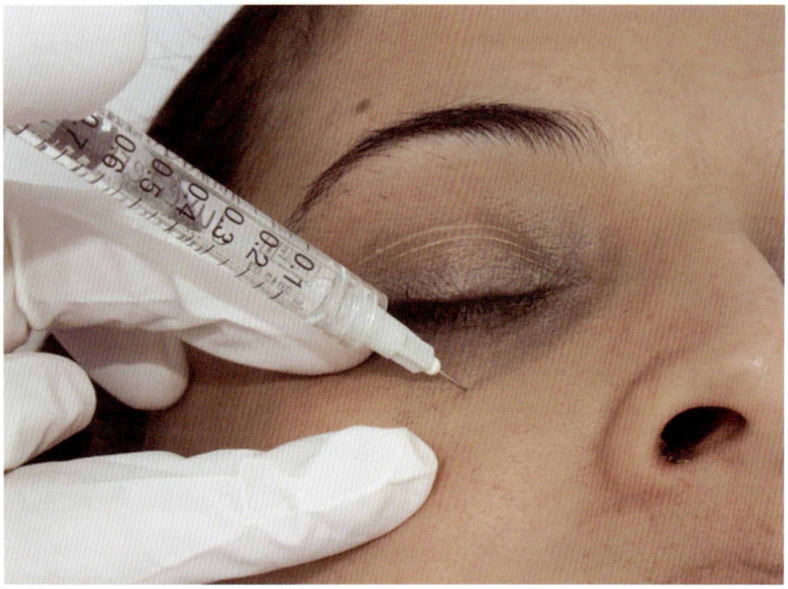

图 6.23 在泪槽区域谨慎注射充填可扩张局部的皮肤，改善泪槽畸形外观

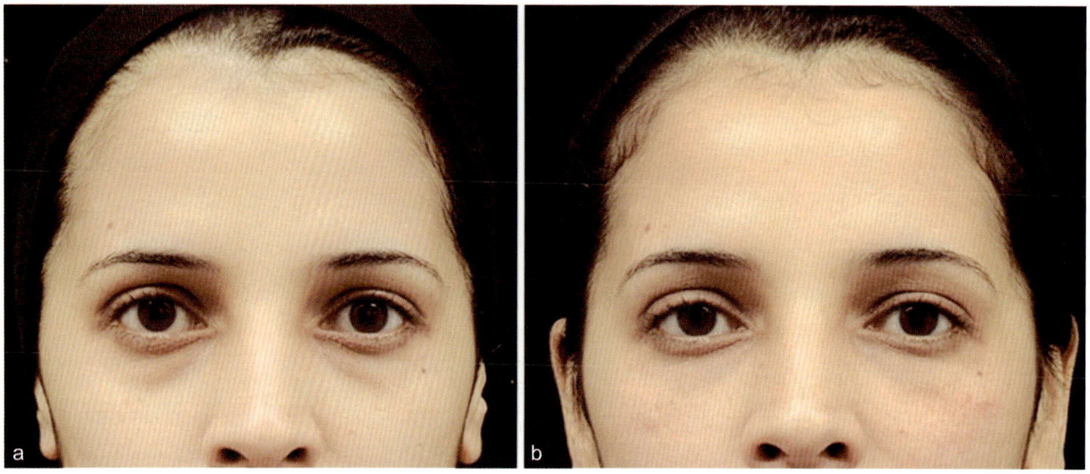

图 6.24 （a）患者以双下睑睑袋来诊，希望进行非手术矫正。（b）使用 25G 微型钝针在患者每侧下睑单点注射了 1ml 的乔雅登 Volbella，充填剂沿眶下缘骨膜分布，位于眼轮匝肌深面。注意充填后眼袋完全消失，且没有迟发水肿

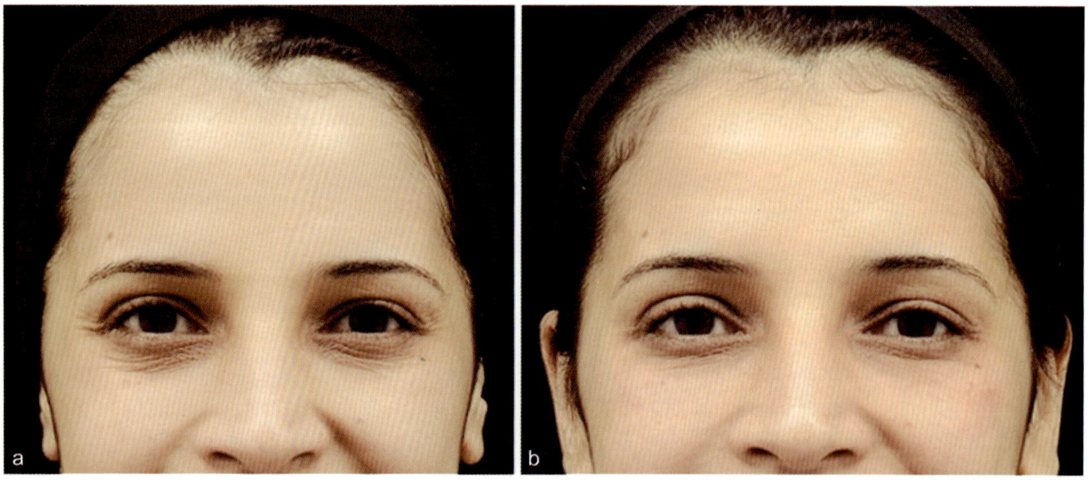

图 6.25 （a，b）同一患者注射前后微笑时照片。请注意注射后下睑皱纹的改善

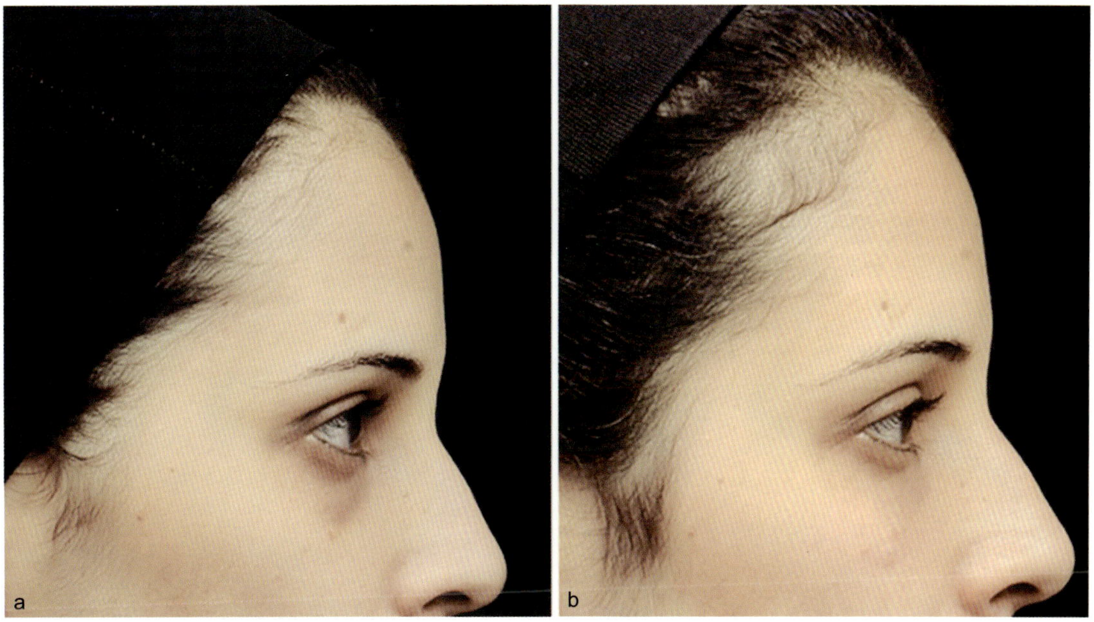

图 6.26 （a，b）同一患者注射前后侧面照片。请注意透明质酸扩张局部组织后，睑 - 面交界区的缩短和黑眼圈的改善

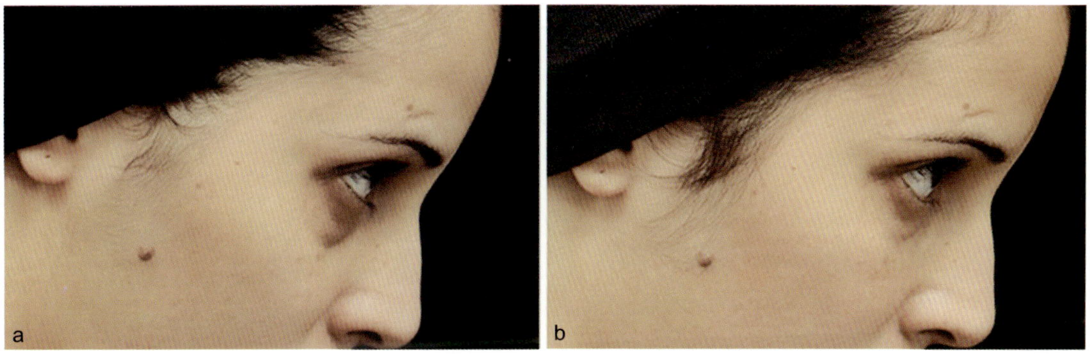

图 6.27 （a，b）同一患者注射前后侧面观，患者前倾，“低头上视”。在这一姿势下眼袋向前鼓出，使人更容易理解下睑透明质酸充填的重要性

要点

- 泪槽畸形、睑 - 面交界处皮肤松弛、眼袋、皮肤富余之间的鉴别至关重要。诊断错误可导致治疗效果不满意，甚至出现并发症。

建议

- 眶下区注射充填建议保守矫正。使用钝针可减少术后血肿的风险。

避免

- 避免使用高黏稠度的透明质酸进行这一部位的注射。

6.5.5 颧骨注射

充填剂的问世给面部美容实践带来了翻天覆地的变化。在此之前，不论注射者还是患者，在面部评估时都把注意力集中在鼻唇沟或泪槽上，颧骨总是被遗忘在“盲区”里。充填剂的使用使我们认识到颧骨容积缺失充填矫正的重要性。我们注意到患者不仅在注射部位获得了令人惊叹的效果，其鼻唇沟和泪槽也有出乎意料的改善。

不同操作者对颧骨充填的策略也不尽相同。重要的是要标出睑 - 面分界以及颧骨中部和外侧部的容积缺失。在进行标记时，一般让患者低头上视。这一姿势下，术前可以更加精确地评估目标区域，术后则可有效地确认即刻效果（图 6.28）。

整个注射过程要么无须麻醉，要么仅需表面麻醉，尤其在充填剂含有利多卡因时更是如此。如果要使用钝针（尤其是 18G 和 21G 的钝针），则可能需要行神经阻滞。注射前使用眼线笔标出整个区域的边界有助于精确充填，在注射后也容易去除标记（图 6.29、6.30）。

根据透明质酸充填产品的差异，部分产品需要注射到较深的层次如骨表面。然而，部分充填剂如乔雅登 Voluma 可用于浅表和颧部深层脂肪间隔的充填。这使得注射者用更少的充填剂便可获得更好的提升效果。如果颧骨容积缺失也与颧骨突出度不足有关，则宜进行多层次的注射充填。也可以通过不同的注射策略得到同样的最终效果。微球 / 超微球注射、退针 / 进针注射在这一区域都是适用的。按摩对于消除不平整至关重要。锐针和钝针都可以使用，但应避免于深层直接注入眶下孔内。另外一个需注意的现象是，使用钝针需要的充填剂会更多一些。这或许是因为使用注射针时往往是对浅层的容积充填。

注射过程中自标记范围的每一边进针并做扇形注射，以形成相互交叉的微针道。将充填剂注入多个层次。开始时几乎平行于皮肤进针，以充填真皮深层（网状层）。将进针角度增加到 30°～45°，则可以进入皮下组织和肌肉（图 6.31）。在所有层次都注射完毕后，对注射区域做轻柔按摩，并对注射后的外形做评估。最后，如果需要在颧骨最突起的部

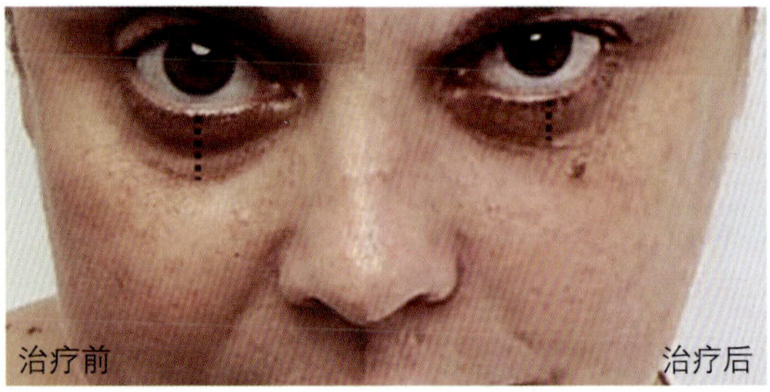

图 6.28　半侧面部拼接照片对比：患者向前倾斜。（右侧）治疗前，睑 - 面交界处延长，面颊软组织下垂，鼻唇沟明显。（左侧）使用 2ml 的乔雅登 Voluma 做容积充填后，中面部外观获得了改善（所述左右侧为患者的左右）

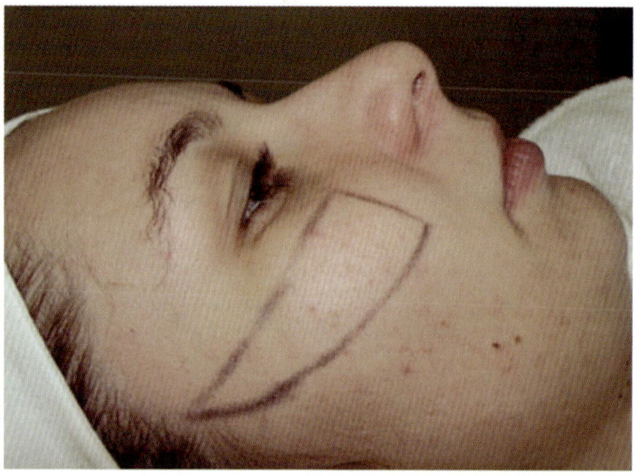

图 6.30　如果希望突出度明显增加，则颧弓水平也需要充填

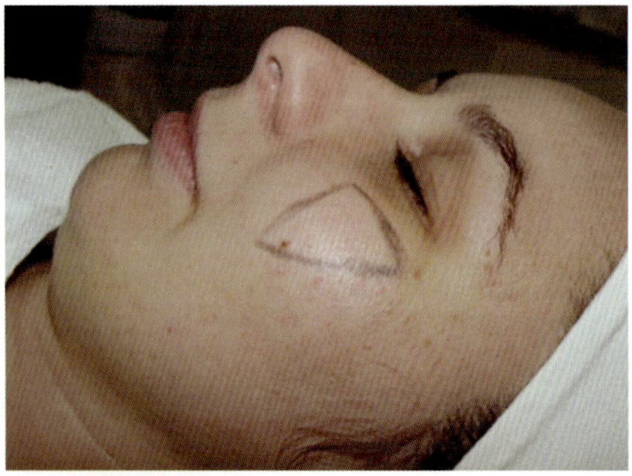

图 6.29　在颧部标记一小的三角形区域，边缘和内部均应充填

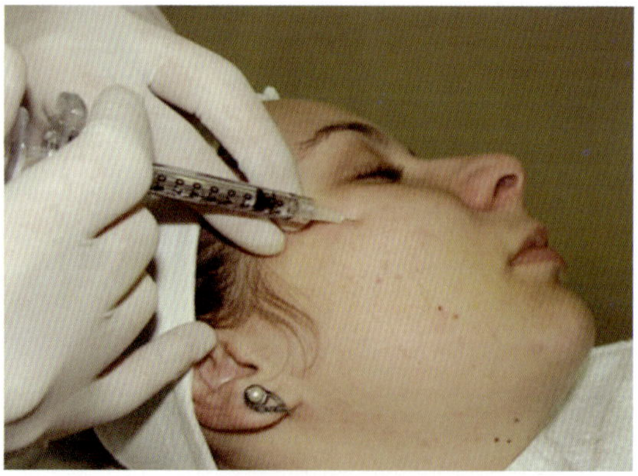

图 6.31　在拟充填区域标记后可以开始注射。颧部的注射充填可以增加苹果肌的丰满程度

位获得较大的突出度，应垂直进针直至几乎接触骨面。合适的敷料不仅用于减轻水肿（一般不需要），亦可使充填剂固定在所注射的区域。在水肿消退后，可以评估最终的效果（图 6.32）。颧骨区域的充填应恰到好处，从而略增加中面部的宽度（图 6.33）。

使用的充填剂容积与容积缺失的严重程度相关：轻度时需 0.5ml，中度时可能每侧需 1.0ml 以获得改善（图 6.34），重度时可能每侧至少需要 2.0ml，极重度的可能每侧最多需要 4.0ml 以同时改善并存的颧下部凹陷。中面颊部容积充填也可以用来加强面部前移的效果（图 6.35、6.36）。

颧骨区域注射的常见难点是如何避免过度充填，继而影响美观。患者和注射者都应注意这一区域的平衡和比例。一个简单的原则是：如果平静时我们觉得还需要再充填一些，就应在此时停止注射，这样在动态时可获得美观的效果；如果平静时颧骨已经显得略过于丰满，则动态时的效果将是灾难性的！

要点

- 颧骨区域的容积充填改变了对这一区域治疗序列的认识。同时具有泪槽畸形、颧骨区域容积缺失、鼻唇沟深陷的患者，也许只需要进行颧部充填就可以获得改善，而无须再在剩余两个部位进行充填。
- 避免在颧骨区域做过度矫正。

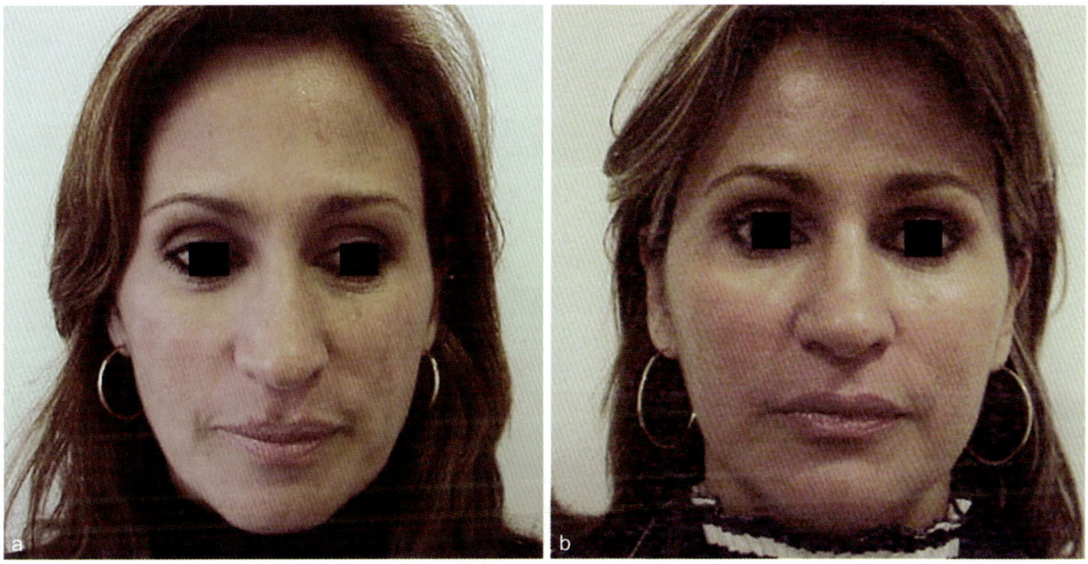

图 6.32　（a，b）颧骨区域注射充填治疗后。注射充填改善了面中部 1/3 的容积缺失，面部的年轻化效果显而易见

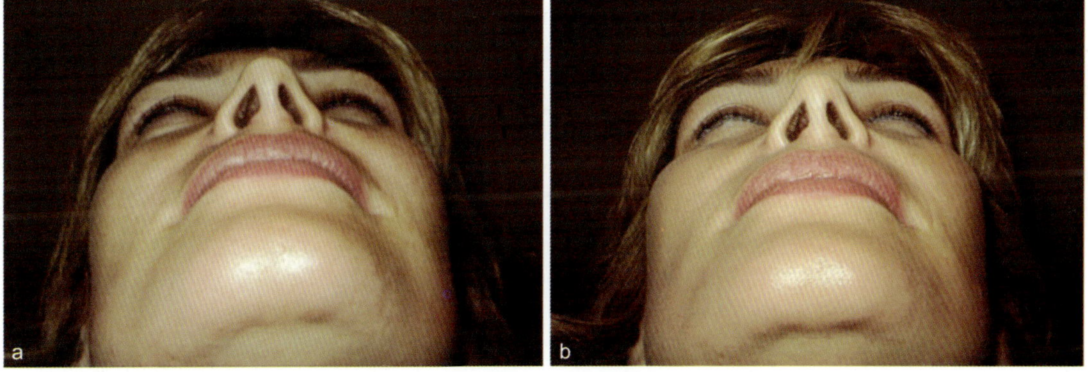

图 6.33　（a，b）颧骨区域的充填应恰到好处，治疗后中面部的宽度仅略有增加

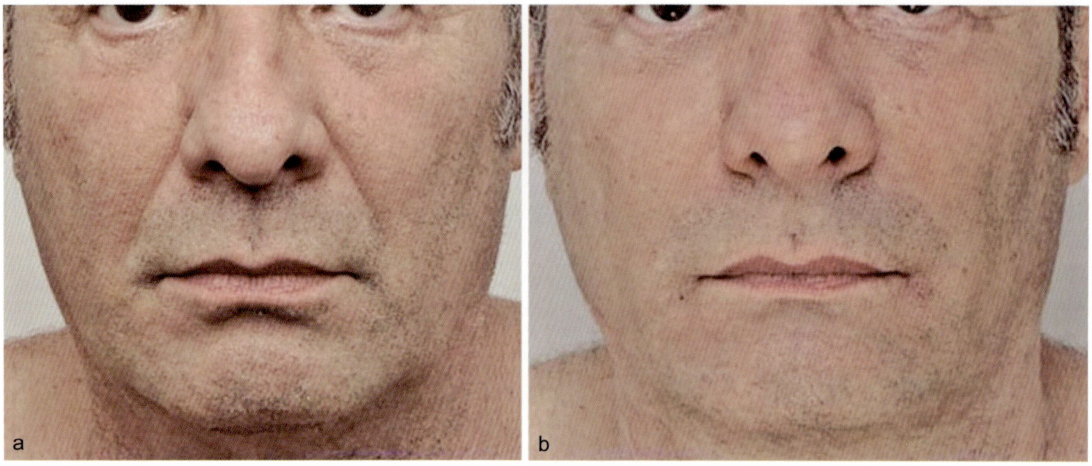

图 6.34 （a，b）一位中年患者存在睑 - 面部交界处皮肤延长、中面部容积缺失、鼻唇沟深陷，在颧骨区域和鼻唇沟注射了 2ml 的乔雅登 Voluma 后获得了改善

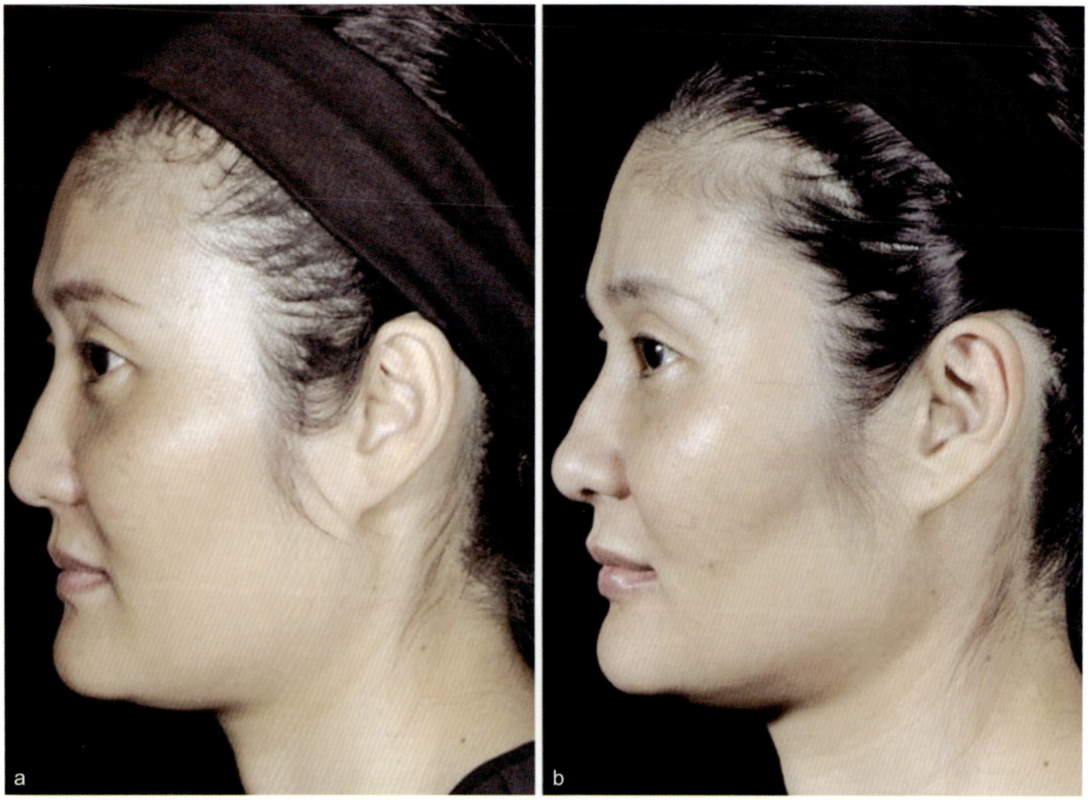

图 6.35 （a，b）一位亚裔患者存在中面颊部容积缺失、上颌骨上部后缩，在每侧中面部和犬牙窝注射了 2ml 的乔雅登 Voluma，并在上唇注射了 1ml 的乔雅登 Ultra Plus。中面部注射使用的是 21G 钝针

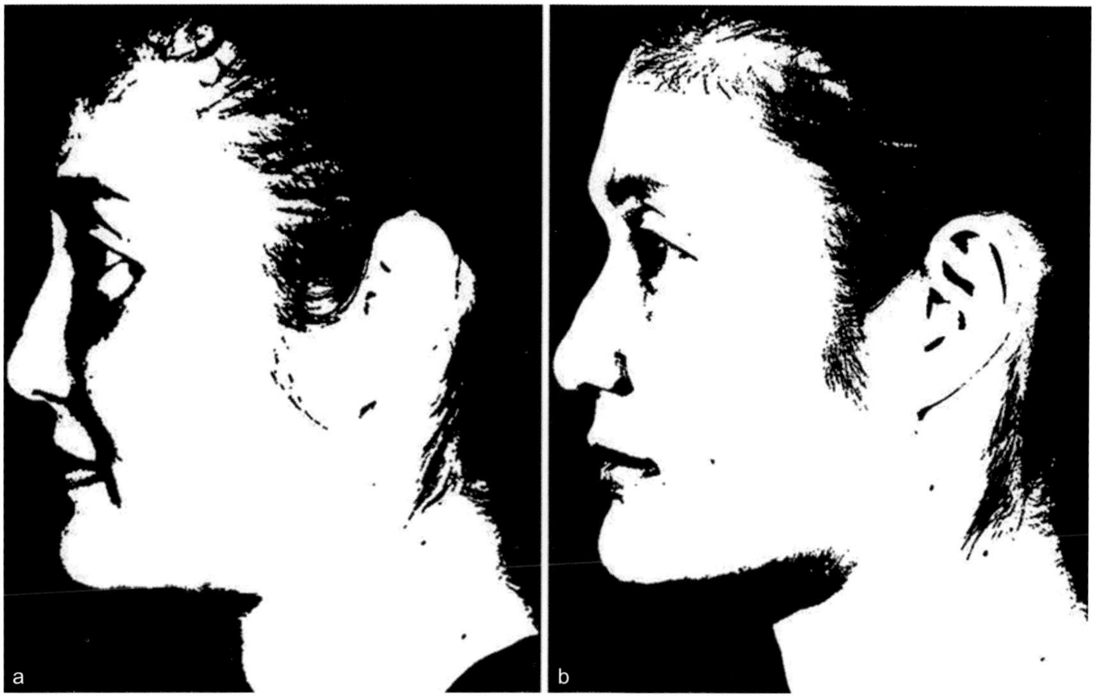

图 6.36（a，b）同一亚裔患者对治疗前后照片采用负像分析。注意使用注射充填剂治疗后面中部 1/3 的前移，这使得面部凹陷区域减少，阴影区域也随之减少。负像分析是另一种评估容积充填以后外观改善的方式。颧骨充填后的光影分析

建议

- 不要忘记从不同角度观察患者。正面观察满意时，侧面观也许并不好看。

避免

- 不要造成蚕豆状或是靠垫样的充填剂堆积，这往往相当难看。

6.5.6 颊部注射

丰颊注射的初始步骤与颧骨区域充填相同。如果使用注射针注射含有利多卡因的充填剂，则仅需要表面麻醉即可满足要求。通过目测进行标记，期间患者应保持上身直立、头部前倾（低头上视）。在这一姿势下，我们可以标出“禁止区”（图 6.37）。这些区域的注射不论在平静还是做表情时都会形成鼓起，影响美观，因而不宜注射。用手指捏起皮肤可以评估哪些区域存在皮肤和皮下组织萎缩。通常将注射范围限制在一个三角形内（图 6.38）。在标记区域行退行注射。注射时将拇指置于口腔内，垫在颊部深面可能有助于注射进行，尤其是在充填颊部深层时。完成扇形注射后立即以拇指和示指轻柔按摩，可使充填剂均匀分布，并可发现小的未充填的区域。可以使用钝针或注射针进行注射。如需治疗风琴样皱纹，使用钝针可获得更好的效果（图 6.39）。部分患者仅需对某一部位进行充填注射，以改善面部平衡或矫正外观不对称（图 6.40）。在其他患者，面颊部的容积充填可能有助于抵抗重力作用（图 6.41）。除了透明质酸，聚左旋乳酸亦可用于面颊部年轻化治疗。由于聚左旋乳酸的效果是通过缓慢刺激胶原合成来实现的，预期的效果可能需要在持续数月的多次治疗后方可显现。聚左旋乳酸需用 9ml 生理盐水稀释（参见 1.3.4）以避免不良反应的发生。对于丰颊，应沿面颊部注射约 0.3ml/cm^2 的聚左旋乳酸。在面颊下部，推荐于皮下注射约 0.1ml/cm^2（欧洲关于 Sculptra* 的专家建议，未发表数据）。

* 主要成分为聚左旋乳酸，在中国台湾地区又称“童颜针”。

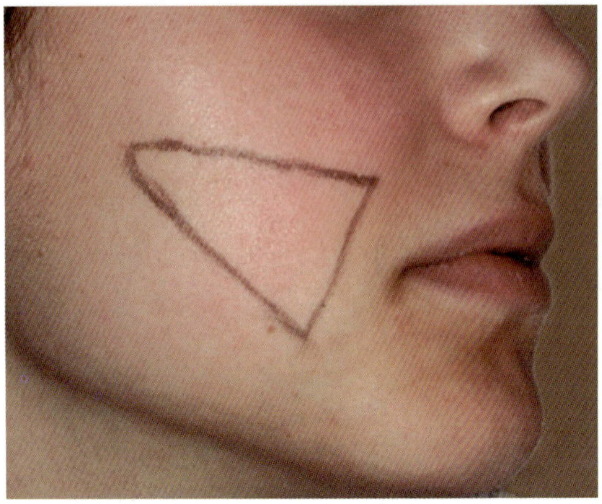

图 6.37 注射前的皮肤标记：标记拟注射区域的边界有助于实际操作的进行

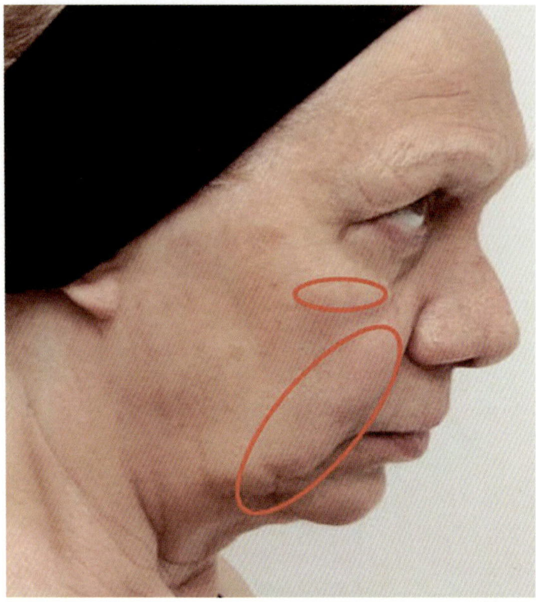

图 6.38 在患者前倾时应标出“禁止区”，如颧部隆起和面颊下外方，这些区域皮肤软组织松弛，应避免不慎注射

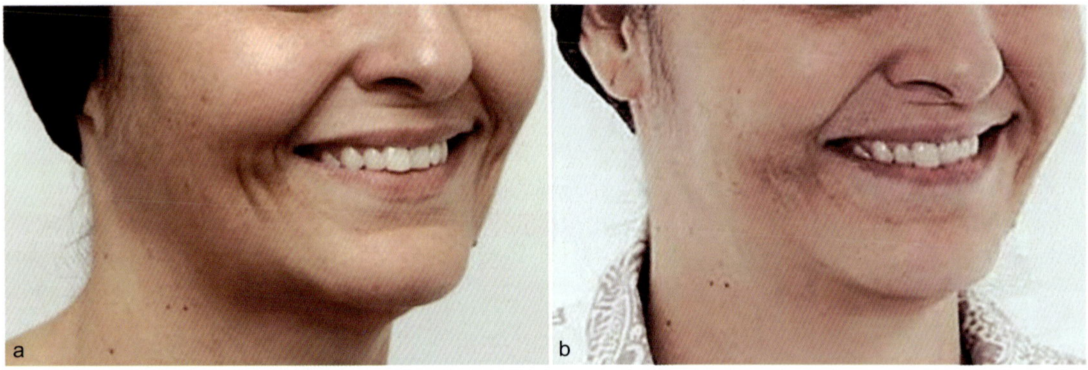

图 6.39 （a，b）颊部皱纹，每侧注射 1ml 的乔雅登 Voluma 前后对比照片。使用 21G 钝针进行注射。通过注射于颊肌重建深层支持，从而改善了皱纹的形态。注意使用锐针直接进行浅表注射则无法获得持久改善的效果

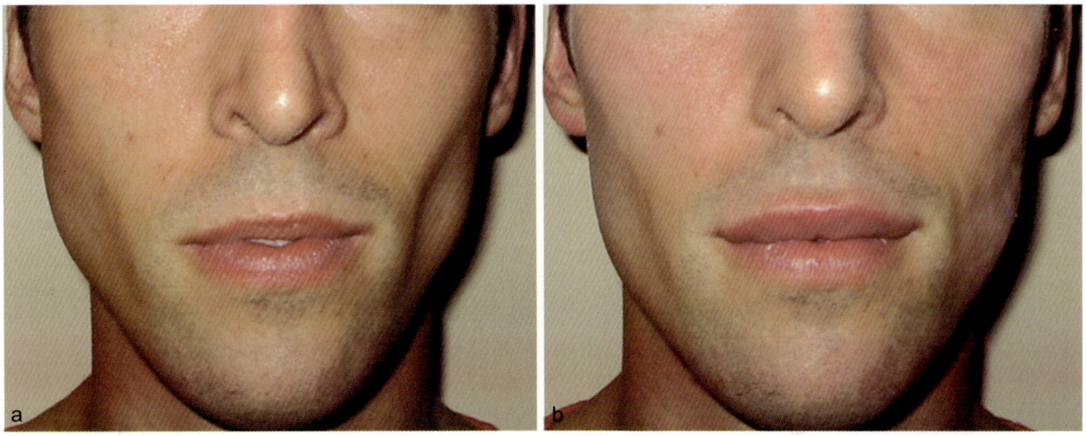

图 6.40 （a，b）对左面颊部和上唇都进行了充填，从而获得了双侧面部的对称和平衡

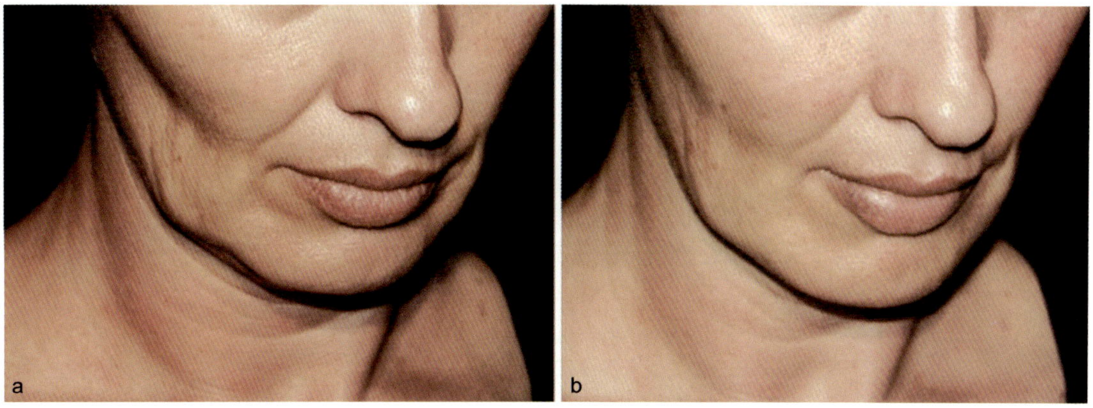

图 6.41 （a，b）该患者双侧面颊部容积缺失，组织松弛下垂，使用 21G 钝针每侧注射 2ml 的乔雅登 Voluma 前后。注射充填不仅矫正了容积缺失，也改善了组织松垂的外观

要点

- 治疗面颊部水平严重的容积缺失时，最好使用钝针注射透明质酸，因为需要在多个层次内进行注射。这亦可减少血管神经的意外损伤。与使用注射针进行类似操作相比，大面积的瘀青较为少见。
- 容积缺失严重的患者亦可分期行充填矫正。这可获得更加自然的外观。
- 除了透明质酸，该区域亦可以用聚左旋乳酸行充填治疗。

6.5.7 并发症

颧骨和面颊部充填最常见的不良反应包括水肿、瘀青、可见的结节，以及过度充填。与这两处区域相比，眶下区凹陷和泪槽区域充填更容易出现不良反应。部分泪槽区域的并发症与注射者将高度亲水的充填剂（如一些透明质酸制剂）注射过浅或充填过度（往往见于注射者希望“充分”矫正凹陷以取悦患者时）相关。针对这一现象，建议注射者可以适当矫正不足，以减少丁达尔效应和长时间水肿的发生。

6.5.8 注射技巧和要点

对这一部位最重要的建议是采用顺应患者解剖的谨慎注射方式。与唇部充填一样，注射者应具备三维的视角。例如，评估效果时不仅要从正面观察，还应从两侧观察。

建议

- 治疗泪槽畸形前先完成中面颊部的容积充填，此时可能已无须进行泪槽本身的充填。
- 在标记泪槽和颧骨的容积缺失时让患者“低头上视”。同样，采用这一角度进行即刻的效果评价。

避免

- 避免使用透明质酸过度充填泪槽区域。这可能导致出现丁达尔效应以及长时间的局部水肿。
- 避免于泪槽区域使用聚左旋乳酸充填年轻化，它适宜用来进行颧骨和面颊部增容。
- 避免颧骨过度充填。如果它们在静态时显得偏大，那么动态表情时的效果可能是灾难性的。
- 避免面颊部充填时造成“圆脸”（仅针对男性）。人们在自然情况下，这一部位都会有一定程度的凹陷。

要点

- 如果患者以眶下区凹陷、中面颊部容积缺失、鼻唇沟明显来诊，首先从颧骨水平着手进行容积充填，这样可同时获得眶下区和鼻唇沟的改善。
- 颧部容积充填的最佳效果见于中面部饱满、颧部凸出度不足、轻度颧部和颧下区容积不足的患者。

常见问题

- 颧骨的容积充填应使用何种器械？注射针还是钝针？

  答：两种器械都可以在这一部位使用。一个简单的原则是考虑自己是否可以用注射针解决患者存在的问题。如果可以，则优先考虑使用注射针。因为其在注射过程中疼痛更轻、充填量更少，并且因为注射层次表浅，可以获得更明显的提升效果。然而，如果患者的局部脂肪严重萎缩，皮肤与颧骨相互粘连，需要在两者之间做多量、多层次的充填，则应考虑使用钝针。
- 透明质酸（HAs）和聚左旋乳酸（PLLA）分别应在何时选择？

  答：如果希望有立竿见影的效果，则透明质酸为首选。如果希望获得逐渐的面部年轻化效果，则可以选择聚左旋乳酸，但不要在泪槽区域进行注射。

6.6 鼻整形

6.6.1 简介

鼻整形术被视为一种具有一定侵入性的操作，对那些需要折断鼻骨的手术来说尤其如此。然而注射充填鼻整形这种微创技术因其快速的恢复时间已经彻底改变了这一领域的美容方式。重塑鼻背和提升鼻尖这类之前只能依赖手术的操作，现在通过注射充填剂也可以轻松地达到同样的效果。一般来说，患者常常在青春期矫正鼻畸形，因为此时其开始更加关注鼻子的外形。可是，绝大多数人在成年后随着年龄的增长，鼻畸形也逐渐加重。对于这些成年甚至老年的患者来说，哪怕他们对自己的鼻子外观很不满意，也难以下决心走进手术室去接受鼻整形手术。这也是为什么注射充填已然成为鼻整形领域一个有效的方法，而且会在纠正鼻畸形和老化方面拥有更加广阔的应用前景的原因。

有关鼻解剖和标准结构的知识对于那些准备开始涉足这一领域的从业人员来说至关重要。这不仅仅因为鼻子是一个重要的器官，还由于注射经验不足可能导致严重的并发症，如鼻尖坏死等。考虑到注射鼻整形的高风险，其规范化培训是非常必要的。

注射鼻整形有恢复时间快速、无须全身麻醉或镇静和不留瘀斑等优点。虽然会得到类似于手术的最终效果，但是，如果使用的是可降解的充填剂，其作用便无法长久保持。最近，新的透明质酸充填剂产品弥补了这一缺陷，当用于鼻整形时，其疗效可维持 2 年以上（图 6.42）。

6.6.2 解剖

鼻子由皮肤、软骨、骨骼及其周围的结缔组织和韧带等支撑结构组成。鼻部的下三分之一皮肤较厚且致密，而上三分之二的皮肤较薄、活动性更好。外鼻的血供源于面动脉。从上唇动脉和内眦动脉发出的鼻小柱侧支和鼻外侧支为鼻尖的血供来源。而鼻背动脉和鼻外侧动脉是眼动脉的分支。鼻部横行吻合血管在鼻翼沟上方 2～3mm 处与鼻小柱动脉从鼻基底发出，移行为鼻尖的皮下血管网（Rohrich *et al.*，1995；图 6.43）。

骨和软骨构成了鼻部的骨架。鼻骨是成对的，位于上颌骨额突内侧。其上三分之二在中线处连接形成鼻背。鼻外侧软骨在头侧与鼻骨相连，而下方的软骨穹窿是由内侧脚、中间脚和外侧脚组成。鼻翼弧则由内侧脚和外侧脚连接而成。因此，随着这些结构的内在连接差异，鼻尖可呈现出正常、球状或钝圆的外观。从根本上来说，皮肤、韧带和软骨共同支撑起了鼻尖部。

降鼻中隔肌在微笑时下拉鼻尖并缩短上唇，是作用于鼻尖上唇复合体最重要的一块肌肉。因此，

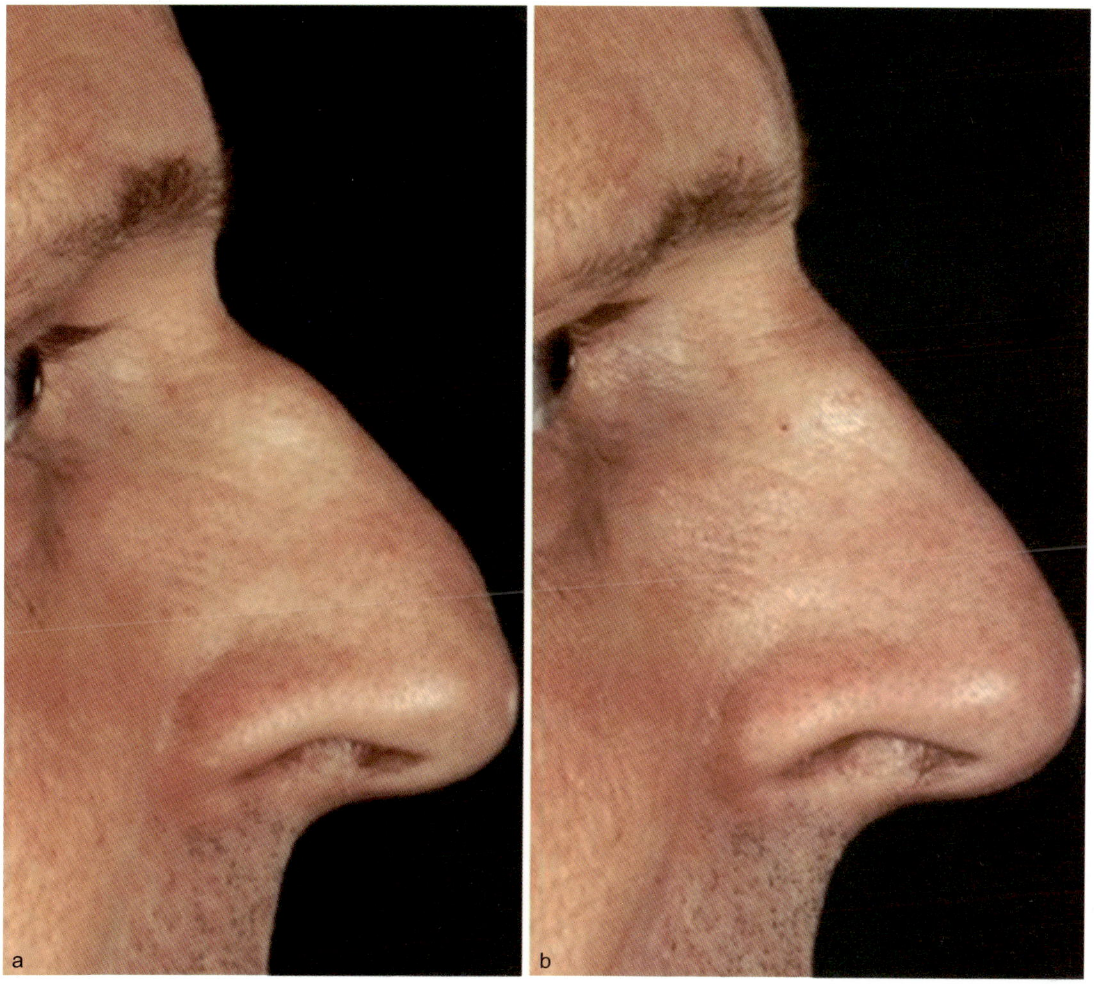

图 6.42　（a）在静止状态时，鼻部可见明显的驼峰和鼻尖下旋。该患者虽然对鼻子外形并不满意，但对手术毫无心理准备。（b）该患者接受了透明质酸充填的方法。在额鼻角、鼻尖和鼻尖周围总共注射了 1ml 含利多卡因的透明质酸充填剂

有时需要手术切除或注射 A 型肉毒毒素阻断降鼻中隔肌的作用，以提升充填效果。但这一操作并不是必需的（图 6.44、6.45）。

鼻子与嘴唇和前额之间形成的夹角在鼻部充填整形术中显得尤为重要。前者称为鼻唇角，男性介于 90°～100°，而女性则在 100°～110° 更为合适。后者称为鼻额角，是前额和鼻背之间形成的夹角（图 6.46）。

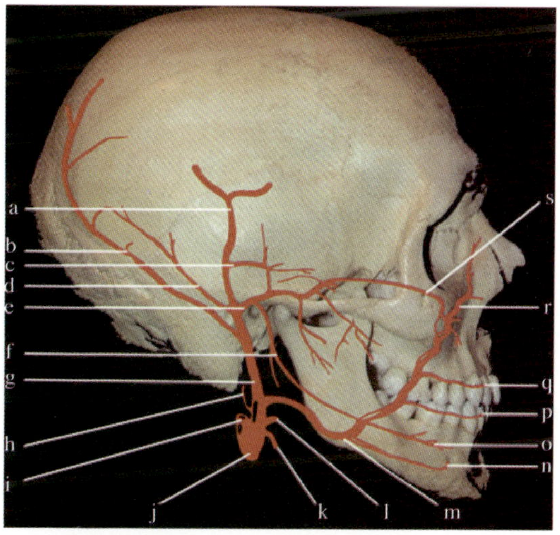

图 6.43　鼻部的血液供应：a. 颞浅动脉；b. 枕动脉；c. 面横动脉；d. 耳后动脉；e. 上颌动脉；f. 下牙槽动脉；g. 颈外动脉；h. 咽升动脉；i. 颈内动脉；j. 颈总动脉；k. 甲状腺上动脉；l. 舌动脉；m. 面动脉；n. 颏下动脉；o. 颏动脉；p. 下唇动脉；q. 上唇动脉；r. 内眦动脉；s. 眶下动脉

6.6.3　患者评估和选择

对鼻部充填整形来说，患者的选择是至关重要的。鼻部皮肤无论薄厚，均适合于注射充填。如患者皮肤较薄，通常情况下相对少量的注射便能起效。但对于这些患者来说，任何失误（相对或绝对过量

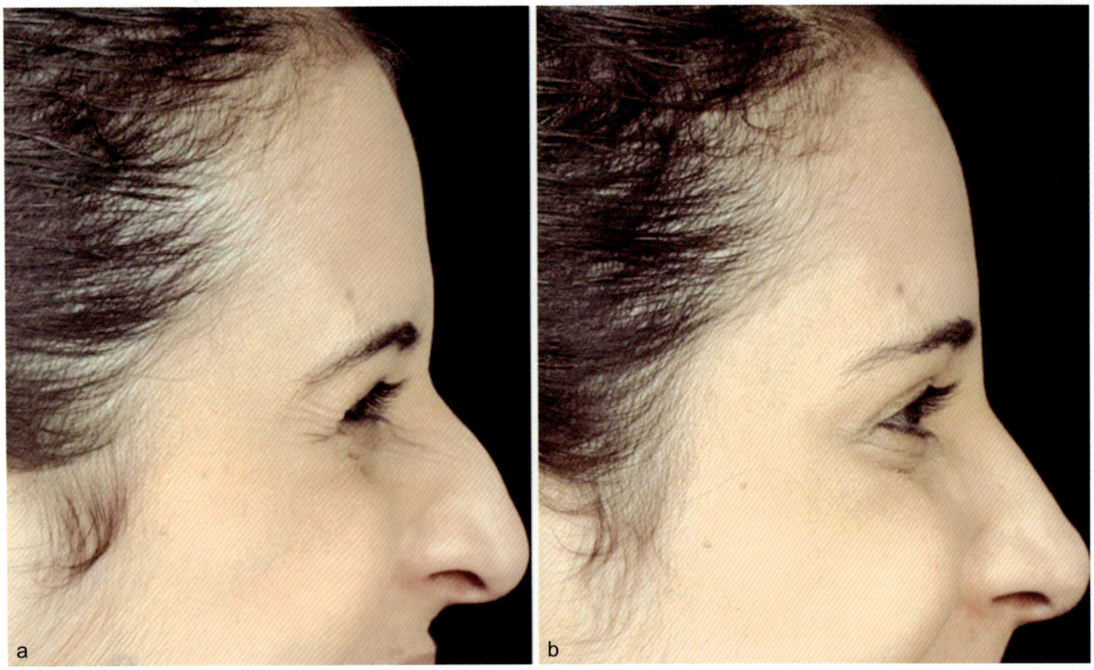

图 6.44 （a）在做表情时，可以观察到鼻尖的向下转动。驼峰也较为明显。（b）在鼻背和鼻唇角注射 1ml 的乔雅登 Voluma 后，鼻背明显矫直

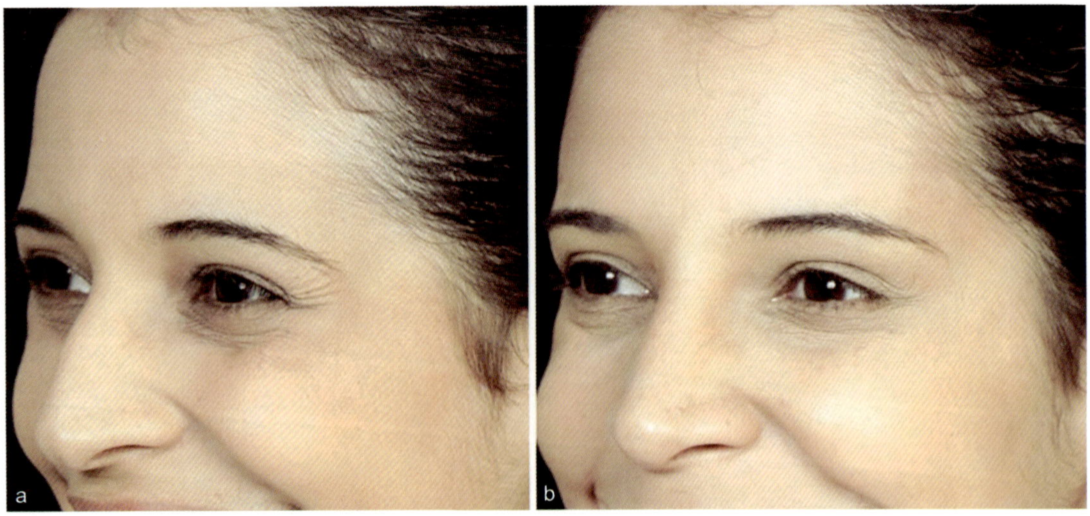

图 6.45 （a，b）1ml 的乔雅登 Voluma 注射鼻整形。注意鼻背部的矫直

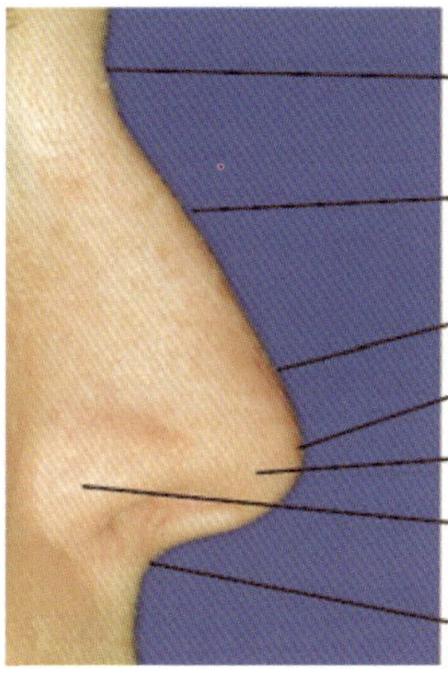

图 6.46 鼻部解剖

的注射）在注射过程中或完成后会显得格外明显。因此，最好是选择可生物降解的注射材料，虽然其作用较为短暂。现在市面上种类繁多的产品也能保证为每一个患者提供最佳选择。小分子充填剂可用于精细调整，是初学者处理薄皮肤患者的首选；而较厚的皮肤相对不容易扩张，通常需要更多或更大分子的充填剂。

另外一个需要分析的是偏差的存在。偏差可以用一条始于眉间中部、穿越鼻尖和丘比特弓、止于颏中部的假想线来判断。鼻翼基底应与内眦间距同宽。在正位时应隐约看到鼻小柱。如果鼻小柱过小，鼻部注射充填可以获得更好的外观。鼻小柱和鼻小叶之间的比例应为 2：1。如果鼻孔过于平坦，则需要增加鼻小柱的高度。在仰视位时，鼻子应呈一等边三角形（Farkas *et al.*，1986）。

在分析侧脸时，需要进行评估的重点是：鼻额角、鼻唇角和鼻尖上区转折的程度。鼻额角是眉毛和鼻背之间的连接，应该呈一条平滑的凹线。短鼻畸形常伴有鼻尖的突起不足。假想一条经过上唇唇珠的与地面的垂直线，将鼻基底和鼻尖的连线截成两段，如果前段小于总长的 50%，则应该考虑行隆鼻术。

在处理完鼻尖后应对鼻背进行评估。理想情况下，女性的鼻背应位于鼻根与鼻尖连线的后方 2mm 处，且与之平行，男性则略小于 2mm。如果鼻背与鼻根、鼻尖连线过远，则是注射隆鼻的最佳适应证。在这种情况时，应将整个鼻背部增高。但如果鼻背位于甚至超过鼻根、鼻尖连线时，则应选择充填鼻尖和鼻根部。

鼻部注射整形可增加鼻背高度、纠正驼峰鼻、抬高鼻尖和改善鼻小柱短缩（图 6.47）。

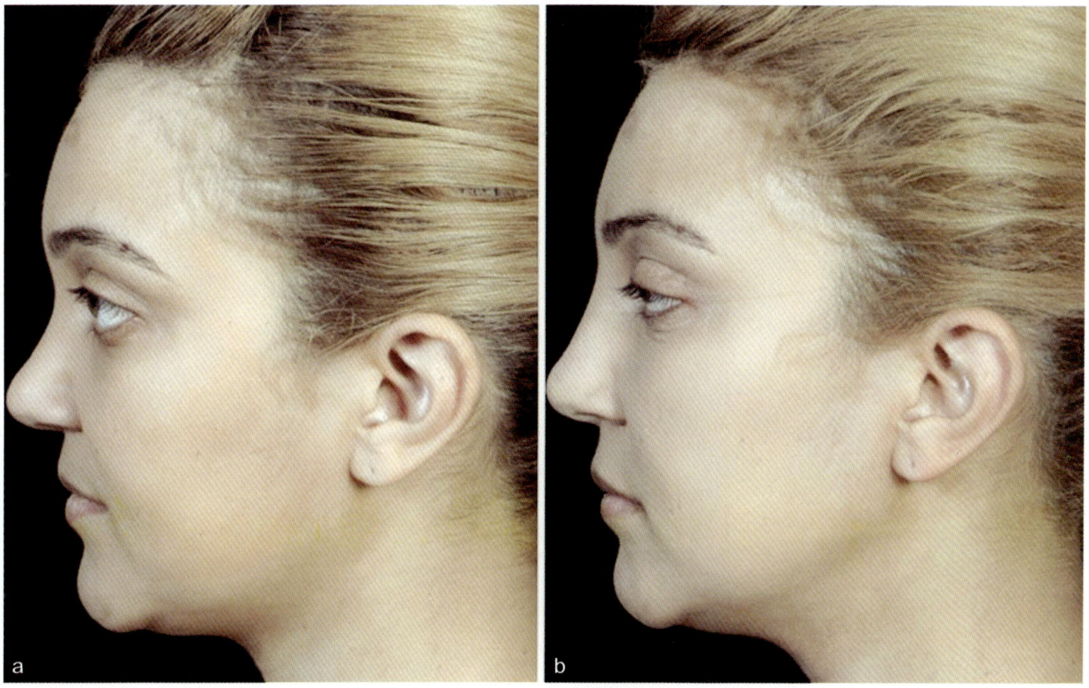

图 6.47 （a）该女性患者表现为鼻背过低和鼻根过凹，给人一种额部凹陷的感觉。这种外观常见于婴儿和黑种人。（b）使用 25G 钝针充填入 1ml 的乔雅登 Voluma，矫正鼻部马鞍状外观和鼻小柱短缩

6.6.4 注射技术

因为鼻子是一个相当敏感的器官，局部麻醉可能并不足够。因此，建议行眼神经和上颌神经分支的阻滞麻醉。通常阻断滑车上神经和眶下神经便足够了，尤其是使用钝针注射时。近来，含利多卡因的透明质酸产品使患者在注射过程中更为舒适，在使用针头注射时完全不需要神经阻滞。

骨背的组织扩张相对容易，而鼻下三分之一则较为困难。应注意在皮下组织和肌肉之间穿行的血管。对于油性皮肤和毛孔粗大的患者来说，注射物更有可能因挤出而导致损失，所以注射点应始终位于真皮下层并保持针尖斜面向下。厚皮肤与薄皮肤相比，前者需要更多的、分子量更大的充填产品。在处理皮肤较薄的患者时，任何失误都会显得相当明显。为安全起见，建议初学者使用生物可降解的产品。正如前面所提到的，透明质酸充填剂的维持时间更长了，使得永久性充填剂的需求逐渐减少。

治疗非常低而平坦的鼻子可以使用钝针注射，此类鼻子常见于亚裔患者。对于此类患者来说，难度之一是在提高鼻尖高度的同时维持鼻背的高度。通过钝针于结缔组织隧道内注射充填，可避免侧向渗透并维持充填高度。

6.6.5 鼻额角

鼻额角过深的患者是注射充填的最佳对象。当鼻背部过高时，充填鼻额角，降低其凹陷程度，不但可以使鼻背挺直，也让整个鼻子看起来显得更小（图 6.48）。但如果将过多充填剂注射入该区域，鼻额角就会变得过浅，从而产生不良的结果。该区域对疼痛不敏感，患者可在无任何麻醉的情况下耐受注射充填。较之从鼻背上方进针，侧方进针更容易产生注射不均的情况。鼻额角的常规注射量为 0.1 ~ 0.2ml。

6.6.6 鼻唇角

可通过注射充填鼻前棘打开鼻唇角（图 6.49）。通过注射鼻棘深部周围组织以扩展膜性鼻中隔的下部。必要的话，特别是当内侧脚需要加宽的时候，可以选择注射鼻小柱基底。鼻小柱短缩或发育不良的患者则需要更多的充填剂，可能总量需要 0.5ml。充填可能导致上唇延长，应注意避免，因为大部分患者会不满意上唇较长的外形。反之，充填鼻唇角也可同时改善患者上唇过短和露龈笑的症状。

6.6.7 鼻尖和鼻小柱

6.6.7.1 鼻小柱高度

如果鼻孔扁平，应注射充填内侧脚，使之呈泪滴形。鼻小柱退缩也可以充填。根据退缩的程度，软组织扩张可用多次注射来处理。扩张是将充填剂注入膜性中隔。充填内侧脚的底部可以增加鼻尖的

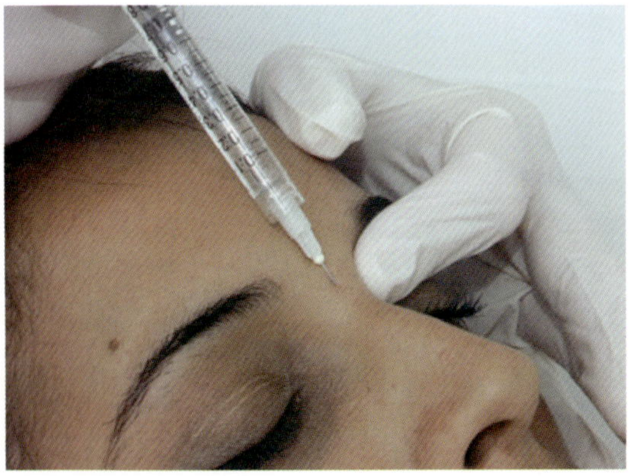

图 6.48 处理鼻额角时必须贴近骨膜，注入肌肉和皮下组织层，这样充填会使鼻背显得更加平直

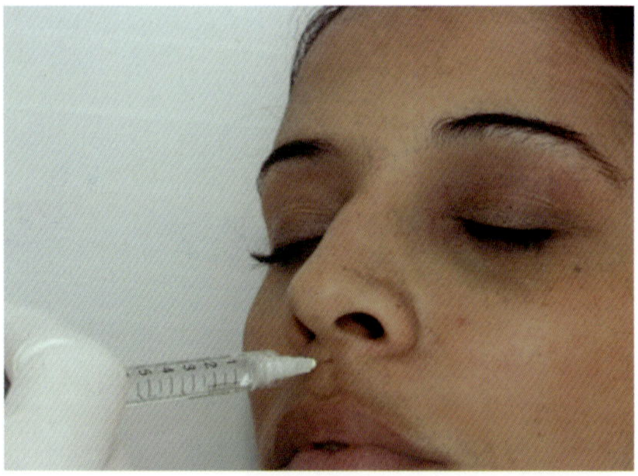

图 6.49 充填鼻唇角以提升鼻尖。对于女性来说，这个角度必须在 100° ~ 110° ，这样的鼻子外观更为精致

高度（图 6.50）。在注射前，最好捏一捏鼻小柱，以检查其顺应性。

6.6.7.2　鼻尖上区畸形

注意不要去除鼻尖上区的转折。在这个点的充填可能会导致鼻尖上区变形和继发的鼻尖降低（图 6.51）。为了使鼻尖上区转折明显，鼻穹窿和鼻中隔角之间必须有个高度差。在穹窿尖端少量注射便能达到理想的效果。

6.6.7.3　鼻尖突起

鼻尖突起应与鼻翼基底同宽，这是评判鼻尖充填的标准。如患者鼻唇角较小，充填会增加鼻尖的旋转程度。可通过直接注射鼻穹窿来增加鼻尖突起（图 6.52）。处理鼻尖的时候，必须明确患者是否需要同时加强穹窿部和（或）中间脚。当只有鼻穹窿需要抬高时，只能对鼻尖的上端进行注射充填。而如果需要改善整个鼻尖，那么必须对上方和下方同时注射。这对皮肤薄且鼻尖表面不平整的患者来说，是一个比较好的解决方法。

注意不要过量注射，防止出现中间脚过宽和鼻尖臃肿等情况。在注射过程中，轻轻捏起鼻尖可有助于避免过度充填。在鼻尖底部微量注射便可获得明显的鼻尖突起和漂亮的鼻尖上旋。如果需要大幅增加鼻尖突起程度，则需要对上颌骨前方的软组织进行充填。

需要谨慎对待鼻尖注射，推荐使用可生物降解的充填剂。

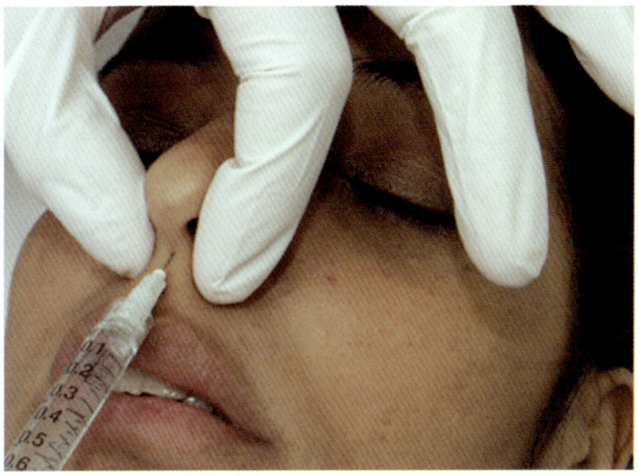

图 6.50　注射鼻小柱基底时，应用拇指和示指固定，防止充填过宽

6.6.8　鼻背

如果鼻尖的高度足够，而鼻额角和鼻背相对较低，这是注射充填鼻整形的良好适应证（图 6.53）。鼻尖高度有助于评估充填量的多少。注射应该从鼻额角开始，减少其凹陷程度，使之与鼻尖同高。而鼻背应注射隆起至几乎与这两个点之间连线重叠。应使用逆行技术注射。注射后需要轻轻按摩一下那些不平整的地方。

以往，主要靠手术治疗驼峰鼻。而今，注射充填是一个很好的替代方案（图 6.54）。在处理完鼻尖以后，开始注射鼻额角，然后是骨和软骨鼻背，最后是鼻唇角。注意不要破坏鼻尖上区的形态。

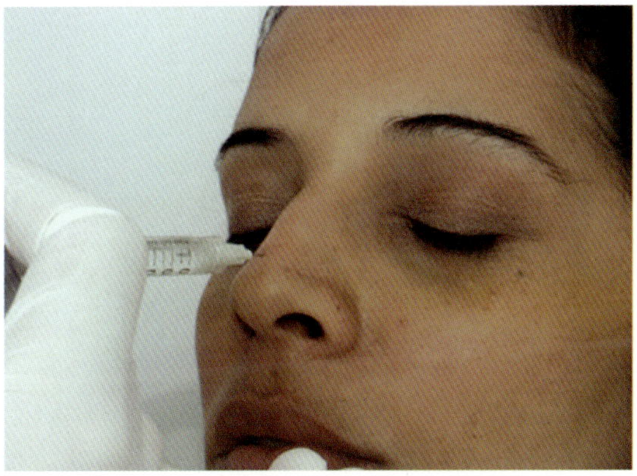

图 6.51　在注射鼻背软骨部分时，应注意防止鼻尖上区变形和鼻尖降低

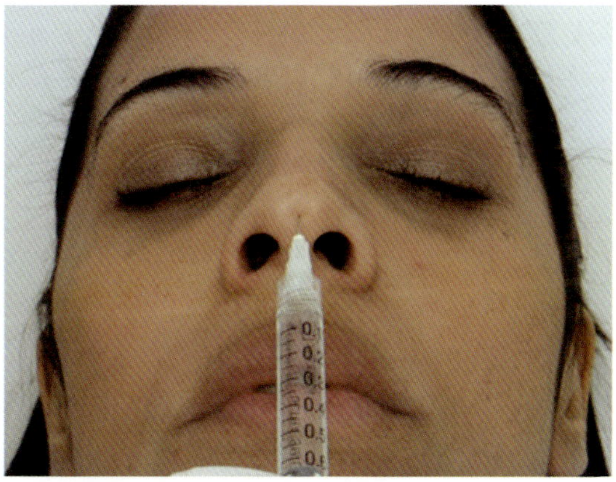

图 6.52　鼻尖注射：直接鼻尖充填可同时抬高并突起鼻尖；而过量注射会使鼻尖显得圆钝

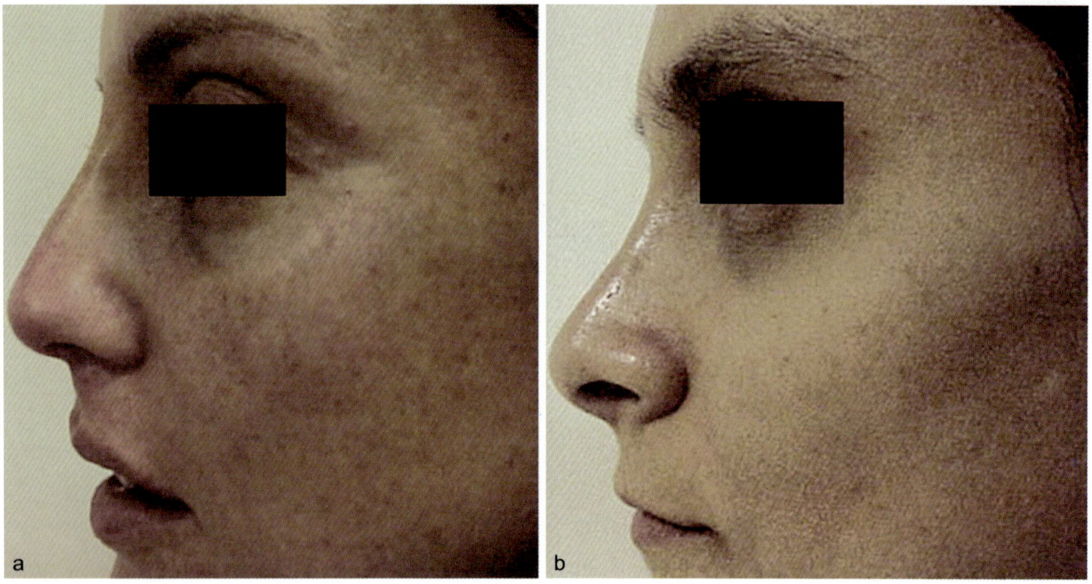

图 6.53 （a，b）采用注射充填鼻整形处理鞍鼻畸形术前、术后照片。注射充填是让患者接受治疗的重要手段，甚至可能是唯一方法

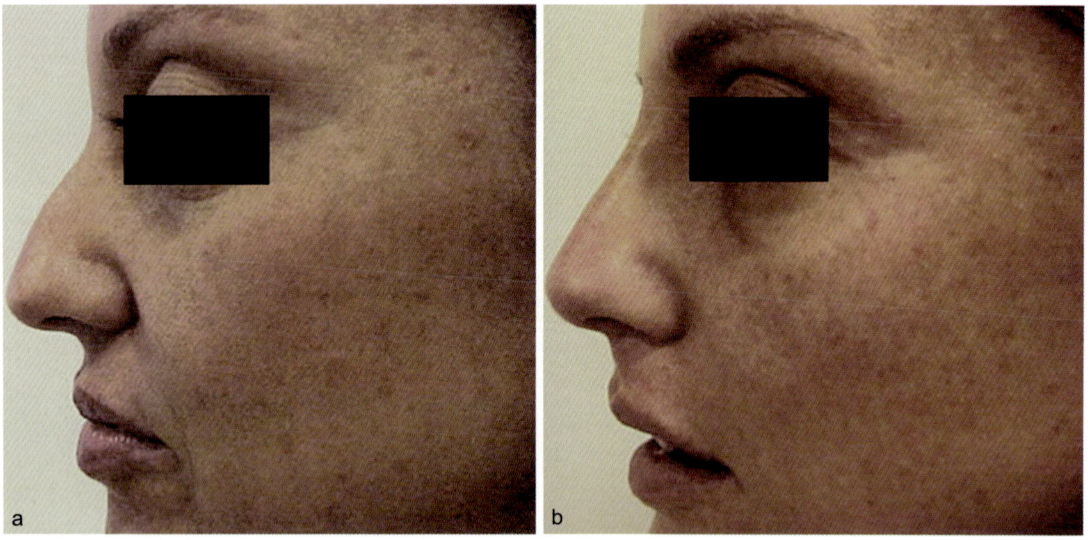

图 6.54 （a，b）这是只做了注射充填鼻部的典型术前、术后照片。只需一个 5 分钟的操作，患者离开时无瘀斑、无绷带，也无须忍受术后恢复期

6.6.9 充填剂的选择

如果是第一次行鼻部注射，最好使用可生物降解的材料来积累经验。只有经验丰富的医生才能使用非降解的充填材料。一些有一定经验的医生为了避免并发症，也只使用可降解的材料。透明质酸是一个很好的开始；虽然疗效并不持久，但新的透明质酸产品如乔雅登 Voluma 或类透明质酸制剂明显提升了鼻整形效果和维持时间。良好的亲水性和假塑性使之易于塑形（图 6.55）。

非生物降解材料能维持长久的术后疗效，但在注射时应注意避开血管，尤其是在鼻小柱基底注射时，意外地进入血管可能会导致鼻尖坏死这种灾难性的后果。比如聚甲基丙烯酸甲酯（PMMA）产品，虽然能维持更久的效果，但随着长效透明质酸制剂

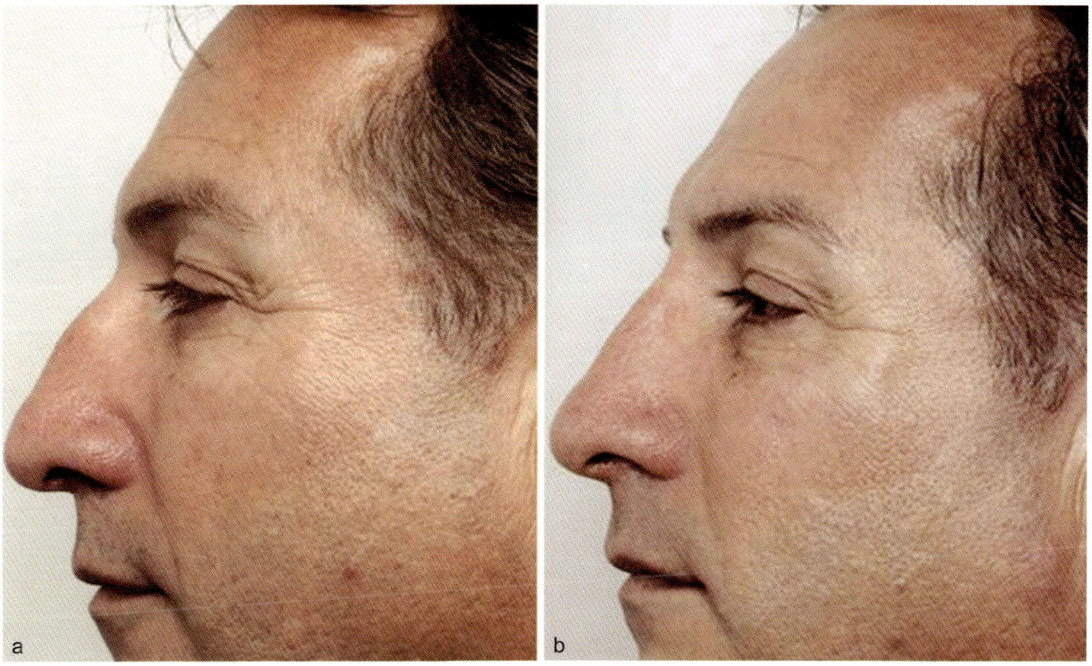

图 6.55 （a，b）驼峰鼻和鼻尖下垂。注射 1ml 的乔雅登 Voluma 矫直鼻背并矫正鼻尖

的问世，其使用频率也在逐渐降低。

6.6.10 并发症

注射鼻整形最严重的并发症是坏死和失明。主要发生于使用非生物降解材料时，较为罕见。可降解材料对血管损伤则更为少见，如果不慎将透明质酸充填剂注入血管，应及时按摩以破坏聚合物并立即注射透明质酸酶。

在鼻背软骨处过度充填会导致鼻尖上区变形和不平。如果注射规范，鼻额角和鼻唇角很少产生畸形，但可能会产生注射不均。应注意不要在这些部位注射过宽。在鼻尖处过量注射则会导致鼻尖圆钝畸形。

6.6.11 注射技巧和要点

鼻部充填需熟悉解剖并谨慎小心。部分操作效果可以与手术媲美。对于不愿意接受手术的患者来说，注射充填是一个很好的选择。

建议

- 向鼻畸形患者介绍有关注射鼻整形的优势。
- 请记住，注射鼻整形不能改变鼻子的生理功能。如果存在鼻中隔偏曲，请选择手术治疗。

避免

- 如果没有接受过正规的培训，请不要注射鼻部。

要点

- 注射充填鼻整形弥补了以往只能手术处理鼻畸形和鼻老化的不足。
- 为了达到理想效果并避免不良事件发生，应特别小心谨慎并严格消毒。

常见问题

- 注射鼻整形的优缺点是什么？

  答：注射鼻整形对于纠正鼻尖肥大的效果有限，但能明显增高鼻背、纠正驼峰、抬高鼻尖和改善鼻小柱短缩。

- 注射鼻整形时使用注射针还是钝针？

  答：这是因人而异的。注射针更适用于纠正驼峰鼻、注射鼻唇角和抬高鼻尖；而处理扁平的鼻子时，钝针是最佳选择。

6.7 鼻唇沟

6.7.1 简介

鼻唇沟仍是注射充填的主要适应证。此外，其也是 FDA 批准透明质酸类产品进入美国市场的最重要适应证。基于对这些上市产品的研究，我们可以获得可靠的数据来回答以下简单问题：①平均每人需要注射多少量的充填剂？②一次注射后效果能维持多久？重复注射呢？这项操作安全吗？

再也无法找到另外一个与鼻唇沟相似的结构。鼻唇沟有深有浅，有些是由面部表情所引起（图 6.56）或 SMAS 下垂所导致（图 6.57）。需要仔细观察每一个病例的细节，并相应调整注射技术、注射材料和注射用量。在此，必须提出一个忠告：鼻唇沟区域与眉间类似，如不慎注入动脉（鼻背动脉），可能会导致血管阻塞，从而继发相应组织（如鼻翼）坏死（参见 8.5.3）。

6.7.2 解剖 / 构造

鼻唇沟是处于鼻翼、鼻子和脸颊之间的小三

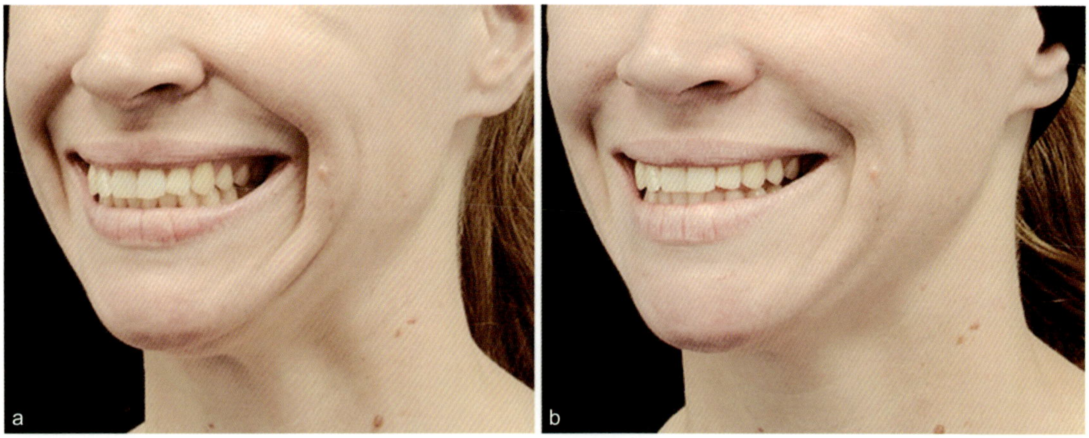

图 6.56 （a，b）乔雅登 Voluma 注射前后的鼻唇沟动态照片（每侧鼻唇沟注射 0.4ml，木偶纹注射 0.1ml）

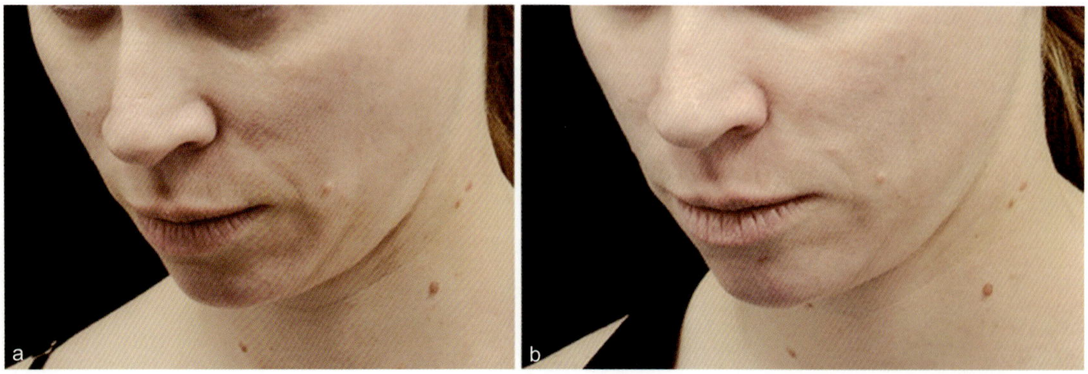

图 6.57 （a）治疗前，患者头向前倾，以便于显示和分析鼻唇沟及颊部皮肤的松弛程度。（b）鼻唇沟和木偶纹注射治疗后，机械支撑加强，松垂症状缓解

角，提上唇鼻翼肌和提上唇肌收缩可使之加深。当患者皱鼻子时，这两块肌肉收缩。强大的肌张力会令人在年轻时便出现较深的皱纹（图 6.58）。在静息状态时，鼻唇沟的深度与皮肤弹性纤维变性和 SMAS 筋膜的紧张程度相关。因此，鼻唇沟是衰老的一个重要信号。

6.7.3　患者评估和选择

注射前必须对鼻唇沟情况进行分析。如果提上唇鼻翼肌肉和提上唇肌收缩较强，可在注射充填的同时对这两块肌肉注射 A 型肉毒毒素。此外，充填量应该根据实际情况而定。对一些年龄较大且鼻唇沟较深的患者来说，可能需要每侧都注射 2ml。如果患者没有或只有轻度皮肤下垂，注射充填效果就会更好（图 6.59、6.60）。随着新的透明质酸充填剂产品上市，更适宜在鼻唇沟注射前先充填颧部（图 6.61）。

6.7.4　注射技术

在注射时用两只手指将鼻唇沟处的皮肤绷紧，可使鼻唇沟更明显，有助于提高注射的精确性（图 6.62、6.63）。为了使治疗效果更明显，尤其那些 SMAS 筋膜松弛引起的深纹，注射时应更加注意对鼻唇沟内侧的充填（图 6.64）。

使用退行注射技术法可以快速而方便地充填鼻唇沟。钝针或者注射针均可。也可以采用多点注射法，这种方法更易于充填鼻唇沟周围区域。鼻唇沟较深或皮肤松弛的患者则可能需要多层次的充填，比如在皮肤的不同层次注射同种或者不同种的充填剂。

6.7.5　修饰注射

如果使用生物可降解的材料充填较深的鼻唇

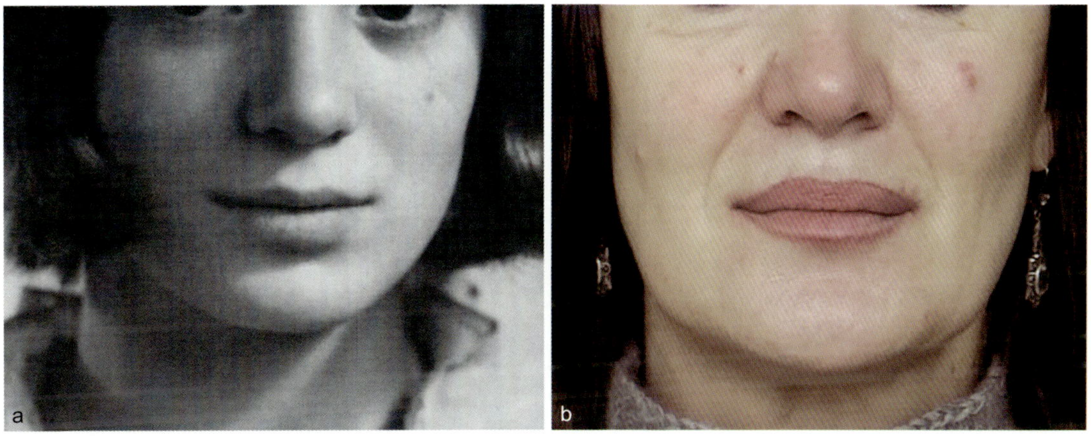

图 6.58　同一患者 20 岁时（a）和 40 岁时（b）。请注意鼻唇沟变深

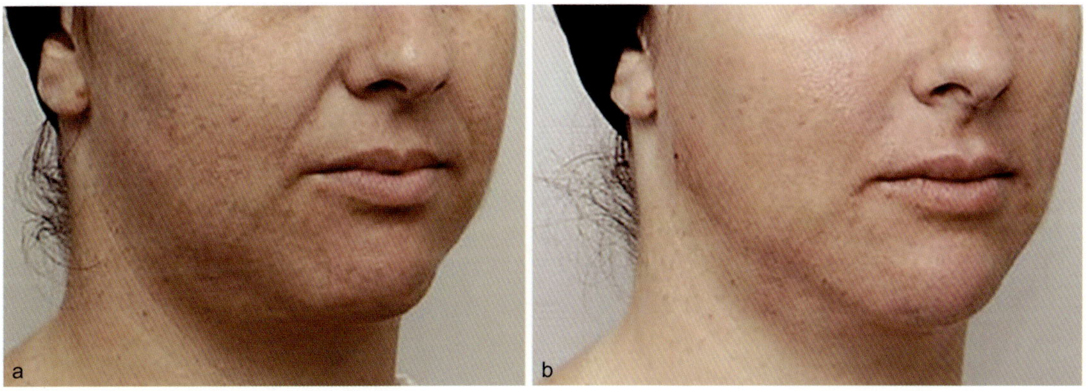

图 6.59　（a，b）每侧注射 1ml 乔雅登 Voluma 前后对比。在嘴唇处注射了 0.6ml 的乔雅登 Ultra Plus

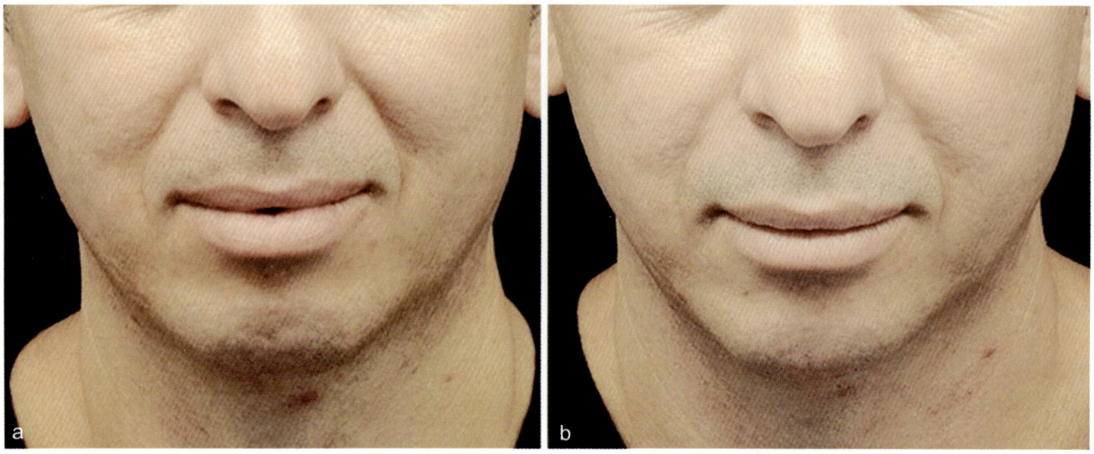

图 6.60 （a，b）一名男性患者的鼻唇沟治疗前后对比。总共注射了 1ml 的乔雅登 Volift。注意观察鼻唇沟柔软而自然的形态

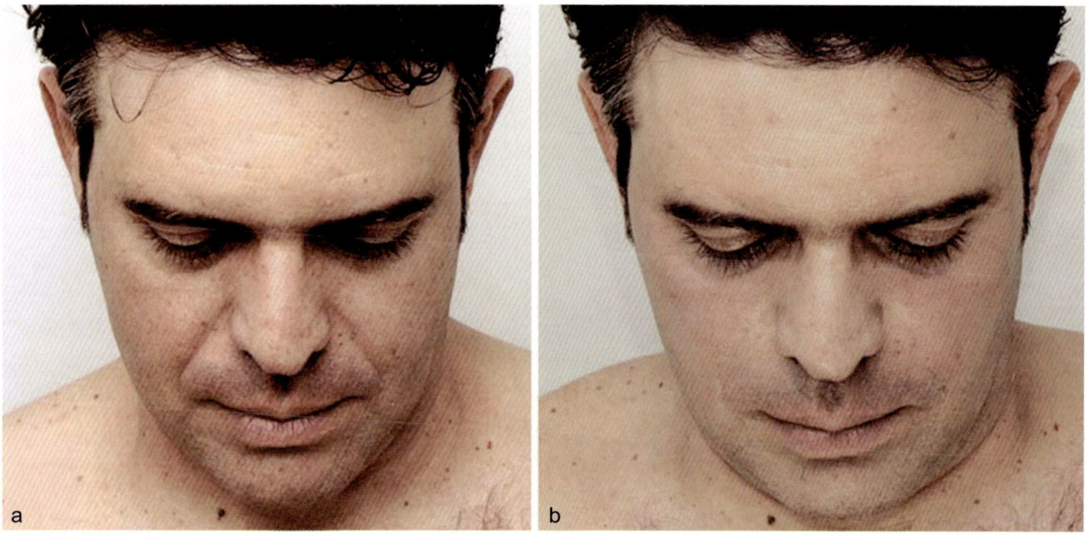

图 6.61 （a）当患者前倾时，鼻唇沟看起来就更明显了。（b）为确保更持久的鼻唇沟修复，在注射后让患者身体前倾，观察鼻唇沟是否依旧可见。如果在这个重力作用体位下依旧能看见鼻唇沟，则说明治疗效果不会持久。该患者总共在颧部和鼻唇沟处注射了 4ml 的透明质酸。治疗效果应该能持续 18 个月以上

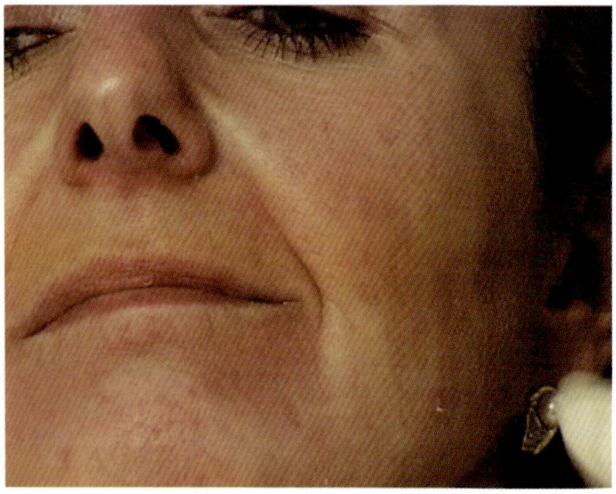

图 6.62 自然的鼻唇沟

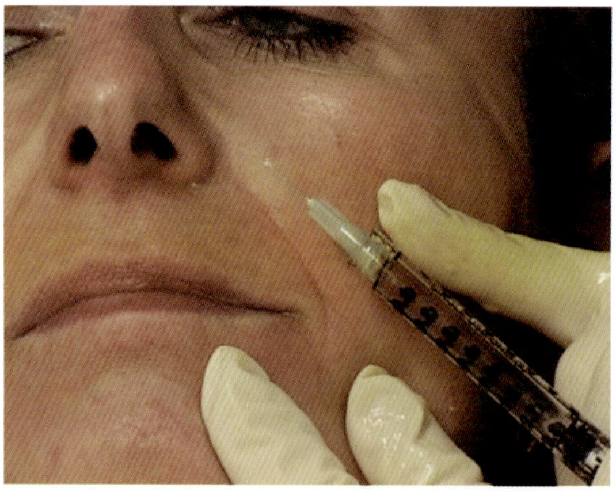

图 6.63 在注射时先将鼻唇沟处皮肤绷紧

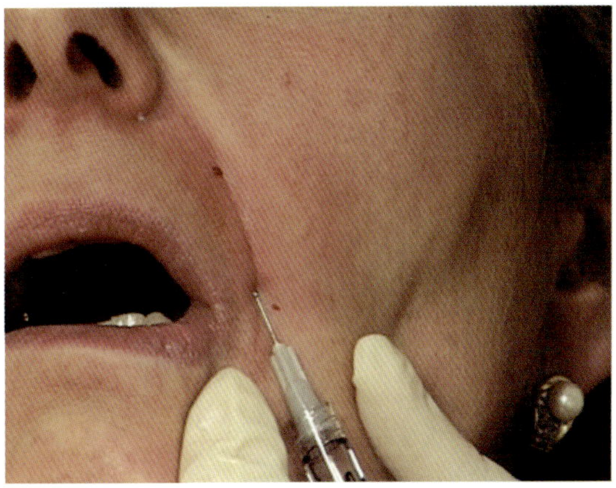

图 6.64　鼻唇沟内侧充填透明质酸，以防止面颊部进一步下垂

沟，二次修饰注射会使治疗效果维持更久。在首次充填后，最早 3 ~ 4 周便可进行修饰注射（当首次充填效果不满意时），或者晚些时候在 4.5 ~ 9 个月后注射（当希望维持更久的效果时）（Narins *et al*., 2008；图 6.65、6.66）。

6.7.6　并发症

大部分的并发症是由于不恰当的注射方式导致的，应当注意避免：

1. 香肠外观：是由于注射太浅所引起（注意：

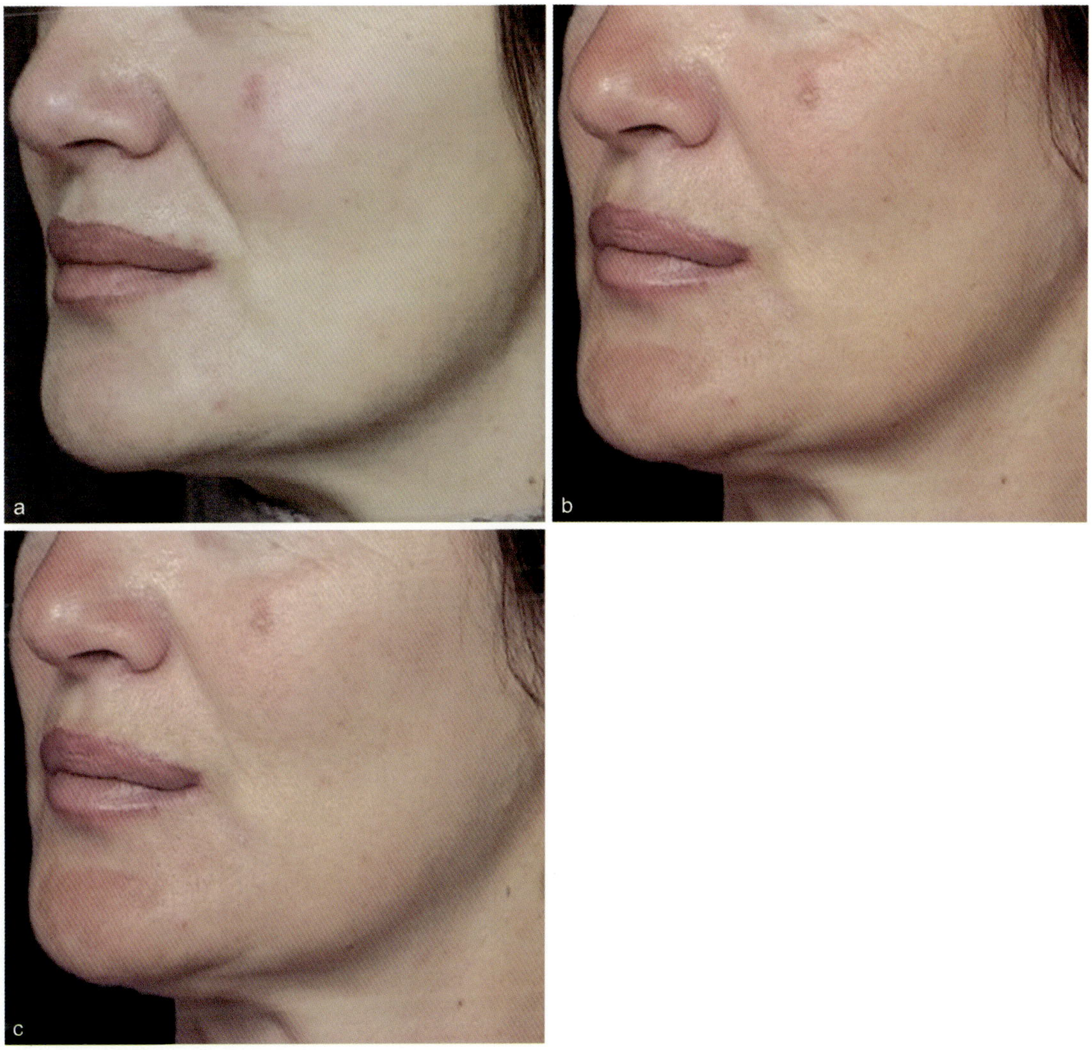

图 6.65　（a ~ c）聚左旋乳酸注射鼻唇沟深纹，治疗前、治疗后即刻和治疗后 5 个月

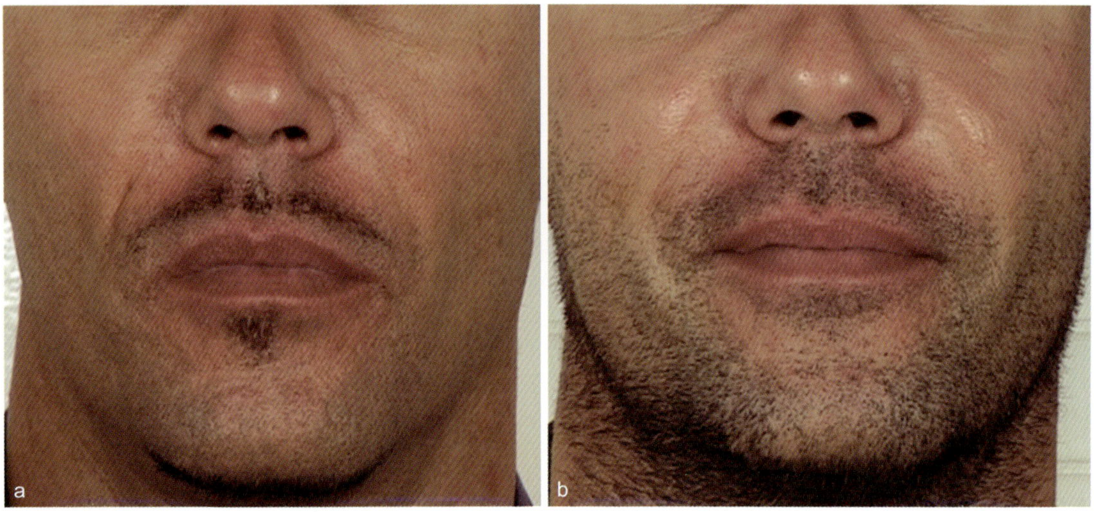

图 6.66 （a，b）聚左旋乳酸注射鼻唇沟深部后，使用 1.4ml 低黏度透明质酸注射鼻唇沟浅部，治疗前和治疗后 3 个月

香肠外观也可以在眶下等部位形成）。

2. 肿块：一次性过量注射会导致充填剂堆积，在注射后的数周内都可能触摸到。

3. 鼻唇沟加深：对 SMAS 筋膜下垂患者来说，如果注射过于靠外侧，反而可能会使鼻唇沟更深。

4. 鼻翼坏死：幸运的是，这种并发症极为少见。如果在注射过程中，患者诉疼痛明显且发现皮肤发白，必须立即停止注射；如果注射的是透明质酸，应立即注射透明质酸酶（参见第 8 章）。

6.7.7 注射技巧和要点

建议

- 在注射过程中或注射结束时，让患者舒适地坐着，以确保在重力作用最大时评估鼻唇沟深度。
- 对鼻唇沟中、重度凹陷的患者，有计划地在 4.5 ~ 9 个月后行二次修饰注射，以增加治疗效果的持久性。

避免

- 皮肤下垂患者注射时不要过量充填外侧，否则会使鼻唇沟变得更加明显。
- 避免注射不足。如果对于每侧都需要注射 2 ~ 3ml 的患者，你只注射了 1ml，那么手术效果肯定不会让患者开心。
- 如果患者伴有明显的木偶纹，不要忘了和鼻唇沟同时处理。否则，患者可能会看起来很奇怪。

要点

- 尽管全面部均可进行注射充填，但鼻唇沟修整仍是主要适应证。原因之一可能是患者在经济上会更容易接受 1 ~ 2 支的注射，而不是 3 支或以上。
- 如果您已经准备开始注射充填了，那么就从这里介绍的方法开始吧。这是一种简单而可控的方法。
- 请务必充填足量，又要确保不矫枉过正。

6.8 耳垂

6.8.1 简介

人们有着上千年的穿刺耳垂并以珠宝修饰的历史。而在有些文化中，饰物被用于牵拉、伸展耳垂。耳环过重或耳环被意外牵拉（比如勾在毛衣上）常常导致耳垂撕裂。注射充填对松垂或萎缩的耳垂有良好的效果（图 6.67）。

6.8.2 解剖 / 构造

耳垂由与脸部连接的上半部分和不连接的下半部分构成。耳垂的形状和轮廓差异很大。理想

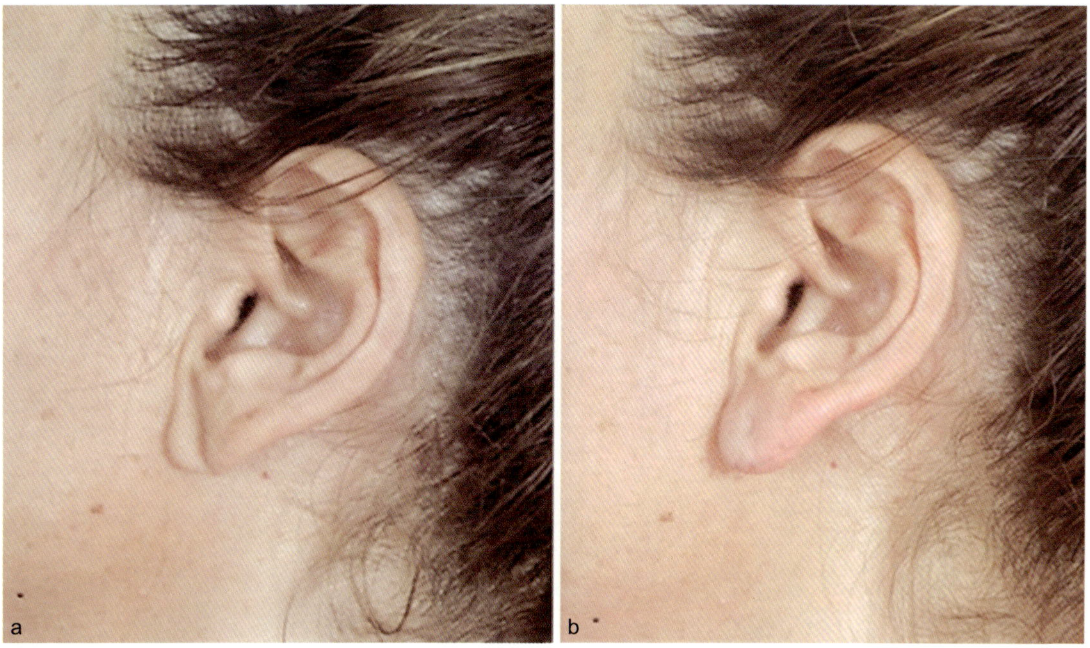

图 6.67 （a，b）治疗前，耳垂萎缩并可见一条垂直皱纹；每侧注射 0.5ml 乔雅登 Ultra Plus，使耳垂恢复原有容积

情况下，耳垂的长度应占全耳的 20%，平均长度约 18mm。大多数人的耳垂是悬垂的，但大约 30% 的人耳垂与脸部相连，这是一种隐性基因遗传现象（图 6.68、6.69）。

6.8.3 患者评估和选择

随着年龄的增长，耳朵悬垂的部分会逐渐变大。同时，耳垂也会因失去部分皮下脂肪而变得萎缩，形成纹理和皱褶。同脸上的其他地方一样，耳垂上的皮肤也容易被阳光损伤。同时，暴露在阳光下也会使耳垂起皱、变色。

注射充填可以有效地治疗萎缩性耳垂上的纹理

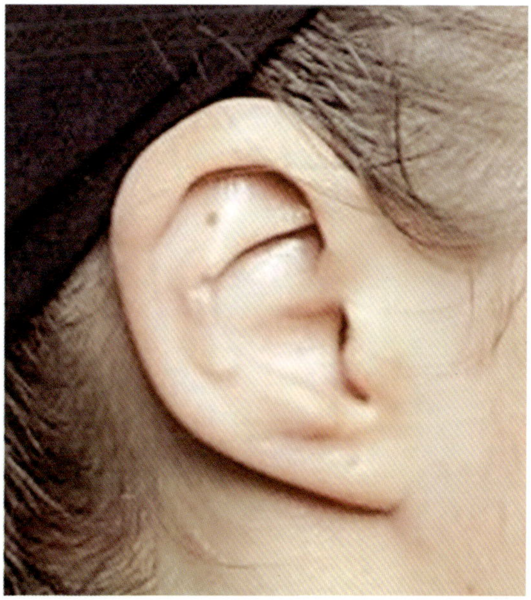

图 6.68 典型的与脸部相连的耳垂

和皱褶，使之丰满，从而呈现出更年轻化的外观。撕裂或拉大的耳洞只能通过手术修复。注射充填可以部分缩小耳洞。除皱术后的患者如存在耳垂畸形，也可通过注射充填解决问题。

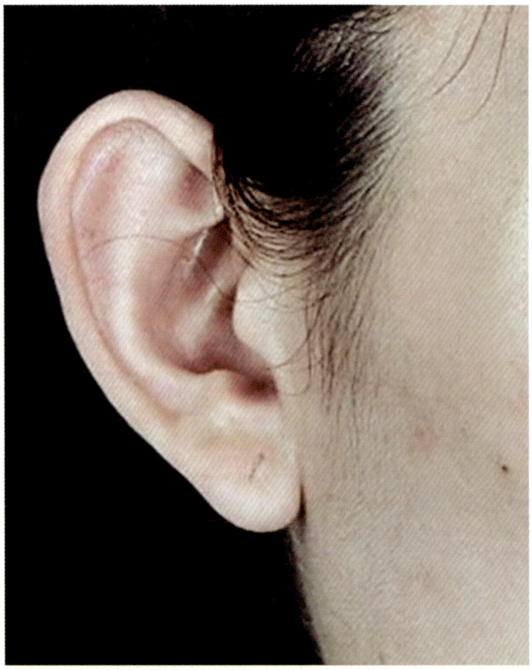

图 6.69 与脸部不相连、悬垂的耳垂

6.8.4 注射技术

首先绷紧皮肤，然后将充填剂注入皮下组织。一般情况下，注射 0.2 ~ 0.5ml 就足够了。如果需要将耳洞缩小，可以在其周围注射透明质酸使之缩小（图 6.70）。通常不需要麻醉。

6.8.5 注射技巧和要点

建议

- 注射时绷紧皮肤。

避免

- 不要过量注射，没有患者希望耳垂臃肿。

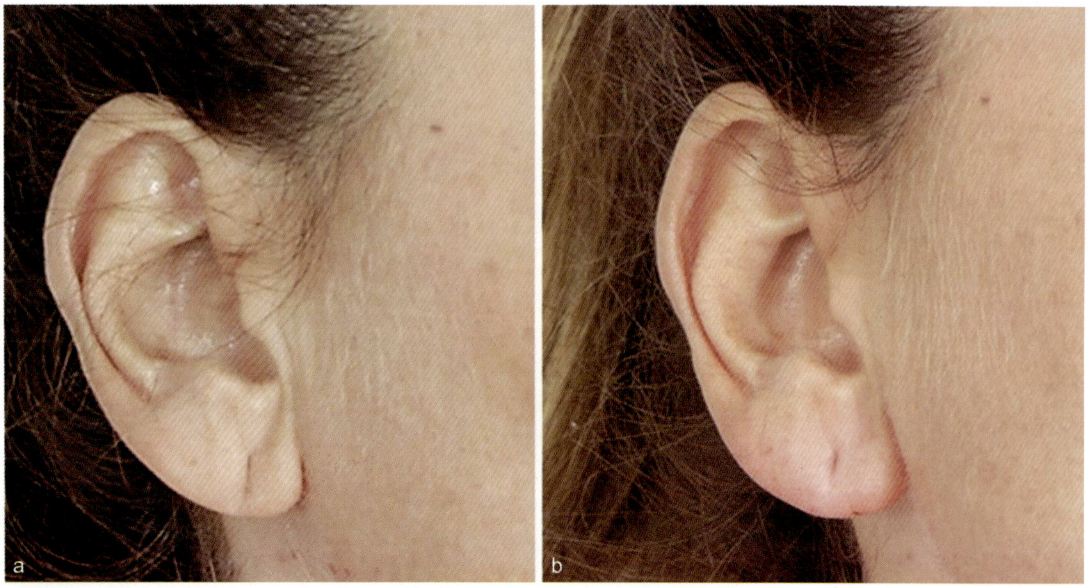

图 6.70 （a，b）治疗前，扯大的耳洞让耳垂看起来如撕裂一般。通常情况下，患者只能通过手术加以改善。每侧注射 0.5ml 的乔雅登 Ultra Plus 后，撕裂外观得以修复

要点

- 一般患者都不知道这个适应证。当找你解决其他问题的患者伴有耳垂松弛时，你可以向其推荐。

6.9　唇

6.9.1　简介

嘴唇是非常重要的交际器官。从快乐到悲伤到忧愁，嘴唇传递着各种情感，在性感和情欲的表达中也起着重要的作用。当口轮匝肌功能完好时，唇尤其是下唇的正常功能保证了口腔内的液体和固体不至于外溢。红唇和白唇良好的顺应性赋予了口周区域理想的活动度。A 型肉毒毒素注射虽然有时候非常管用，却可能会导致左右不对称和暂时性功能丧失（参见 9.4）。某种程度上来说，注射充填是非常适合于丰唇和改善口周皱纹的。

然而，必须注意的是充填治疗也是极具挑战性的，因为各种嘴唇的形状、咬合和肌肉活动都存在很大的差异。注射前需要对嘴唇解剖和肌肉活动模式有一个正确的理解，否则继发的效果不佳可能会特别明显。和眼周一样，口周也是一个注射时需要特别关注的部位，任何的不慎都可能引起畸形。

6.9.2　解剖

嘴唇不仅仅是由黏膜所构成的红唇，也包括其外缘由皮肤构成的白唇，是一个上接鼻部、下邻颏部的解剖学单位。完整的嘴唇结构包括黏膜和皮肤间的白色过渡线、“V”形的唇弓、丰满的唇珠和唇红，以及微扬的嘴角。上下唇高度的黄金比例为 1∶1.618。

人中是一个非常重要的解剖标志。上方白唇的中间有两条垂直凸起的人中嵴，而唇弓则是人中基底部的一个凹陷（图 6.71）。唇周的唇颏皱褶和鼻唇沟也需要重点关注，因为哪怕已经对唇部进行了足量的充填，过深的口周纹理也会使人呈现出一种衰老的外观。

上唇的皮肤菲薄，且无皮下脂肪。因此，皮下缺乏足够的支撑以及肌肉过多的活动，可导致口周部位极易形成皱纹（图 6.72）。

口轮匝肌是口周的主要肌肉，其具有环形纤维，主导嘴巴的括约功能。口周还有一个与口轮匝

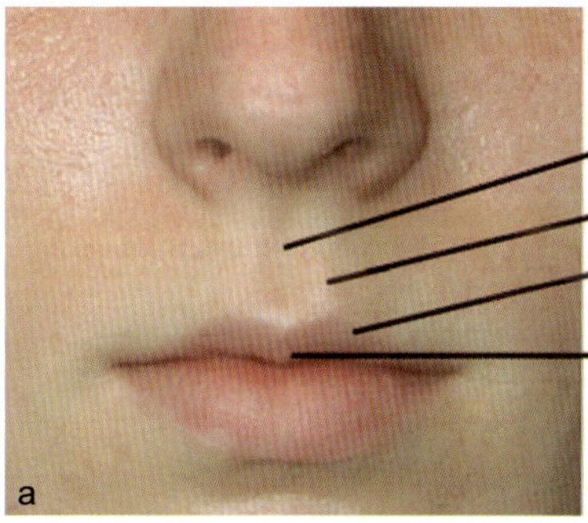

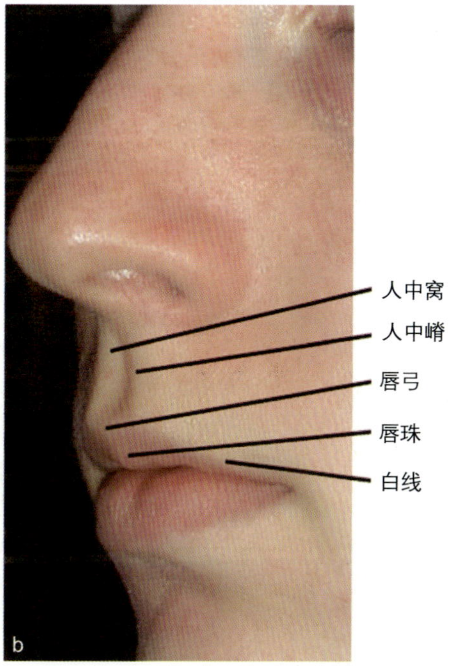

图 6.71　（a，b）上唇正侧位

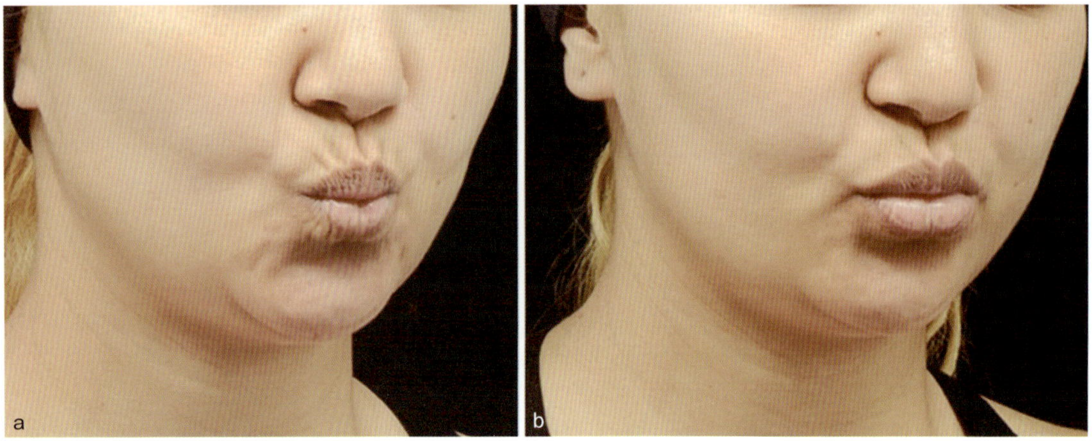

图 6.72 （a，b）虽然该患者只有 28 岁，但在做表情时口周皱纹已明显可见。如果不加以处理，这些动态皱纹就有可能发展成为静态皱纹。在唇红处注射 1ml 的乔雅登 Voluma 后，皱纹明显减少，患者也更显年轻

肌密切相关的肌肉群，与升、降以及回缩嘴唇相关，从而产生复杂的唇部动作。从内向外排列的升肌有：提上唇鼻翼肌、提上唇肌、颧小肌、颧大肌、提口角肌和笑肌。降肌包括降口角肌、降下唇肌、颏肌和颈阔肌。

上、下嘴唇分别由穿行于黏膜下层的上、下唇动脉供血。这两条动脉均源自面动脉。

上唇的感觉由眶下神经支配，而下唇则是颏神经。口轮匝肌的运动神经为面神经颊支。口周所有肌肉均由面神经的颊支或下颌缘支支配。

6.9.3 患者评估和选择

唇部解剖结构清晰的年轻女性，丰唇效果相对较好且形态自然（图 6.73）。有时即使是较年轻的女性患者，也能见到口周放射状的皱纹和唇部萎缩，并且随着年龄的增长，逐渐加重（图 6.74）。因此，唇部整形不仅要使唇形丰满，还必须处理口周皱纹（图 6.75、6.76），但也需要辨析患者的诉求是否合乎实际。

评估是唇部整形最重要的一步。上、下牙列的拱形支撑着唇部隆起的形态。有时候需要提升上颌骨，以实现口周的区域平衡（图 6.77、6.78）。如果存在牙齿（门牙和侧切牙）的向内倾斜，就需要进行黏膜注射，否则就很难让唇部正常突起（图 6.79）。对于嘴唇较薄的患者，应对肌肉活动度进行评估。有些人在微笑时唇红会过度内翻，尤其是对露龈笑的患者来说更为明显。应该对这类患者行提上唇鼻翼肌 A 型肉毒毒素注射，而仅凭注射充填是

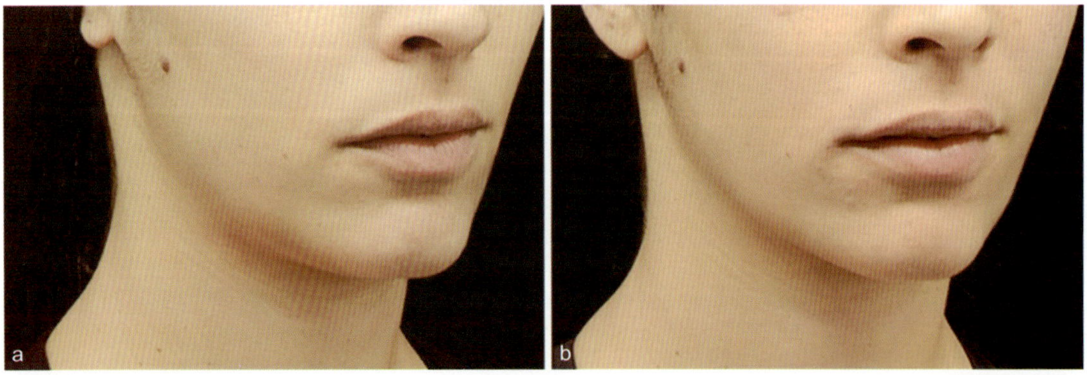

图 6.73 （a，b）在上、下红唇注射 1ml 小颗粒的乔雅登 Volbella 并辅以手法按摩治疗的前后对比。请注意，唇部无明显的水肿、瘀青或畸形

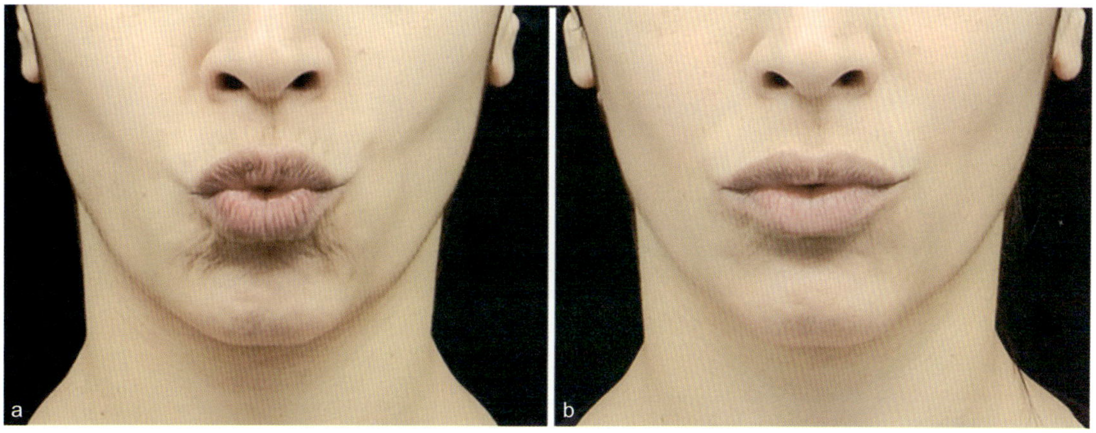

图 6.74　（a，b）同一位患者注射 20 天后。尽管她只有 32 岁，但已存在明显的口周动态皱纹。对红唇注射治疗后，其结构更清晰，皱纹也明显减少。注射充填可有效防止嘴唇的过度皱缩

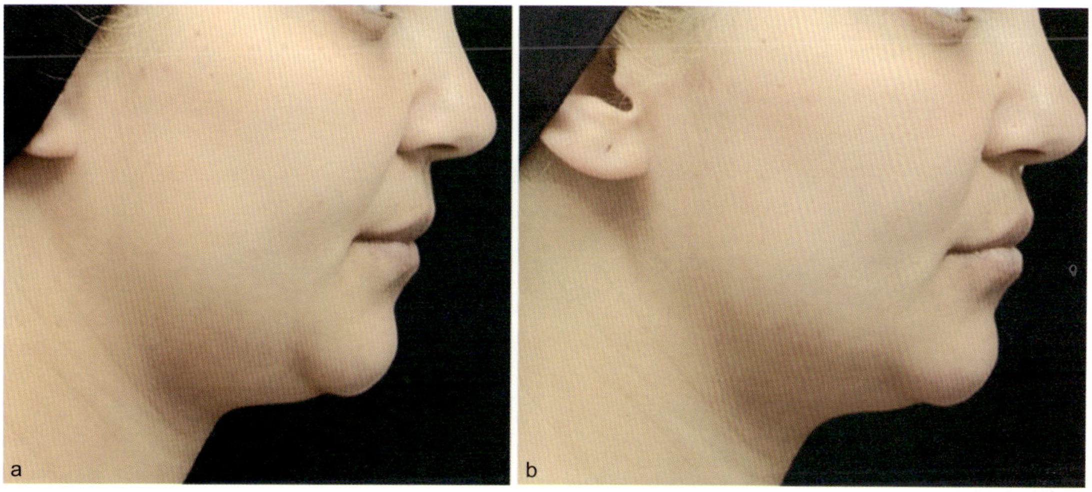

图 6.75　（a，b）在上、下红唇注射 1ml 小颗粒的乔雅登 Volbella 并辅以手法按摩治疗的前后侧脸对比。请注意，上、下唇呈恰当且自然的突起

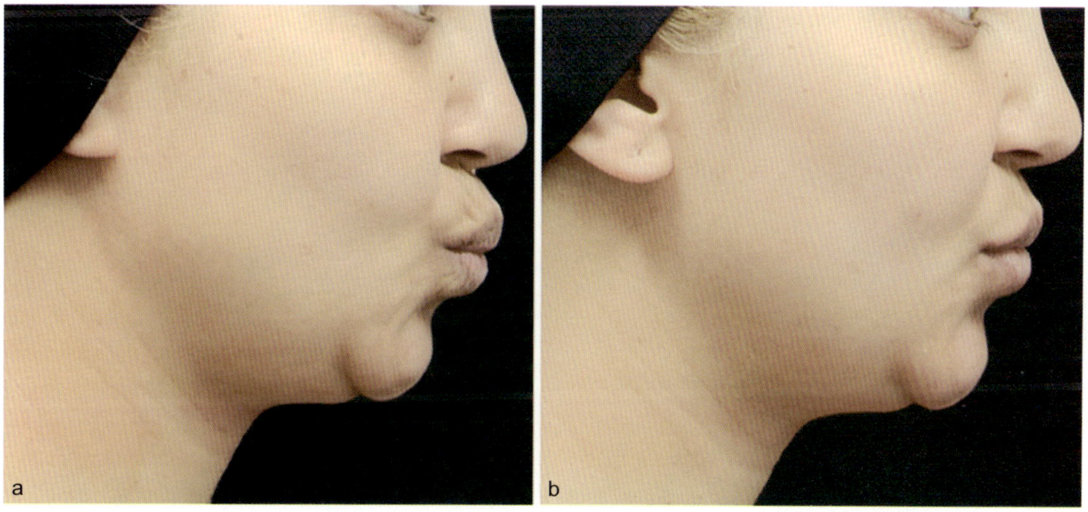

图 6.76　（a，b）治疗前后的侧脸分析。请注意，在撅嘴时嘴唇没有过度突起，口周皱纹也得到改善

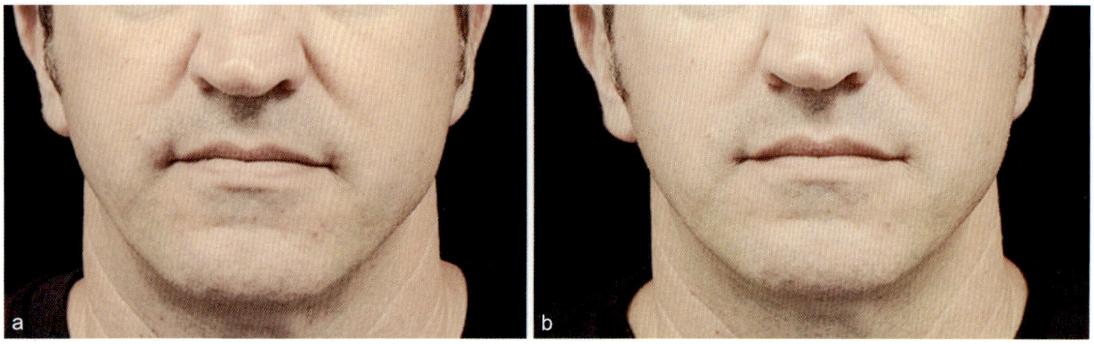

图 6.77 （a，b）该患者合并有上颌骨退缩。男性患者唇部整形时应适当保守。在上唇注射 0.5ml 的乔雅登 Volbella，并在每侧鼻唇沟注射 1ml 的乔雅登 Volift。两项操作都取得了满意的效果

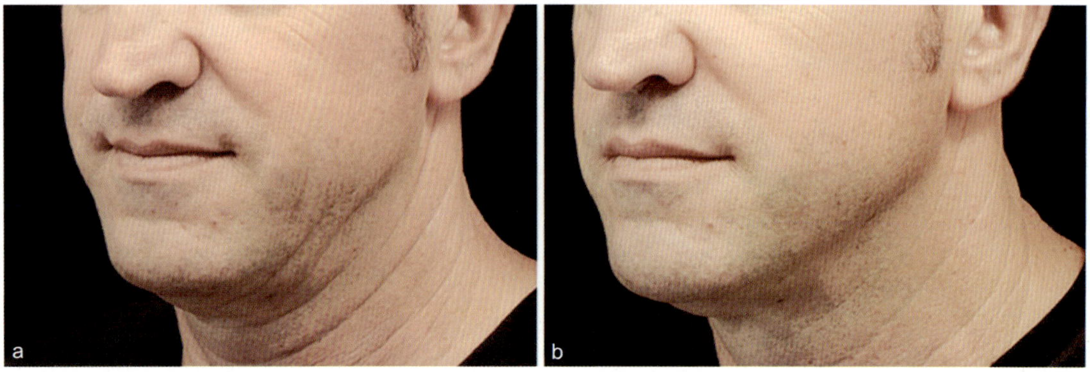

图 6.78 （a，b）治疗前后的侧位对比图。请注意，上颌骨部位的突起和上唇自然的轻微外翻使患者看起来更为年轻

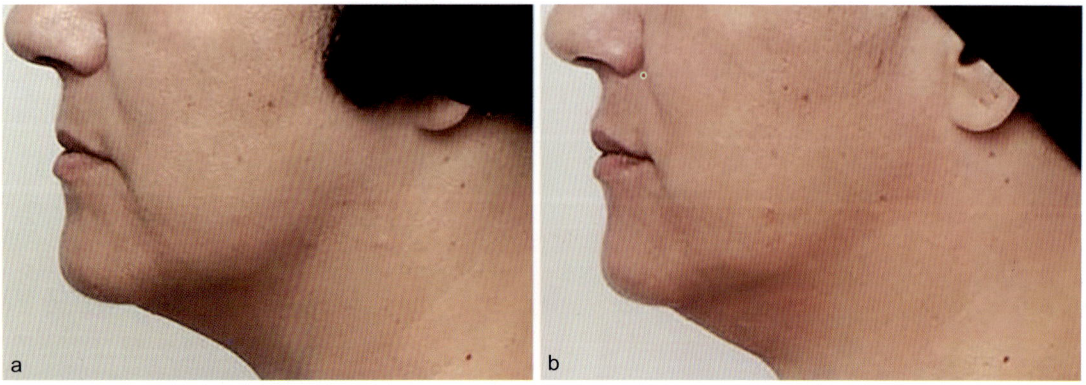

图 6.79 （a，b）请注意，术前因上唇退缩而形成的反颌畸形。沿唇缘注射充填并通过黏膜注射丰满唇珠，使上、下唇形态更为平衡。人中部位弧度优美。在上唇和口角部位总共注射了 0.8ml 的乔雅登 Ultra Plus

无法获得满意效果的。必须同时在动态和静态的表情下评估患者。应当事先向患者指明，至少存在四种不同类型的微笑，而动态性不对称是非常常见的。

6.9.4　注射技术

在含利多卡因的透明质酸产品问世前，对患者来说，注射丰唇是一个相当痛苦的过程。为了达到更完美的效果，或者进行必要的二次修饰注射，应尽可能地减少注射时的疼痛。于是，含利多卡因的透明质酸产品就成了首选。术前局部麻醉或神经阻滞麻醉也能进一步减轻疼痛。对上唇来说，可以在上唇系带内、外侧黏膜下浸润麻醉的同时辅以眶下神经阻滞麻醉。对下唇来说，可以联合颏神经阻滞麻醉和黏膜下浸润麻醉。虽然经口或经皮注射均能达到同样的效果，但一般优选疼痛更小的口内注射（参见第 5 章）。然而，在注射含利多卡因的透明质酸产品时，部分患者只需要局部麻醉甚至冰敷便足以耐受整个操作过程。

虽然作用短暂，但可降解产品的效果却最为自然。通过对唇缘的充填，使唇部外形更为清晰（图 6.80）。对红唇来说，只有透明质酸这种高度亲水的物质才能在既增加其容积的同时又保证其活动度（图 6.76）。随着透明质酸制剂的效果更为持久，不可降解产品的使用频率越来越少。

注射可以从唇弓或口角处开始，但必须使用退行注射法。点状注射不仅增加出血，也可能使充填不均。应首先注射唇部边缘（白线），这有助于限制上、下红唇的外扩。此时，一定要注意牙槽的弧形。如果希望唇珠更为突出，可通过黏膜或口腔在黏膜下对其进行充填（图 6.81、6.82）。轻微的口周皱纹

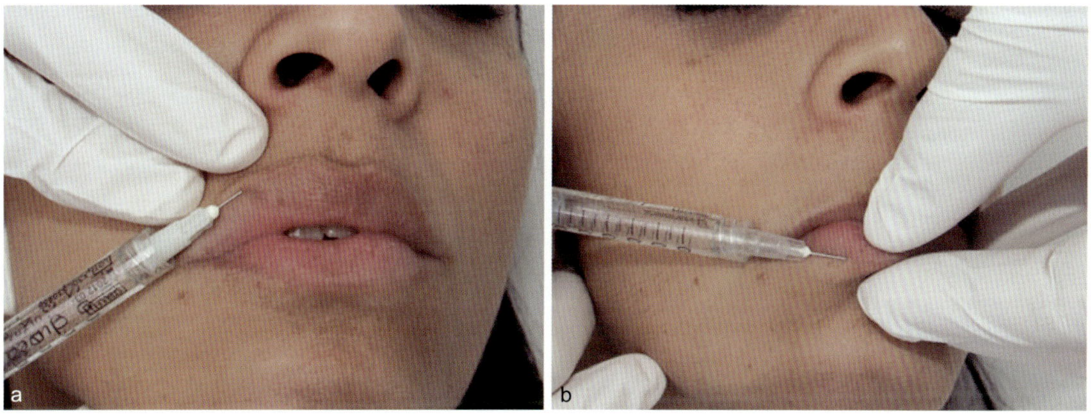

图 6.80　（a，b）透明质酸注射充填上、下红白唇之间的过渡线

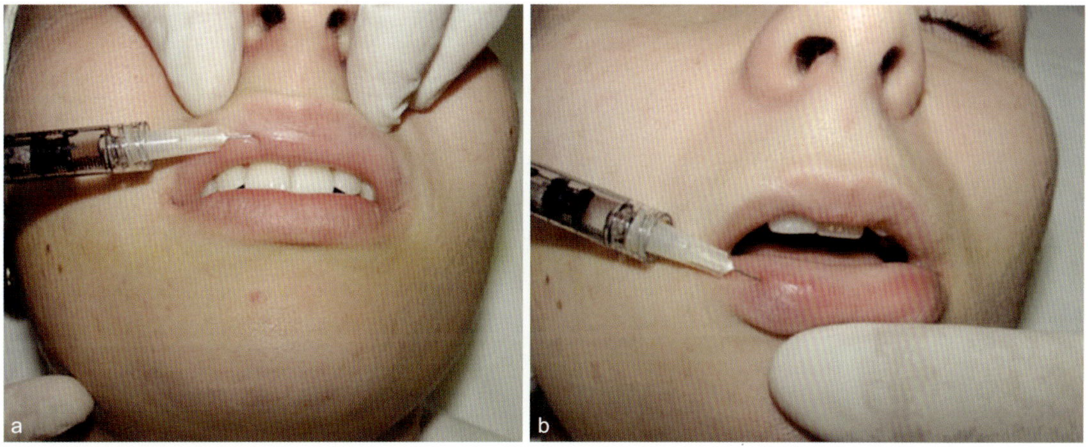

图 6.81　（a，b）透明质酸注射充填红唇

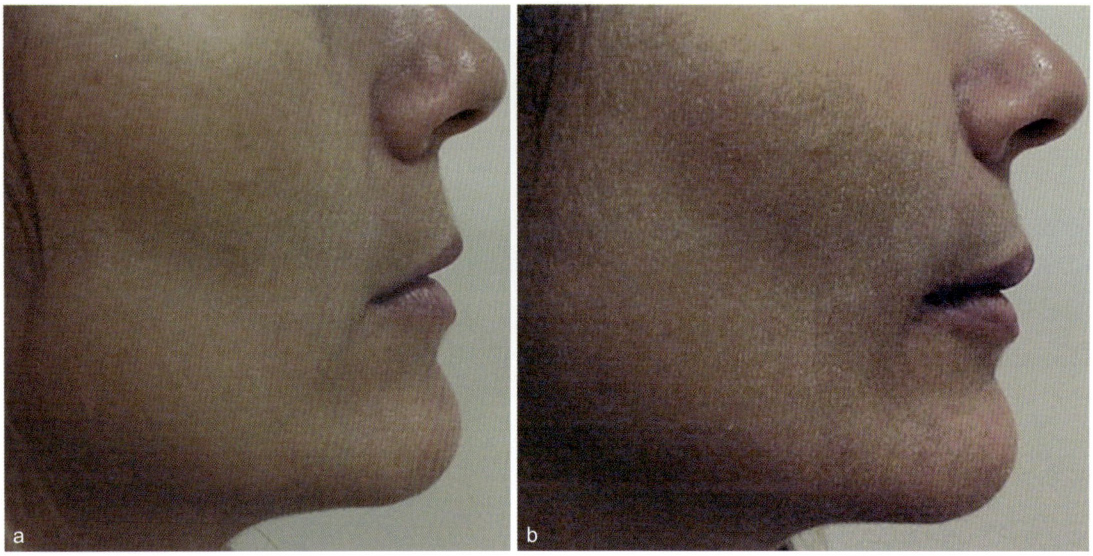

图 6.82 （a，b）注射充填唇珠可改善唇部的侧面轮廓

可能只有通过注射才能得到改善。如果效果不明显，可直接对每个小皱褶进行注射（图 6.83）。绷紧皮肤，并直接在小皱褶下方注射可获得最佳的注射效果。

对老年人来说，拥有更好的外形可能需要对整个唇部结构进行处理（图 6.84）。所有口周区域都必须给予注射，以获得更为平衡且自然的效果（图 6.85）。如果嘴唇周围的皮肤较为松弛，建议在注射充填的同时辅以化学剥脱或激光嫩肤。唇部解剖标志清晰、皮肤柔软且弹性好的患者治疗效果最佳。

在有些情况下，直接在嘴唇边缘注射会使唇内翻，在试图纠正这一外观时又容易过量注射而导致

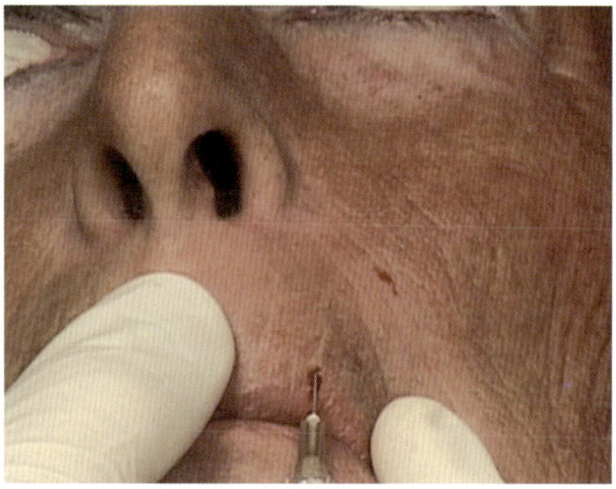

图 6.83 在唇周小皱襞直接注射猪胶原蛋白（伊维兰 Breeze）

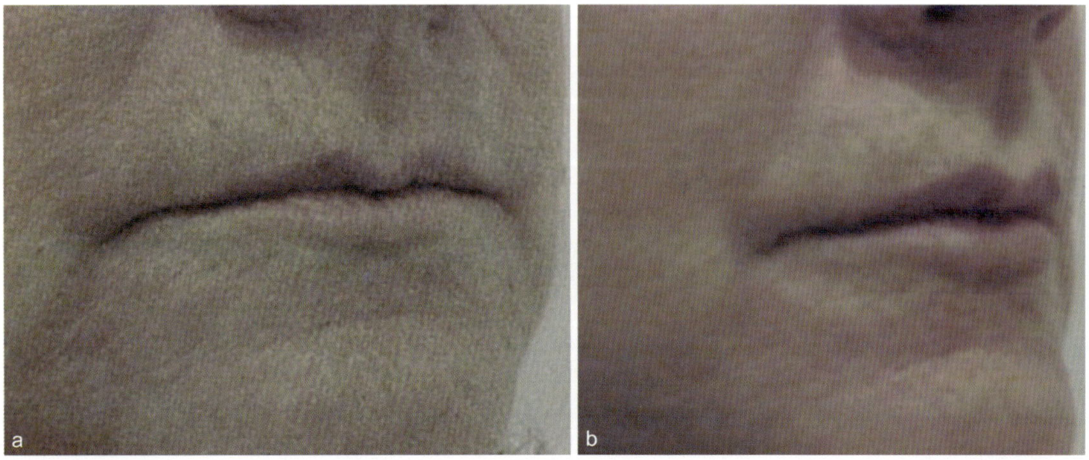

图 6.84 （a，b）注射充填的目的是恢复唇部的解剖结构。同时也注射了人中部位

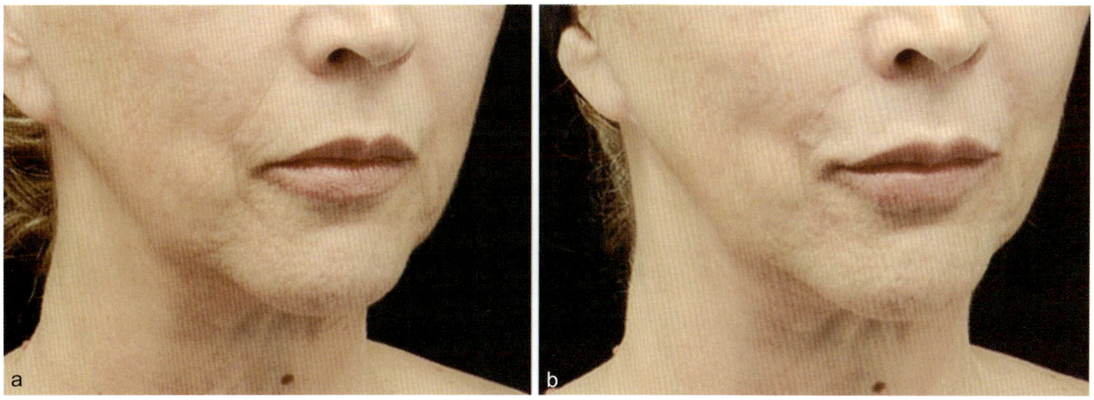

图 6.85 （a，b）这名 64 岁的患者表现为鼻唇沟清晰可见和口角中度下垂。她要求效果自然，但经费有限。在每侧鼻唇沟和木偶纹各注射了 0.4ml 和 0.1ml 的乔雅登 Volift 后，还即刻在唇部注射了 1ml 的乔雅登 Volbella。她对术后自然的形态非常满意

嘴唇过突。老年人的嘴唇萎缩和大多数牙槽弧度不足的年轻人应区别对待和治疗。使用较细的钝针行黏膜下注射不仅可以避免嘴唇内翻畸形，而且可以提供足够的支撑使其具有一定的突度外形（图 6.86、6.87）。

6.9.5　并发症

唇整形相关的并发症包括团块形成和形态不对称。肿胀、瘀斑和红肿也较为常见，与产品种类、注射数量和注射技术相关。如果肿胀严重，短期口服激素有效。不可生物降解产品的并发症相对较多。由于嘴唇本身活动度较大，任何形式的包膜形成均可导致突兀且不自然的唇部外形。

6.9.6　注射技巧和要点

需要注意的是，患者拍照或者录像时，嘴唇往往会显得更大。有时患者会要求更多的充填，而我们应该先给他们看一张注射后效果的照片，然后再决定是否进一步注射。在唇珠部位避免过度充填，否则可能会在正侧位均形成鸭嘴状畸形外观。

建议

- 在注射丰唇时，不能只看正面，也要观察侧面的形态。
- 告诉患者，在丰唇时“少即是多”。
- 告诉患者，即使是最新的透明质酸产品，也可能引起短暂的肿胀。

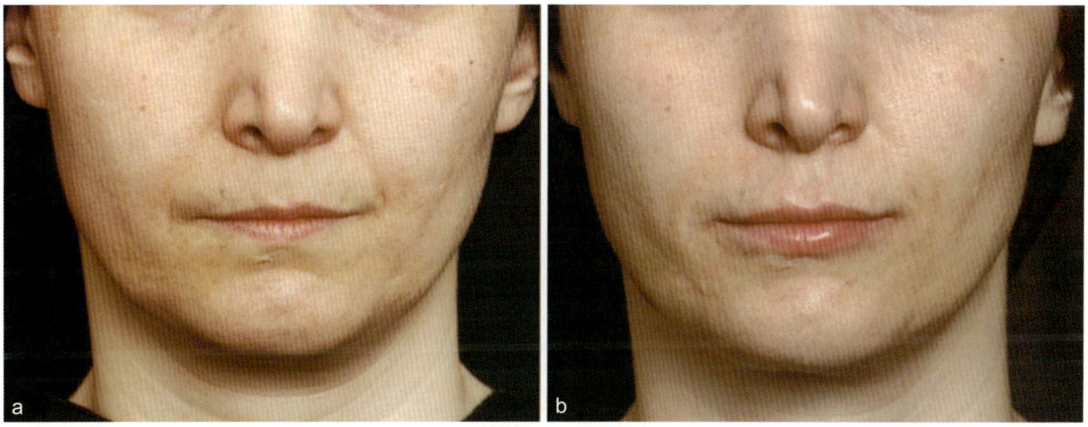

图 6.86 （a，b）该患者薄唇内翻且人中扁平，用 25G 细钝针在上、下嘴唇注射 1ml 乔雅登 Ultra Smile 的治疗前后对比。在黏膜下支撑并使嘴唇外翻后，用 30G 针头注射 0.55ml 乔雅登 Ultra Smile 重塑嘴唇和人中的形态

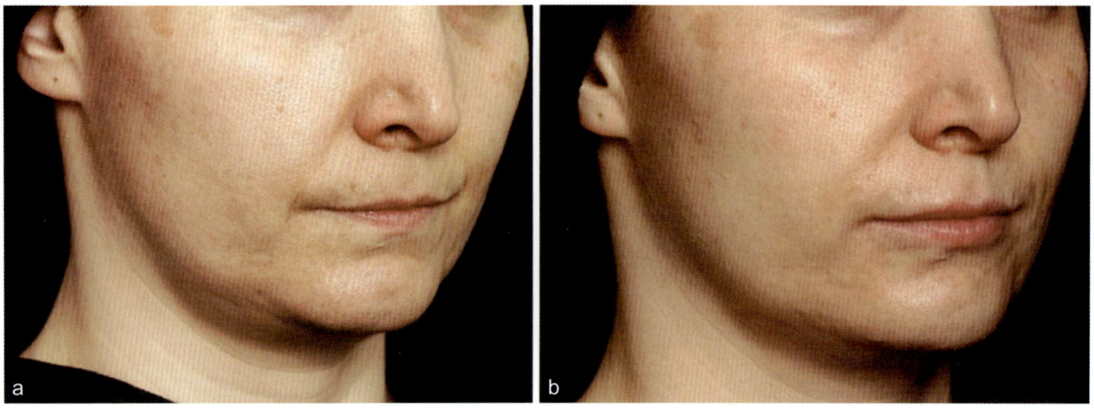

图 6.87 （a，b）侧位观：薄唇内翻且人中扁平，治疗前后对比

避免

- 不要忘记检查患者的牙齿状况。一套新的义齿可能会明显改变唇部的外形。
- 不要只处理上唇。上、下唇比例应当和谐。
- 不要试图用传统的针法来纠正嘴唇内翻。用钝针黏膜下注射是一个更好的选择。

要点

- 含利多卡因的透明质酸产品极大地改变了美容操作，因为在注射过程中患者的不适是阻碍唇部注射整形的主要原因之一。
- 同时从静态和动态两方面评估唇形。
- 应严格避免过度充填。

6.10 木偶纹

6.10.1 简介

木偶纹让面部表情看起来悲伤且冷酷，是一种不受人欢迎的皱纹。木偶纹常常与鼻唇沟深纹合并存在。如果只纠正鼻唇沟而忽略木偶纹（例如在鼻唇沟临床试验中），患者的整个面部看起来会很奇怪。

6.10.2 解剖

由于肌肉活动过度和（或）弹性组织变性，木偶纹会变得更为明显。虽然降口角肌和颈阔肌的活动可下拉嘴角并导致木偶纹的形成，但在大多数情况下，SMAS 筋膜的松垂及其上方皮肤的弹性变化才是其主因。

6.10.3 患者评估和选择

木偶纹无论深浅，均适合注射治疗（Carruthers *et al*.，2008，图 6.88、6.89）。

6.10.4 注射技术

可以先对降口角肌和颈阔肌行 A 型肉毒毒素注射预处理，以减弱其降口角的作用（图 6.90）。建议采用局部麻醉。可生物降解充填剂的效果通常会更自然。需要根据细纹、皱纹或褶皱的深度来选择最合适的充填剂。嘴角处由下唇缘和木偶纹形成并与鼻唇沟相连的三角形，是需要第一个注射的点。在该三角形的羽状注射便足以充填整个区域。对于中、重度的木偶纹，使用逆行隧道注射技术（即在退针的同时注射充填剂）或多点注射技术均可。这两种技术都能将充填剂均匀注入整个注射范围，从而避免仅充填木偶纹而形成不自然的外观。较深的皱纹常常需要多次注射（图 6.91）。跟鼻唇沟一样，建议多在木偶纹的内侧注

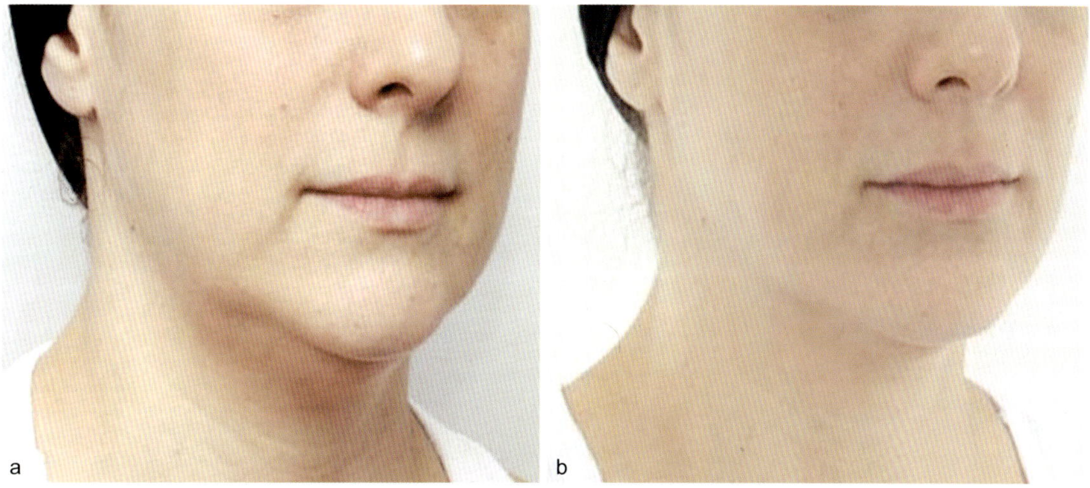

图 6.88 （a，b）术前，可见明显的鼻唇沟、木偶纹和下颌前沟。通过注射 1ml 的乔雅登 Voluma 和 0.8ml 的乔雅登 Ultra Plus，在这几个部位均获得了良好的效果。请注意，下颌的轮廓也有了明显改善

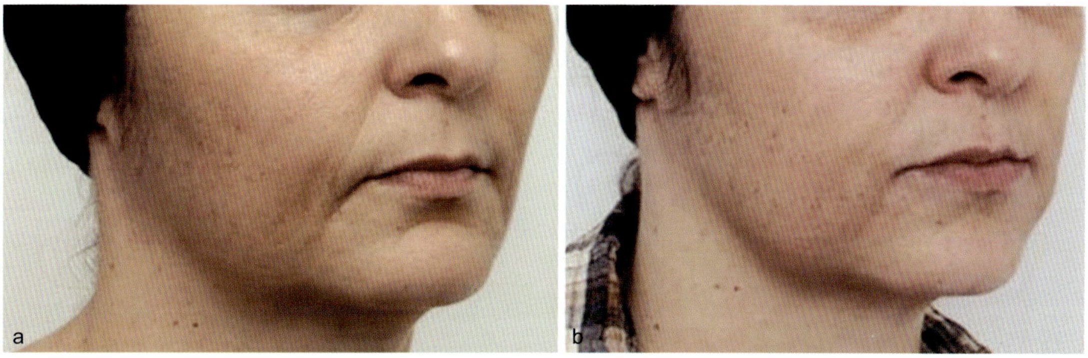

图 6.89 （a，b）外侧红唇和口角的内翻，使该木偶纹的处理较为棘手。通过在鼻唇沟和颏部注射 1ml 的乔雅登 Voluma 和 0.8ml 的乔雅登 Ultra Plus 后，口角和木偶纹的形态均得到了明显的改善

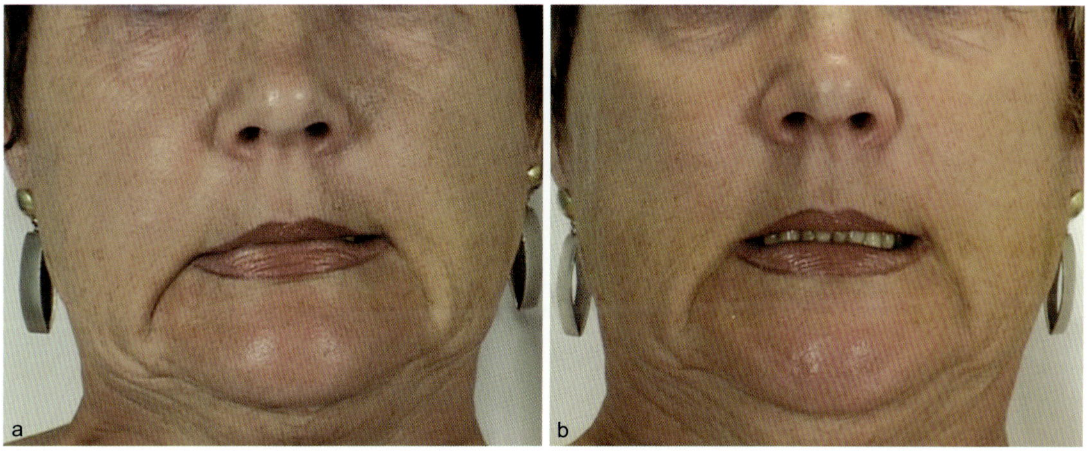

图 6.90 （a，b）A 型肉毒毒素注射处理木偶纹术前和术后 1 周，患者咧嘴的对比照片

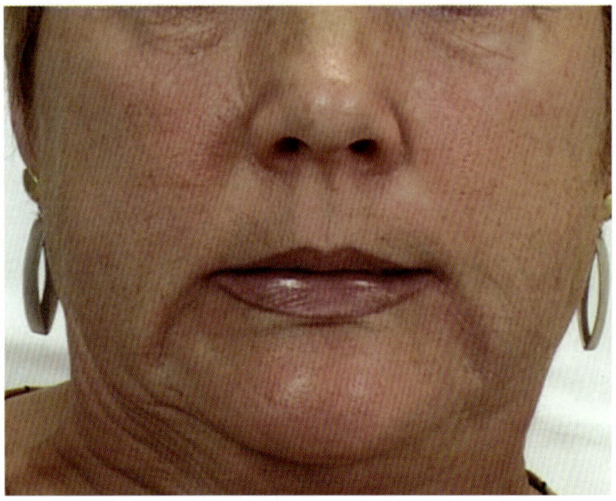

图 6.91 A 型肉毒毒素预处理后对木偶纹行透明质酸充填，术后患者咧嘴照片

射；在外侧的过量注射会使 SMAS 松弛的患者木偶纹更为明显。

6.10.5 并发症

外侧注射会使木偶纹更为明显。对于皮肤松弛的老年患者来说，过深的充填不仅效果甚微，而且极易形成令人不悦的注射物团块。

6.10.6 注射技巧和要点

建议

- 不要忘记检查患者的牙齿状况。如果有侧方牙缺损或伴有其他方面齿列问题矫正不足，仅做注射充填处理是不够的。
- 跟鼻唇沟注射一样，在注射过程中或注射结束时，让患者舒适地坐着，以确保在重力作用最大时对木偶纹进行评估。
- 对皮肤弹性较差且木偶纹较深的患者，建议多层次注射（比如，在对患者进行深部充填后，在浅层应注射中等颗粒的充填剂，以伸展真皮并消除皱纹）。

避免

- 对皮肤下垂的患者注射时不要过于靠外侧，否则会使得木偶纹更为明显。
- 不要在深部过量注射，否则所形成的注射物团块会残留很久，并不时使患者回想起这次失败的注射经历。

要点

- 木偶纹是一个重要且常见的适应证。应避免矫枉过正。在几个月内多次注射会获得更好的效果。
- 跟鼻唇沟一样，木偶纹的注射要足量。一些严重的患者可能每侧都需要注射 1ml 的充填剂。

6.11 下颌和颏部整形

6.11.1 简介

颏部展示着男性的刚毅和女性的性感。任何形式的皱纹、褶皱或口角凹陷均会影响其美感。女性的下巴更为细腻，在颏部中央相对欠丰满；而男性则具有更强健的颏部以及更明显的特征。所有顾客都希望拥有年轻清晰的下颌缘。下颌部位的整形旨在改善下颌和颏部的轮廓。

虽然有研究已充分证实硅胶假体隆颏的安全性，但部分患者仍然拒绝这项操作。注射充填术便应运而生。虽然有些医生会建议相对复杂的治疗，如颏前徙，但患者更倾向于微创治疗。较之颌面手术，大多数患者更乐于接受注射充填，即使其效果维持时间有限。透明质酸充填剂的上市彻底改变了下颌和颏部的塑形治疗。如今，注射充填也变得更有效、更持久、更自然。

6.11.2 解剖

颏部是在颏孔和下颌骨中央之间的区域。侧

中区的范围是从颏孔向后延伸到下颌骨水平部的斜线。后外侧区是下颌骨水平部的后半部分，包括下颌骨角和升支开始 2 ~ 4cm。颏下区位于颈阔肌和颏颈角之间。

皮肤柔软且轻度萎缩的患者最适于下颌和颏部整形。SMAS 筋膜浅层的脂肪组织通过纤维间隔与真皮层紧紧相连，使深部组织和皮肤密切贴附。随着年龄的增长，皮肤也逐渐松弛，向面颊和颈部的活动度变大。

颏肌起于门牙和侧切牙下方的下颌骨，止于颏部皮肤，其收缩使下唇突出。有些患者颏肌的皮肤止点处可呈现鹅卵石样的纹理。

颏部由作为下牙槽动脉分支的颏动脉和作为面动脉分支的颏下动脉供血。静脉与动脉伴行。下颌骨由面动脉和下牙槽动脉供血。面神经的下颌支缘在下颌骨中部前方穿行到侧中区。虽然面神经下颌缘支的走行变异很大，但其在下颌角的位置是相对固定的。耳大神经在下颌角的后方走行于颈筋膜内。颏神经从下颌第二前磨牙下方的颏孔发出。

随着年龄的增长，在牙槽突萎缩的同时，下颌骨也逐渐变小。在老年患者中，颏部外侧软组织的萎缩会在口角下方产生一个三角形深凹，称为下颌前沟。如果合并有面颊垫抬高和软组织萎缩，就容易形成木偶纹和悲伤表情。脂肪组织下沉至下颌骨下缘以下就形成了双下巴。浅表皮下组织往往比深部皮下组织更容易下垂。

6.11.3 患者评估和选择

上唇的高度与下唇加颏部高度的理想比例是 1：2。如果患者下颌发育不全，颏部高度不足，上述比例接近 1：1，整个脸看上去就会圆圆的。在做侧面评估时，面部会呈现一个由下颌、圆钝的颏颈角和冗余的皮肤构成的凸弧形（图 6.92）。

如果要对患者行颏部充填，就必须对患者的咬合、骨骼和牙齿的情况进行评估。咬合正常的患者注射充填的效果最好。Ⅱ型或Ⅲ型咬合不齐的患者，以往认为必须手术治疗。在有些情况下，放弃正颌手术而选择注射充填是抱着一种试一试的心态，但也必须清楚地明白注射的局限性以及需要多次治疗才能获得比较好的效果。

典型下颌后缩的患者表现为下颌的向后退缩和侧脸的弧形突出。通过下颌骨前移和坚强固定的方法予以正畸矫形。

颏部突度良好但侧脸却不够丰满的患者可以进行注射充填（图 6.93）。注射充填可以改善下颌的突起、颏部的轮廓和颏下的脂肪堆积（图 6.94）。对于一些需要将颏部向前下突出的患者，在颏下点的上方和下方充填可以增加其与唇部之间的距离，从

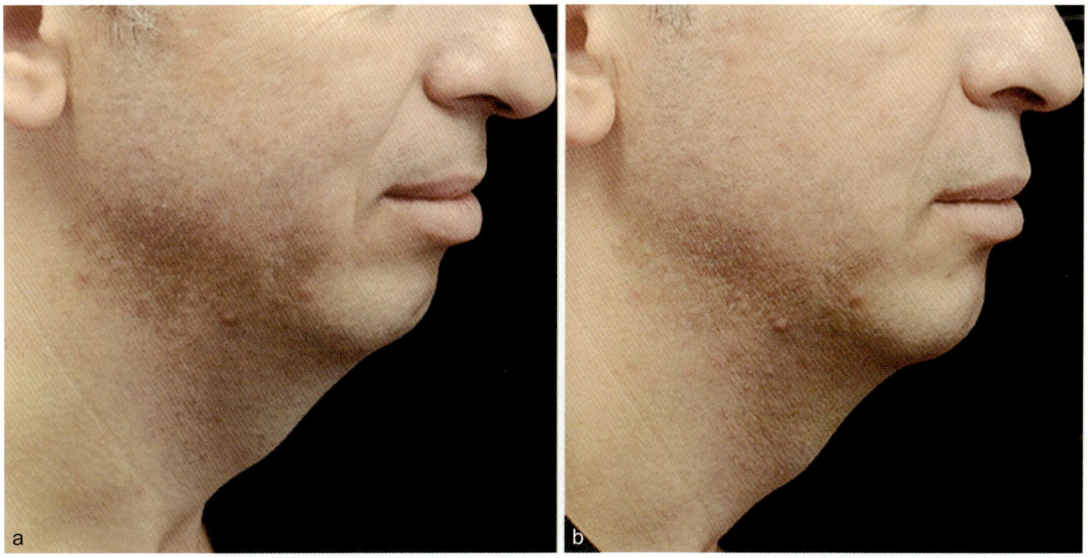

图 6.92 （a，b）一名男性患者合并有上颌后缩、下唇突出和颏部后缩。该患者予以整体结构修整，在颏部注射 4ml 的乔雅登 Voluma，在鼻唇沟注射 1ml 的乔雅登 Volift，以及在上唇注射 1ml 的乔雅登 Volbella。请注意颈部轮廓的改善和上下唇比例的平衡

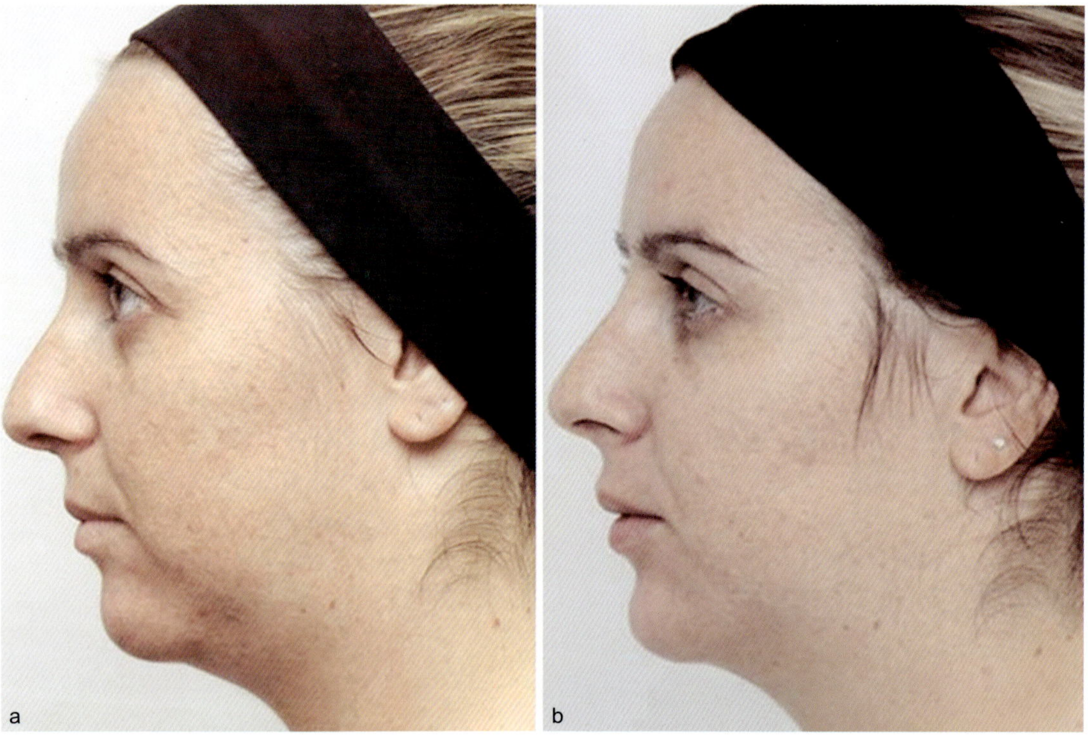

图 6.93 （a，b）一名女性患者因面中部软组织量减少，使眼睑和面部的连接部显得过长。鼻尖有些下旋，而且上唇与下唇以及颏部之间的比例也不对称。在面中部和颏部注射了 2ml 的乔雅登 Voluma 以恢复组织量，使面中部的弧度更为明显。在鼻部和唇部注射了 0.8ml 的乔雅登 Ultra Plus，也明显改善了患者的侧面轮廓

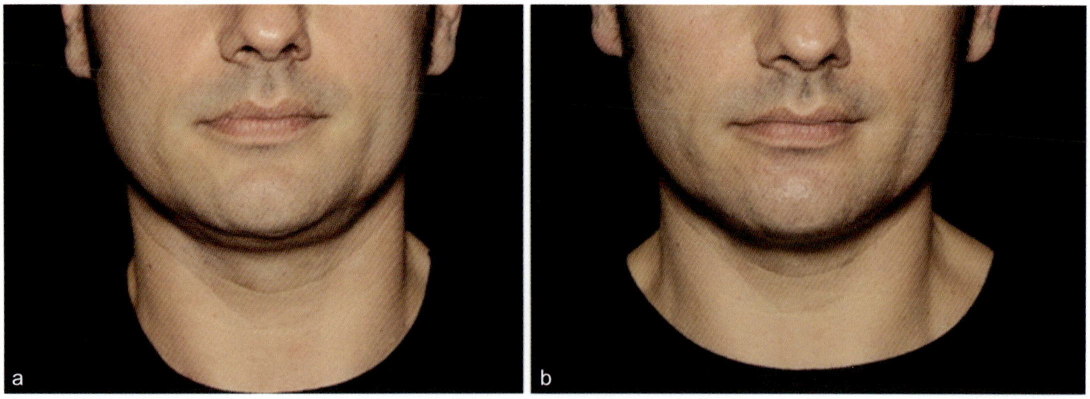

图 6.94 （a，b）该患者由于颏部较小而且上旋，颏下脂肪层较为明显。注射了 2ml 乔雅登 Voluma 后，在正位观时颏部明显延长并成功掩盖颏下脂肪

而使整个面部结构更为平衡。注射充填也可作为一种开放手术的效果预测，量化地评估患者所期望的颏部突起程度。

6.11.4 注射技术

可以只在颏部中央注射充填剂，沿着下颌骨体，位于两个颏孔之间。当中央颏部和中外侧区域被充填，可使下颌前凸更加明显 。在下颌角位置的充填需要扩大或延长后下颌角，形成明显的下颌轮廓。

在开始注射前，先予以局部麻醉并对拟处理区域做标记（图 6.95）。同时对下颌骨区域和鼻唇沟进行充填可获得意想不到的效果，尤其是当患者不希望施行外科手术，或没有足够的时间去手

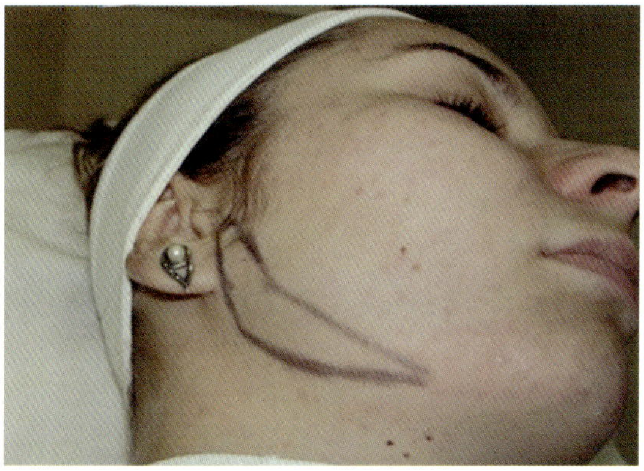

图 6.95 充填下颌角的目的是使其轮廓更为清晰。注射前用记号笔标记出范围可以使操作更为精确。咬肌和下颌骨升支后缘是下颌角整形的重要标记点

术的时候（图 6.96、6.97），可以获得面部提升的效果（图 6.98）。

从术前评估来说，注射充填只适用于需要轻微颏部前移和平衡调整的患者（图 6.99）。对于老年患者来说，在下颌窝与双侧下颌骨中外部形成的三角区域中进行注射充填，可以改善轻度下颌突起不足。这个部位不容易扩张，所以在注射前应先评估皮肤的弹性程度。老年患者常存在软组织萎缩，顺应性较大，充填也更为容易。

对颏部和下颌注射时，可使用锐针或钝针。如果需要在下颌轮廓处重点注射，最好捏起皮肤并保持针管在手指间走行，以防止出现并发症。面动脉

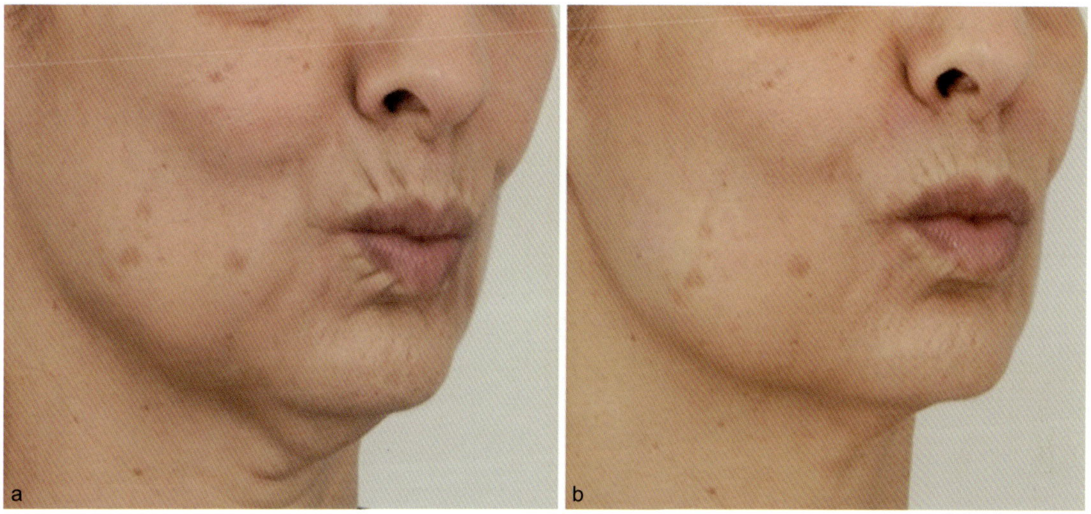

图 6.96 （a，b）一名女性患者表现为口周皱纹和颈部皮肤臃肿。使用透明质酸对唇部、下颌前沟、下颌和颏部充填塑形。注意颏下皮肤松弛的改善

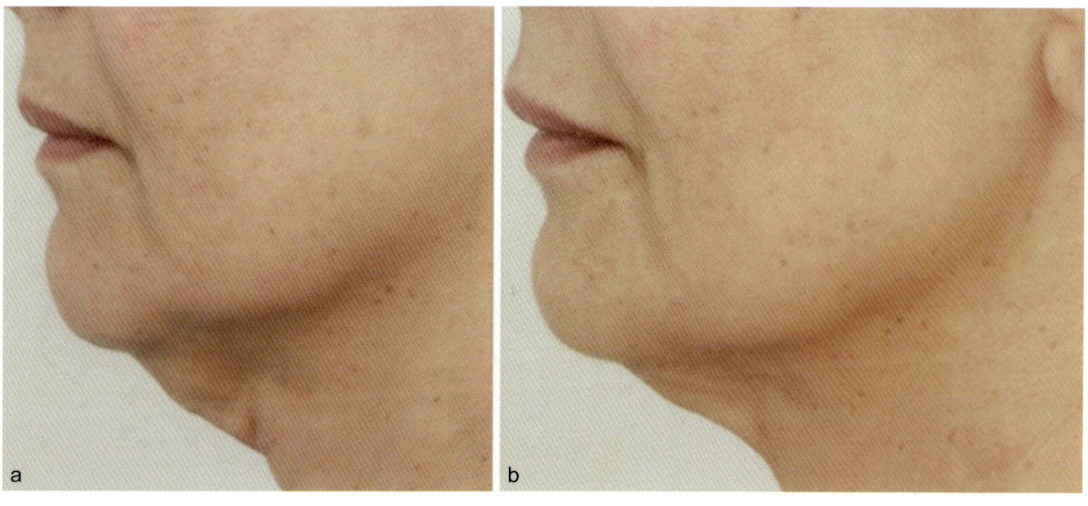

图 6.97 （a，b）侧位图：透明质酸对唇部、下颌前沟、下颌和颏部充填塑形的治疗前后对比。注意，通过注射充填剂对颏前、下颌边缘和颏部皮肤的扩张，使颈部皮肤量明显减少

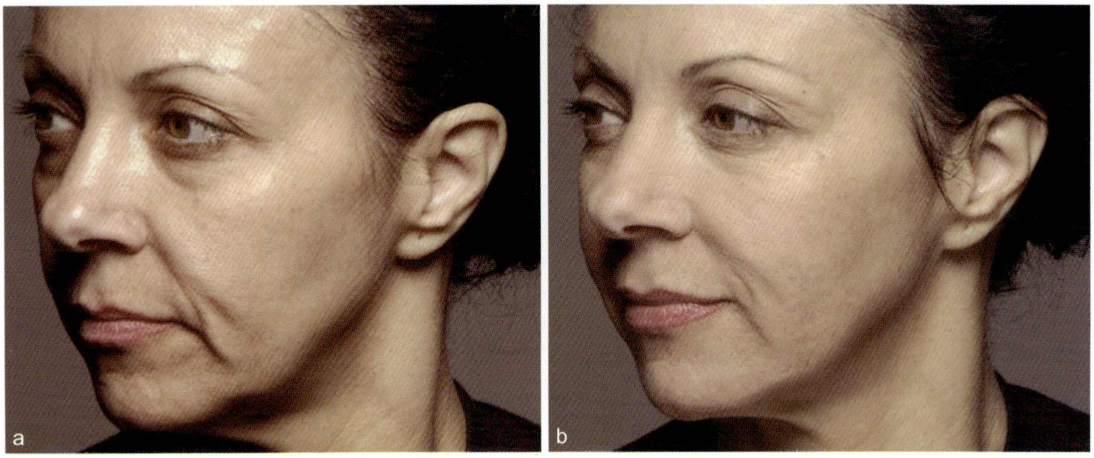

图 6.98 （a，b）下颌部的充填可以使其轮廓清晰，甚至纠正皮肤轻度松弛

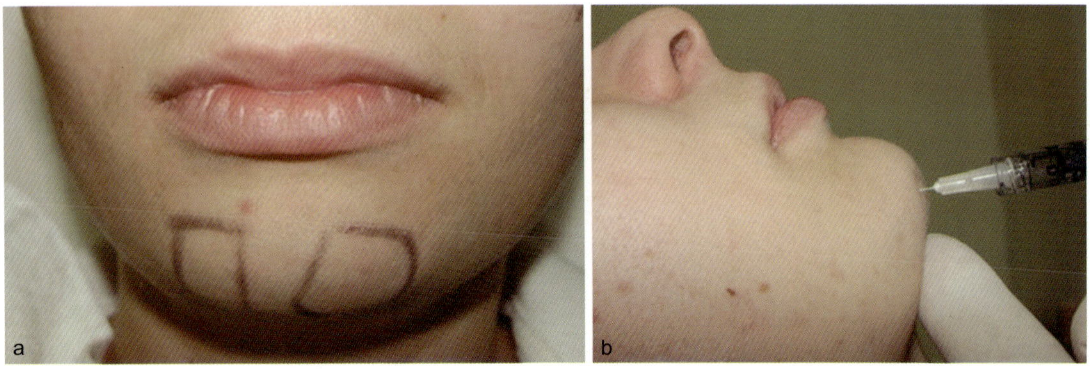

图 6.99 （a，b）根据实际情况，可以选择一边或者两边进行充填。右边只需要少量充填，而左边则需要中量以及对外侧方的充填。只有在合理的评估、分区后，才能开始注射

从深部发出，并在咬肌前缘的浅层走行。面神经下颌缘支的走行较为表浅，位于皮下层。

应从注射区域的轮廓开始逆行充填，并辅以按摩使表面平整。从真皮网状层下至骨膜层多层次注射，使目标区域内的所有软组织均有充填。如果需要特别增加该区域的绝对高度，应该使用钝针注射，以避免出现瘀青。

注射充填的另一个很大的优势是，在必要的时候可以补充注射。虽然注射后经常会出现水肿，但充填的效果也是可预见的（图 6.100）。

6.11.5 并发症

与植入假体的外科手术相比，注射充填不存在骨吸收，没有瘘管，无神经损伤，并且几乎没有挤出或结节形成。即使在患者有足够软组织的前提下，颏假体也可能会导致异常突起。通过注射充填对下颌骨和颏部的整形可能只有轻微的淤血和水肿，并且能很快恢复。合适的注射技术和产品选择可能会减少不良事件的发生。

6.11.6 注射技巧和要点

建议

- 鼓励女性患者行颏部和下颌整形。清晰的下颌轮廓看起来更显年轻。

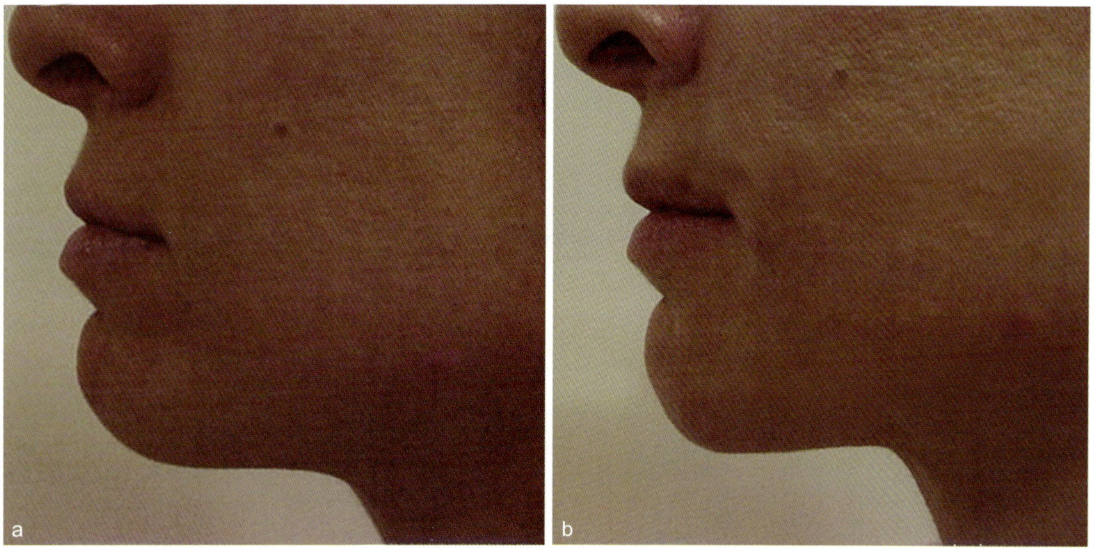

图 6.100 （a，b）注射充填也可以使颏部前移。可以单纯作为一种治疗方法，或仅对手术效果进行预测

避免

- 鼓励患者在充填前先行 A 型肉毒毒素颏肌注射，以获得更好、更久的术后效果。

常见问题

- 颏部和下颌轮廓注射应选用锐针还是钝针？

答：两者均可。在熟悉解剖层次的前提下，锐针更易于操作。严重的病例则优选钝针。

6.12 其他面部适应证

6.12.1 简介

部分患者表现为骨骼的畸形，一般需要手术治疗，但充填剂或许是另一种选择。

6.12.2 面部充填术

部分患者表现为面部凹陷，比如以往需要 LeFort Ⅰ型截骨的Ⅲ型咬合不齐患者。如今，对手术心存疑虑的患者来说，注射充填不失为一种新的选择（图 6.101、6.102）。

6.12.3 注射技巧和要点

要点

- 注射充填可能是不愿意接受手术治疗的患者的另一种选择。

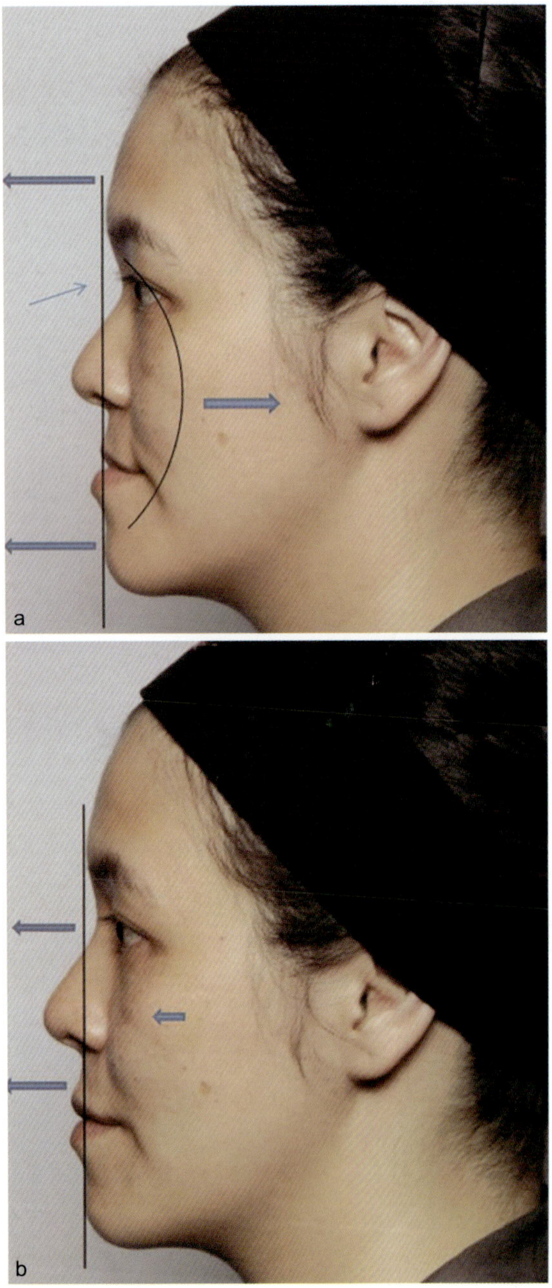

图 6.101 （a）该患者表现为Ⅲ型咬合不齐、反颌和上颌退缩，是 LeFort Ⅰ型截骨的传统手术指征。（b）在面中部的颧骨、尖牙窝和鼻部注射 4ml 的乔雅登 Voluma，并在唇部注射 1.2ml 的乔雅登 Ultra Plus 后，面部明显得到提升

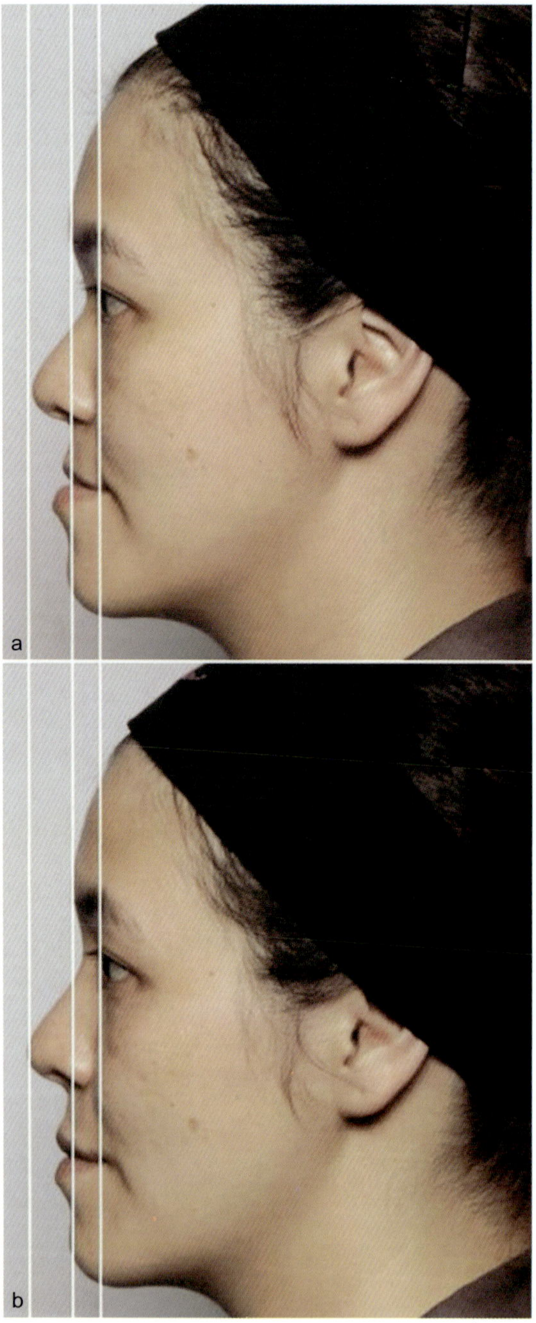

图 6.102 （a）术前，该患者侧面观明显凹陷。注意鼻部和上唇的位置。（b）通过注射治疗，使面部轮廓更为顺直

参考文献

Bachmann F, Erdmann R, Hartmann V et al (2009) The spectrum of adverse reactions after treatment with injectable fillers in the glabellar region: results from the Injectable Filler Safety Study. Dermatol Surg 35(2):1629–1634

Carruthers A, Carruthers J, Hardas B et al (2008) A validated grading scale for marionette lines. Dermatol Surg 34(2):S167–S172

Farkas LG, Kolar JC, Munro IR (1986) Geography of the nose: a morphometric study. Aesthetic Plast Surg 10(4):191–223

Flowers RF (1993) Tear trough implants for correction of tear trough deformity. Clin Plast Surg 20:403–415

Hamra ST (1992) Composite rhytidectomy. Plast Reconstr Surg 90(1):1–13

Lambros VS (2002) The dynamics of facial aging. Paper presented at the 35th annual meeting of the American Society for Aesthetic Plastic Surgery, Las Vegas

Loeb R (1993) Naso-jugal groove leveling with fat tissue. Clin Plast Surg 20:393–401

Muzaffar AR, Mendelson BC, Adams WP Jr (2002) Surgical anatomy of the ligamentous attachments of the lower lid and lateral canthus. Plast Reconstr Surg 110(873–884):897–911

Narins RS, Dayan SH, Brandt FS et al (2008) Persistence and improvement of nasolabial fold correction with nonanimal-stabilized hyaluronic acid 100,000 gel particles/mL filler on two retreatment schedules: results up to 18 months on two retreatment schedules. Dermatol Surg 34(1):S2–S8

Pessa JE (2000) An algorithm of facial aging: verification of Lambros's theory by three-dimensional stereolithography, with reference to the pathogenesis of midfacial aging, scleral show, and the lateral suborbital trough deformity. Plast Reconstr Surg 106:479–490

Pitanguy I, Ramos AS (1966) The frontal branch of the facial nerve: the importance of its variations in face lifting. Plast Reconstr Surg 38(4):352–356

Rohrich RJ, Gunter JP, Friedman RM (1995) Nasal tip blood supply: an anatomic study validating the safety of the transcolumellar incision in rhinoplasty. Plast Reconstr Surg 95(5):795–801

Tobias GW, Binder WJ (1994) The submalar triangle: its anatomy and clinical significance. Facial Plast Surg Clin North Am 2:255

第 7 章　非面部适应证

Mauricio de Maio　Berthold Rzany 著　徐贝 译

7.1　乳头内陷

7.1.1　简介

乳头内陷患者常寻求手术矫正，以期摆脱羞愧的心理负担，但最终结果并不一定令人满意。除手术之外，患者亦可选择本章所介绍的注射充填法。

7.1.2　解剖

乳头区复合体主要由软组织与腺体组成，尤其是蒙哥马利腺，该腺为较大的皮脂腺，为汗腺与乳腺的胚胎过渡阶段。蒙哥马利腺通向 Morgagni 结节，即乳晕上较小（直径 1～2mm）的皮肤突起。乳头 - 乳晕复合体中有很多感觉神经末梢、平滑肌和大量的淋巴系统，该淋巴系统称为乳晕下淋巴管丛或 Sappey 丛（Nicholson *et al*., 2009）。

7.1.3　患者评估和选择

寒冷或局部刺激后乳头可突起的患者适于进行该部位的注射充填。局部乳头内陷或曾行手术的患者，效果有限甚至无效。在对乳头部位注射充填之前，对患者进行正确评估，确保患者无乳房疾病非常重要。此外，应仅使用透明质酸充填。

7.1.4　注射技术

对乳头部位使用利多卡因局部浸润注射除了有麻醉作用之外，也提示了可矫正程度。通常乳头 - 乳晕复合体使用 1.0ml 总量已足够。注意需对乳头使用团注，而对乳晕复合体使用扇形注射，以支持乳头底部。考虑到锐针可能不慎引起导管内注射和囊肿，故最好使用 21G 钝针。该操作无须使用抗生素。经正确筛选的患者，其效果可维持 2 年甚至更久（图 7.1～7.3）。

7.1.5　注射技巧和要点

建议

- 首先注射局麻药，目的是：①评估可能达到的矫正程度；②麻醉。
- 使用中等密度或高密度的透明质酸。

避免

- 对于此适应证，请勿使用低密度透明质酸产品，因低密度透明质酸产品通常无持久作用，患者满意度较差。

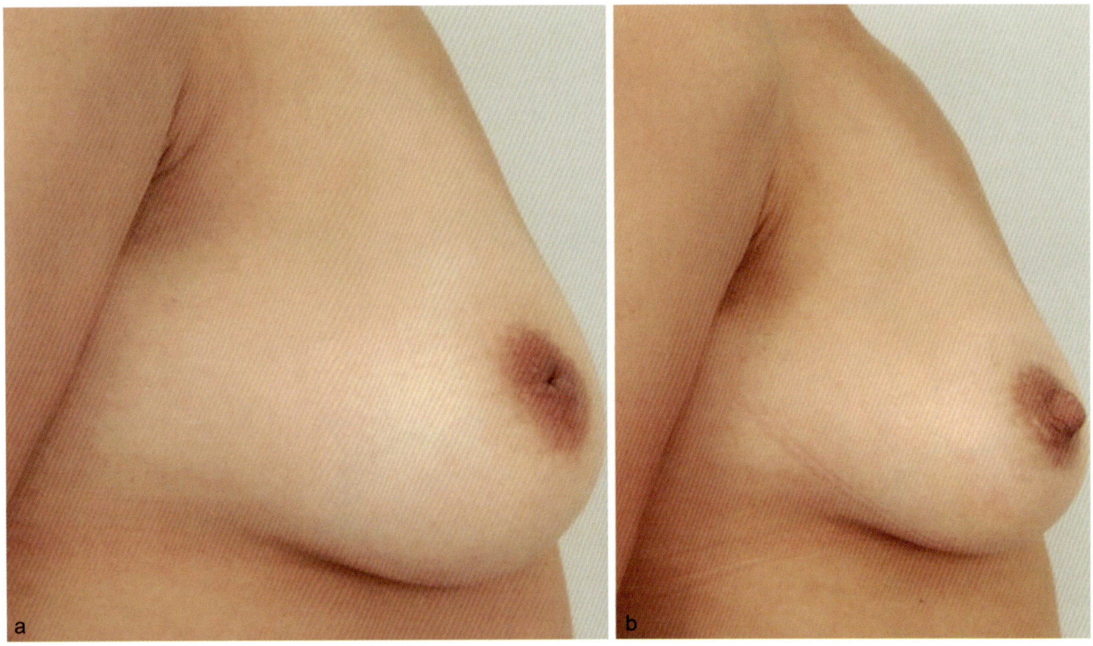

图 7.1 （a，b）乳头内陷侧面照片。使用 21G 钝针注射 1.0 ml 的乔雅登 Voluma。乳头内陷完全矫正

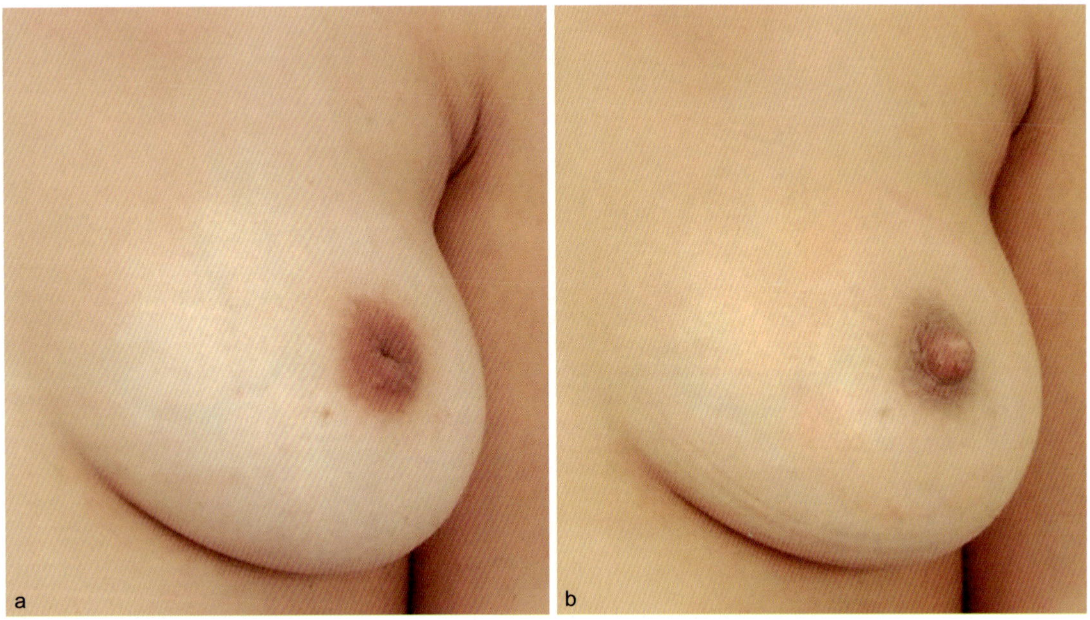

图 7.2 （a，b）乳头内陷矫正正面观

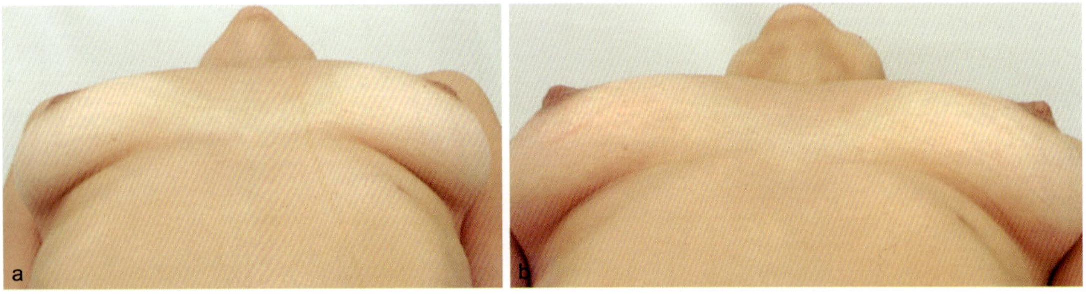

图 7.3 （a，b）仰视图：不仅乳头内陷得到矫正，乳房外形也更美观

要点

- 对单侧乳头内陷的患者，必须首先排除恶性肿瘤。双侧乳头内陷通常为良性，但在麻醉前仍应详细询问既往史并进行全面检查。

7.2　手部容积矫正

老龄化改变最显著的是面部，其次为手背部。容积减少通常伴随表皮与真皮变薄和不规则的色素沉着。因此，注射充填仅是手部矫正的其中一个部分。为改善手部色素沉着或其他光老化表现，必须联合使用激光或化学剥脱等其他方法以达到最佳的整体效果。

以往，手部容积矫正主要通过脂肪充填实现。近年来，开始在该部位应用透明质酸和羟基磷灰石钙充填。

7.2.1　简介

手背部容积减少与脂肪萎缩有关，可使用最近开发的一个临床量表（表 7.1）对容积减少进行 0～4 分评分（Carruthers *et al*., 2008）。

脂肪（Butterwick, 2002）和一些其他充填材料曾被用于矫正手部容积减少（Abrams and Lauber, 1990；Fournier, 2000；Coleman, 1999；Butterwick,2005；Redaelli, 2006；Busso and Applebaum, 2007；Becker-Wegerich, 2008；Man *et al*., 2008），但支持证据却十分有限。仅有少数临床试验（*n*=10）比较了透明质酸（瑞蓝）和胶原（考斯美普）的应用。一项小规模研究（Man *et al*., 2008）发现透明质酸优于胶原。另有一项大规模病例分析研究了聚左旋乳酸（Redaellie, 2006）的作用。在该研究中，研究人员注射了 3～6 次 2～4ml 高度稀释的聚左旋乳酸混合物，另有 2 例病例报告分别注射了羟磷灰石（Busso and Applebaum, 2007）和透明质酸（Becker-Wegerich, 2008）。

表 7.1　**手部容积分级量表（Carruthers *et al*.,2008）**

0	无脂肪组织减少
1	脂肪组织轻度减少，轻度可见静脉与肌腱
2	脂肪组织中度减少，轻度可见静脉与肌腱
3	脂肪组织重度减少，中度可见静脉与肌腱
4	脂肪组织极重度减少，明显可见静脉与肌腱

7.2.2　解剖

手腕可分为两排，近端和远端分别由 4 块腕骨组成。手掌由 5 块较短的长骨组成。手背部覆盖有薄层结缔组织，故容易触及掌骨。这些可见、可触及的掌骨支撑着从前臂延伸到手背部的神经、血管。浅筋膜外层皮肤活动度较大，提起易有皱褶。因皮下结缔组织结构疏松、柔软，故此处易有溶液积聚形成水肿。组织的柔软性为充填剂的注射、分布提供了理想条件。因静脉被皮下脂肪轻度固定，存在一定的活动度，可降低穿刺风险。皮神经在静脉深层，不与静脉伴行，有独特的分支特征，故不可根据浅表静脉判断皮神经走行以期保护皮神经。

手指静脉（通常两两吻合）在皮下汇聚为掌背静脉，其中通常可见 3 支发育良好的静脉。掌背静脉中直径最大者位于第 4 指根部，回流至前臂的副头静脉。所有静脉之间均存在大量吻合，形成手背静脉丛。随着年龄增长，手背部容积减少，静脉丛逐渐变得分散。

在尺侧，静脉下为尺神经背侧分支，也可见桡神经浅表分支末端。去除筋膜（筋膜下层）后可见伸肌腱和桡动脉分支。在桡骨关节凹区域，桡动脉形成腕背分支，在第一背侧骨间肌之间走行到掌部。腕背分支汇入掌背动脉，之后形成各指背动脉。

7.2.3　患者评估和选择

哪些患者应该行手部容积矫正？答案是所有有手背脂肪萎缩的患者均适合。一些患者可能主诉静脉或肌腱轻、中度凸显，也有一些患者因手部骨骼过于凸显而烦恼。充填剂的选择取决于脂肪萎缩程度。图 7.4 展示了不同年龄段患者手部容积减少程度。

手部其他部位也可用于评估容积减少和肌腱（图 7.5）、静脉（图 7.6）凸显程度。

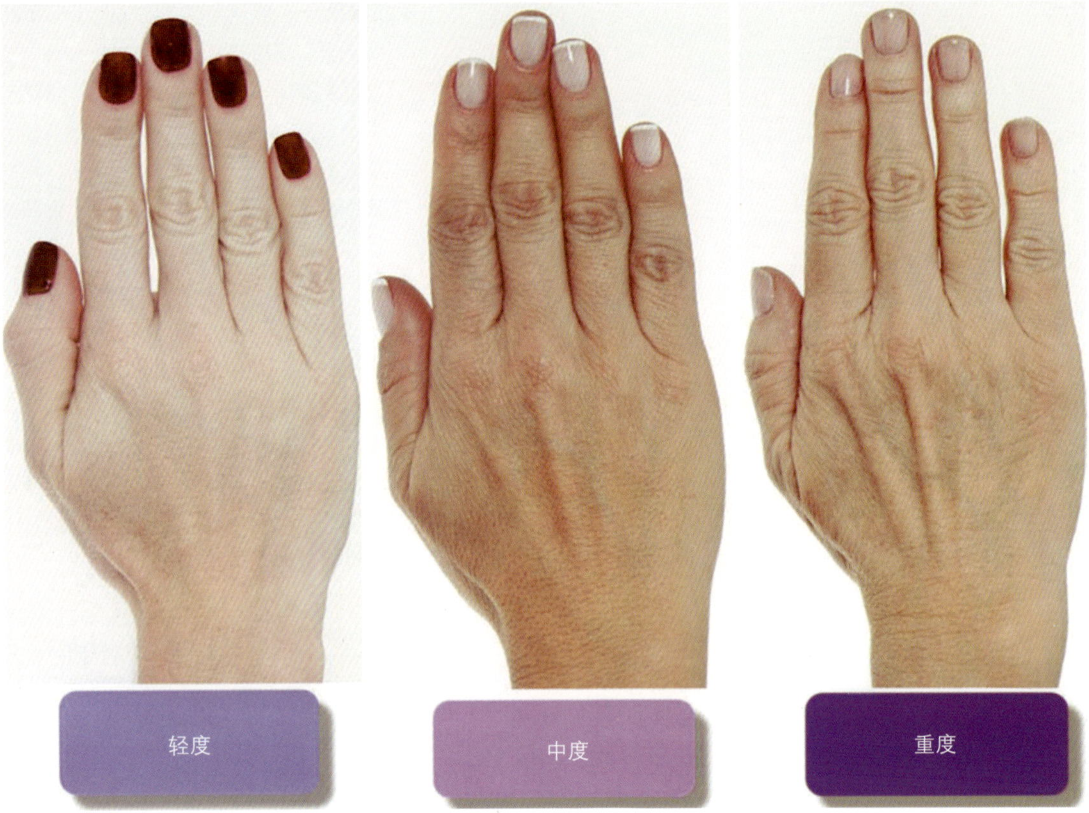

图 7.4 手背部容积减少的分级。这些患者为典型的可行手部容积矫正的患者

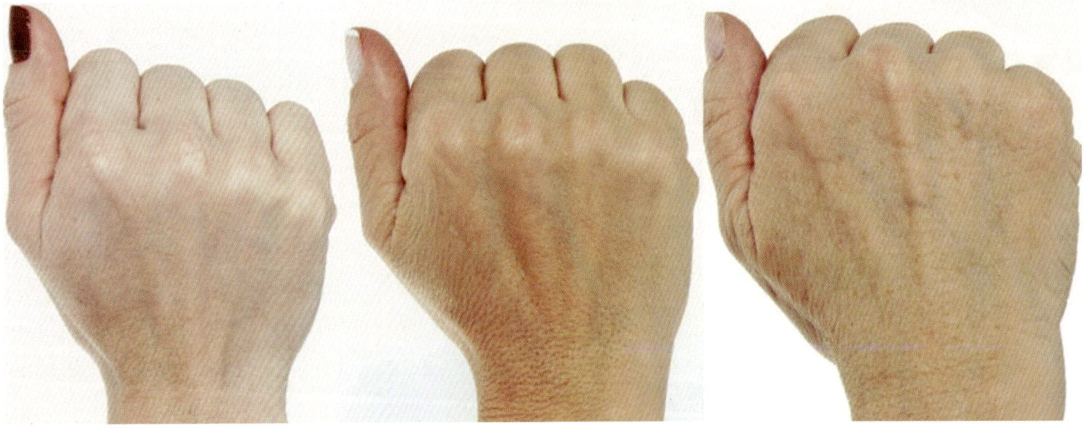

图 7.5 握拳显示肌腱

7.2.4 注射材料

多种材料均可用于丰手。材料的选择主要取决于其适应证。对于重度弹性组织变性的患者，首先应用浅表充填剂强化真皮结构。其次，可深部注射充填剂，例如乔雅登 Voluma 或瑞蓝 Macrolane[但有时可见 Macrolane 肿块形成（图 7.7)] 或羟磷灰石。

7.2.5 麻醉

手背部并非疼痛敏感区域。通常使用局部麻醉即可。使用羟磷灰石时，推荐与局部麻醉药（利多卡因）混合。Edelson（2009）曾将 1.3 ml 羟基磷灰石钙与 0.5 ml 利多卡因混合。使用钝针时，在穿刺部位用 0.1ml 利多卡因局部浸润麻醉通常即可满足

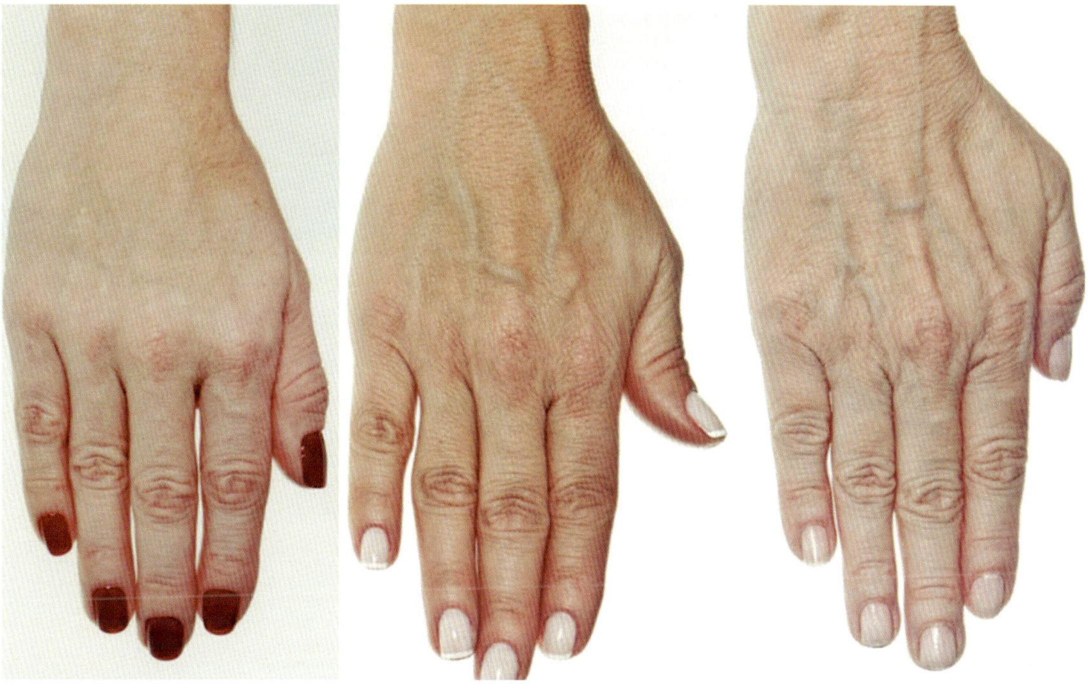

图 7.6　手下垂时可见静脉充血

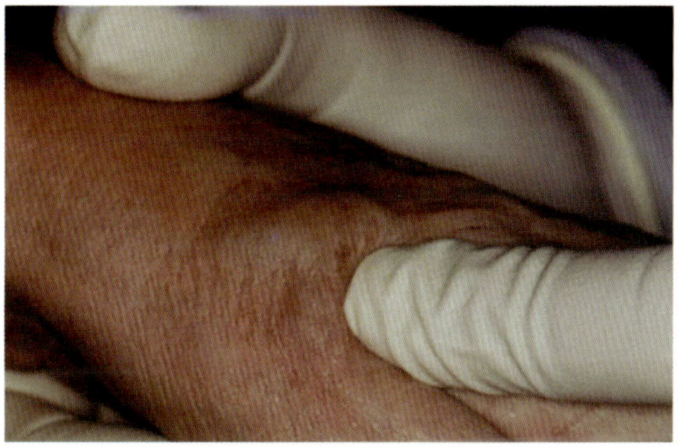

图 7.7　患者皮肤菲薄，注射 3 个月后仍可见蓝色透明质酸肿块（瑞蓝 Macrolane VRF20），患者对治疗并无不满。注射透明质酸酶可消除肿块

麻醉需求。虽然经钝针给药痛感相对较轻，但使用含利多卡因的透明质酸可进一步减轻退针时产生的不适。

7.2.6　注射技术

有两种方法可选：①隧道法；②帐篷法（图 7.8）。隧道法可进一步分为浅隧道法（皮内注射）和深隧道法（皮下注射）。

7.2.6.1　浅隧道法

该法注射时需将患者手背部皮肤绷紧。因此，可嘱患者握拳，再用 30G 针头注射透明质酸制剂（Man *et al*., 2008；Radaelli, 2006）。

7.2.6.2　深隧道法

深隧道法注射时需使用钝针，可用的型号包括 18G、21G 或 25G。因钝针不能穿刺真皮，故必须在手背部做小切口，沿该切口插入钝针，随后通过进退注射法在皮下均匀注射充填剂（通常使用透明质酸）。熟练后可很快完成该操作（Hartmann *et al*., 2010）。无论充填量多少，注射后均应轻揉手背，以得到美观、均匀的治疗效果。容积矫正后手指并拢（图 7.9）、竖立（图 7.10）和下垂（图 7.11）照片示例见下文。

7.2.6.3　帐篷法

帐篷法较为直接。注射至少 0.2ml 充填剂形成小结节，然后在手背部按摩该结节至分布均匀（Becker-Wegerich, 2008；Busso and Applebaum, 2007；Hartmann *et al*., 2010）。

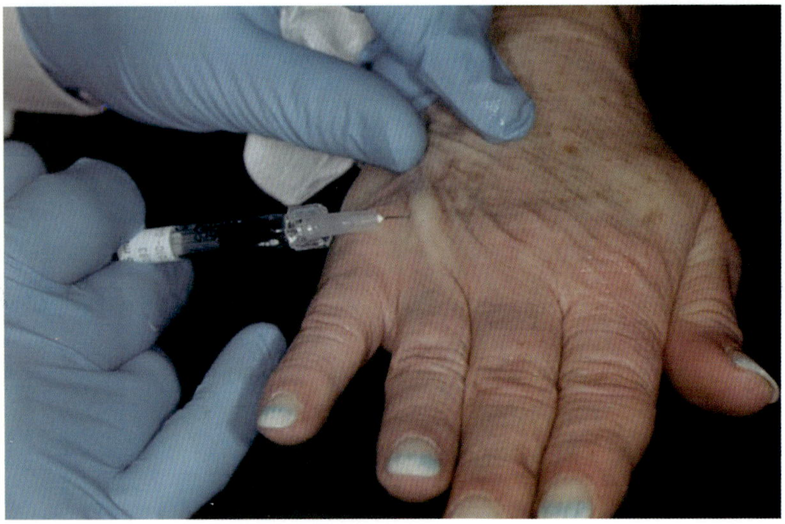

图 7.8 帐篷法注射透明质酸

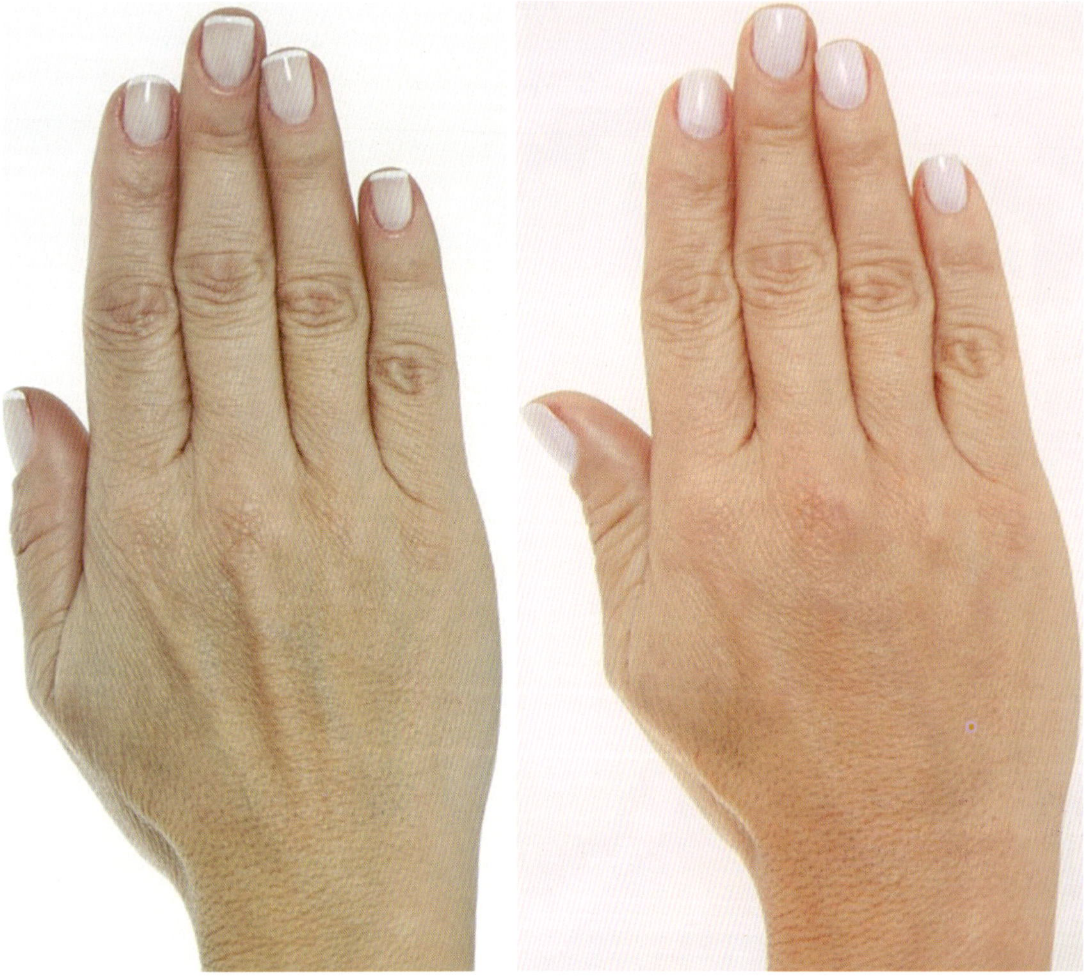

图 7.9 丰手前后对比照片，使用 21G 钝针注射了 1.6ml 的乔雅登 4 型

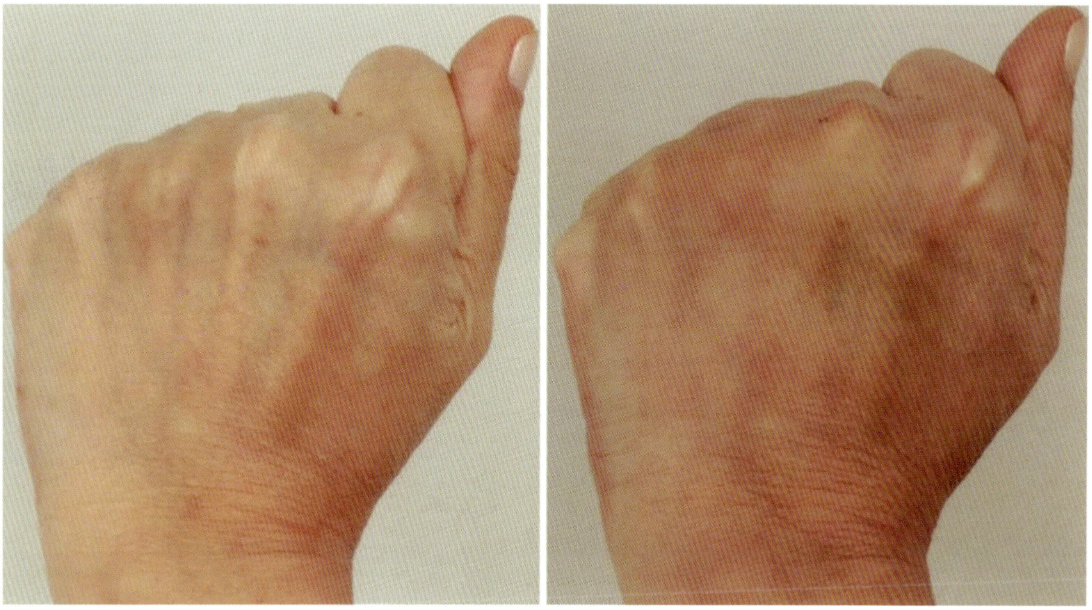

图 7.10　丰手前后对比照片，使用 18G 钝针注射 1ml 的乔雅登 Voluma

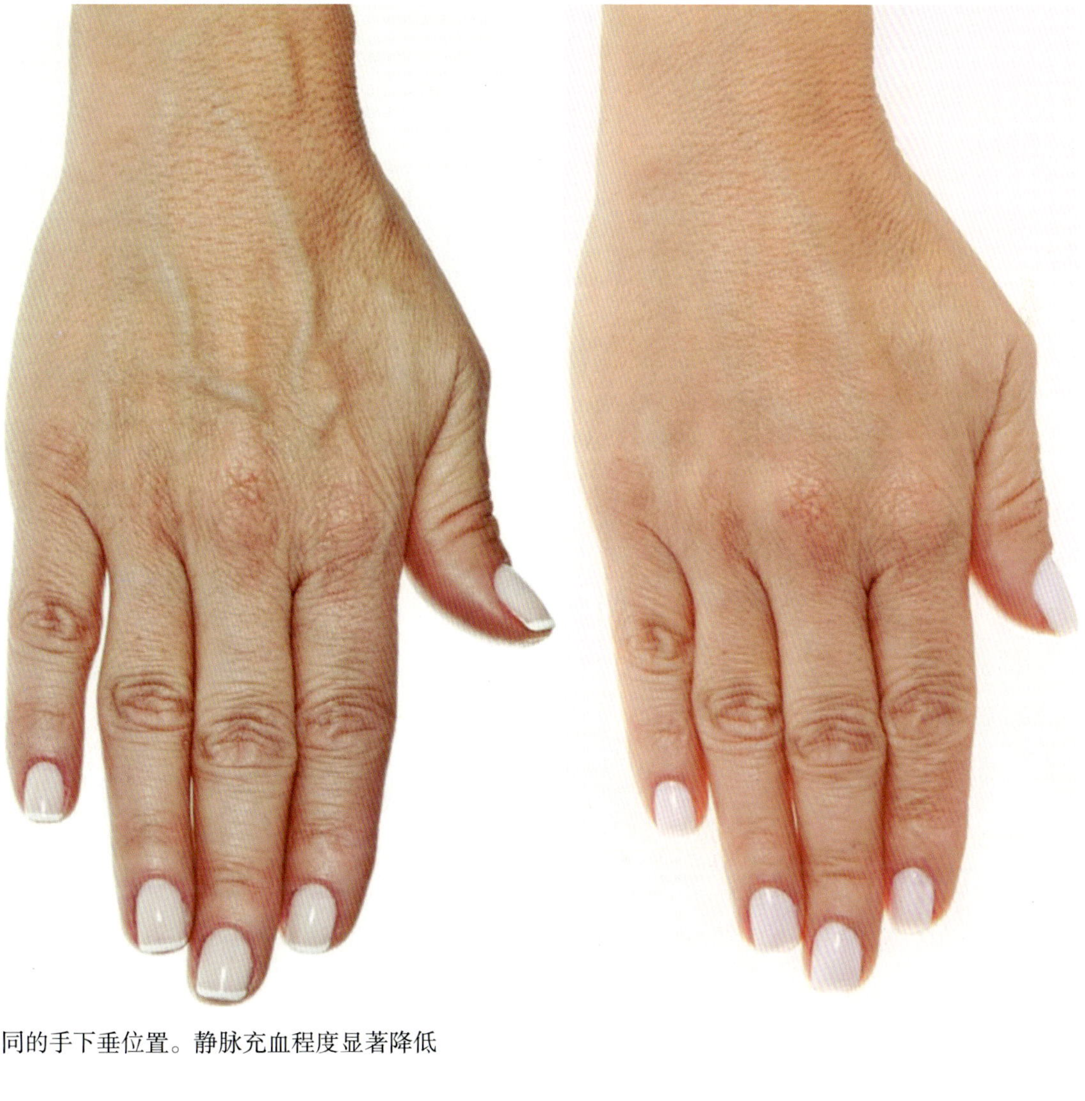

图 7.11　相同的手下垂位置。静脉充血程度显著降低

7.2.7 可能出现的不良事件

下文将介绍除了常见的血肿和水肿之外，可能出现的其他特殊不良事件或意外。

7.2.7.1 针垫样手

如果充填剂量过大，且患者表皮/真皮过薄，则整个手背部可能出现不美观的针垫样外形。

这种情况下建议在皮下注射大剂量充填剂之前，首先行浅表透明质酸注射以强化真皮。推荐使用低密度透明质酸充填剂。

7.2.7.2 可见肿块

广泛弹性组织变性患者接受充填剂注射后可能形成可见肿块。为避免该后果，首先应选择适当的充填剂行浅表注射，例如透明质酸，以强化真皮。随后再行深部注射。

7.2.7.3 感觉异常

曾有报道患者接受大号钝针深部注射后出现感觉异常。此类感觉异常通常在数周后消失，对多数患者不产生影响。

7.2.8 注射技巧和要点

建议

- 中、重度脂肪萎缩患者所用剂量需充分。建议重度脂肪萎缩患者双手各注射 5ml 透明质酸。

避免

- 对于手背部皮肤过薄的患者，请勿使用大剂量（5～10ml）充填剂。否则可见充填剂肿块和（或）形成针垫样手，该情况在剂量较大时尤为明显。

要点

- 丰手可选用多种注射剂，需根据材料特征注射。
- 浅表注射必须使用隧道法。
- 深部注射可选用帐篷法或隧道法。

7.3 阴茎增粗术

7.3.1 简介

阴茎大小在萎软和勃起状态时有很大差异。除了小阴茎之外，阴茎的大小并不影响其功能。但至少对于旁观者而言，阴茎大小仍然很重要。

7.3.2 解剖

阴茎主要由 2 条阴茎海绵体和 1 条包绕尿道的尿道海绵体组成。白膜包绕的 2 条阴茎海绵体对勃起功能有重要作用。阴茎外被覆有数层纤维膜。浅表阴茎静脉走行于这些纤维膜中。纤维膜外被覆皮肤，向前延伸形成阴茎包皮。包皮分为内层与外层。

7.3.3 患者评估和选择

多数患者觉得该治疗难以启齿，故在查体之前建立信任的医患关系非常重要。和美容外科所有其他适应证一样，首先必须排除变形恐惧症（dysmorphobia）。心理稳定、预期实际的患者是治疗的最佳对象。

术前检查应包括对阴茎的全面检查，评估测量阴茎长度、牵拉龟头后的阴茎伸长距离，以及患者是否曾行包皮环切术。

7.3.4 注射材料

脂肪充填增粗阴茎的证据最为充分（Abecassis

et al., 2010；Panfilov, 2006）。关于充填剂的文献很少。一篇文章介绍了使用硅油（聚二甲基硅氧烷油）增粗阴茎，该文章报道了超过300例患者的结果。治疗前平均阴茎周长为9.5cm（7.5～11.5 cm），治疗后增加至12.1cm（10.3～15.3cm）（周长平均增加27%，直径平均增加0.84cm）。该研究使用18G针头行帐篷法注射硅油。平均随访时间为20个月，各患者随访时间为1～36个月。未出现并发症。注射后8小时即可恢复性交。但该治疗必须注意两点：①硅油可能会引起一些不良反应（García Díez *et al*., 2005；Vardia *et al*., 2008）；②研究规模和随访时间不足以检测到罕见和（或）迟发的不良事件。

龟头的增粗亦有报道。Kim等（2003）报道了大规模病例分析：100例主观小阴茎患者（第Ⅰ组）和87例真皮脂肪移植术后小阴茎患者（第Ⅱ组）接受透明质酸治疗。所有患者均接受阴茎皮下注射2ml透明质酸。第Ⅰ组阴茎周长基线值为9.13±0.64 cm，第Ⅱ组为9.49±1.05cm，治疗后1年两组阴茎周长均显著增加（p=0.01）。第Ⅰ组阴茎周长净增加14.93±8.0mm，第Ⅱ组净增加14.78±0.89mm。注射部位的感觉、纹理和颜色均无异常。多数患者因阴茎肿胀会出现短暂的颜色变浅，但通常在2周内恢复至正常颜色。

就目前有限的证据而言，应选择哪种药物呢？从患者和医生的安全角度考虑，建议对该适应证使用透明质酸治疗，因透明质酸注射的意外结果或不良反应更容易矫正。

7.3.5　注射前操作

注射前必须先注射局麻药物。使用局麻药物（不可用肾上腺素！）行阴茎阻滞麻醉即可。Kim等（2003）发现仅用恩纳霜（EMLA）就可行阴茎增粗操作。建议同时应用抗生素，如克林霉素或环丙沙星。

7.3.6　注射技术

一些方法可用于延长或增粗阴茎。因延长阴茎主要为手术治疗，故本部分仅予简要介绍。

7.3.6.1　阴茎延长

阴茎延长需手术治疗，例如分离悬韧带（Abecassis, 2010；Vardia *et al*., 2008）。该手术联合脂肪注射可使得阴茎长度增加约2.5cm（Abecassis *et al*., 2010）。但仅向阴茎体注射，注射的透明质酸因重力作用也会引起阴茎略微延长。

7.3.6.2　阴茎增粗

阴茎增粗可以得到明显的视觉效果。Abecassis（2010）发现脂肪注射可使阴茎周长增加约2.6cm。为达到这一效果，充填剂必须注射入纤维膜之间。通常在纤维膜之间使用双向注射法。可以在阴茎体起点处从上向下注射，也可从下向上注射，即从包皮区域向上注射充填剂（Abecassis, 2010）。

通过使用钝针和适当的抗菌措施、手法和透明质酸注射，可保证该治疗的安全性。需要在阴茎底部背侧注射麻醉药以阻断神经。图7.12～7.14为阴茎治疗前后的对比照片。

7.3.6.3　龟头增粗

龟头增粗可在阴茎体增粗之后操作或单独操作。注射材料为透明质酸。Kim等（2003）介绍了使用扇形注射法注射瑞蓝Perlane的治疗。

7.3.7　注射技巧和要点

建议

- 充分了解患者的既往史。阴茎部位是变形恐惧症的常见身体部位之一。诊断为变形恐惧症的患者不应接受该治疗。
- 记得治疗前应拍照。除正面照之外，还应拍侧面照。尽可能拍摄阴茎萎软和勃起状态的照片。患者可在医生诊室内自行或通过标准化条件以达到勃起状态。
- 注射足量材料。通常注射20ml以上透明质酸。
- 注射透明质酸增粗阴茎体部后，建议近距离观察龟头情况。如果龟头相对于阴茎过小，建议也进行龟头增粗。

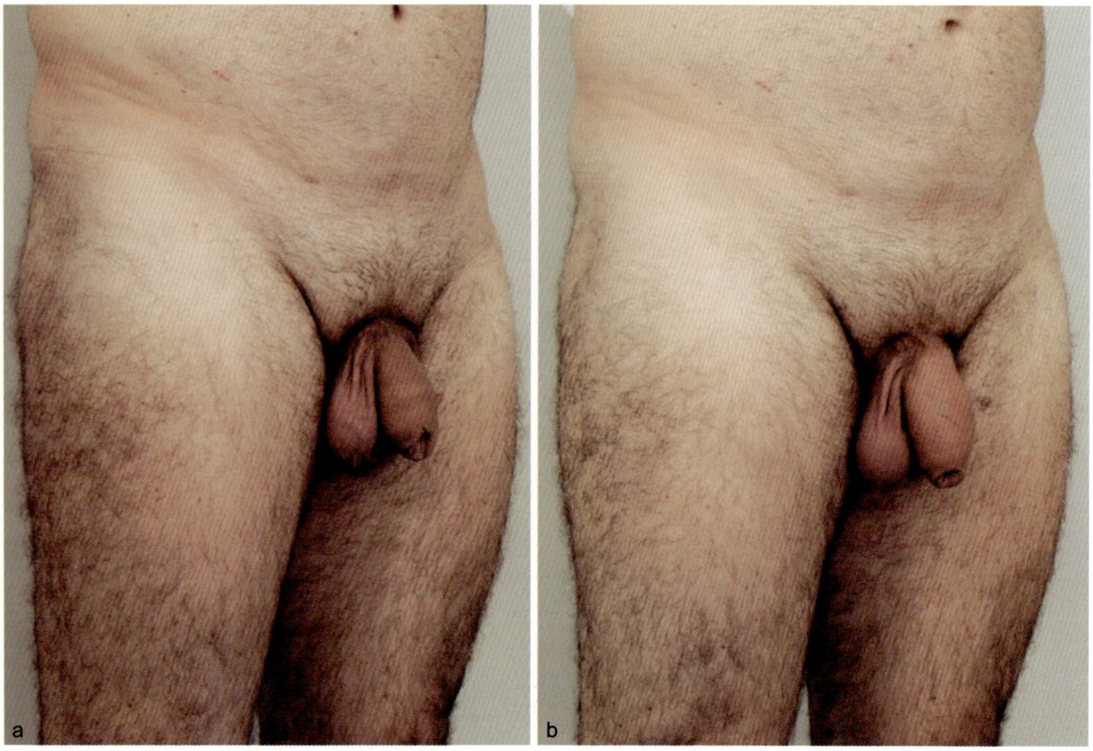

图 7.12 （a，b）注射 10ml 的瑞蓝 Macrolane VRF20 后，阴茎的长度与直径均增加。在包皮上选择一穿刺点插入 21G 钝针

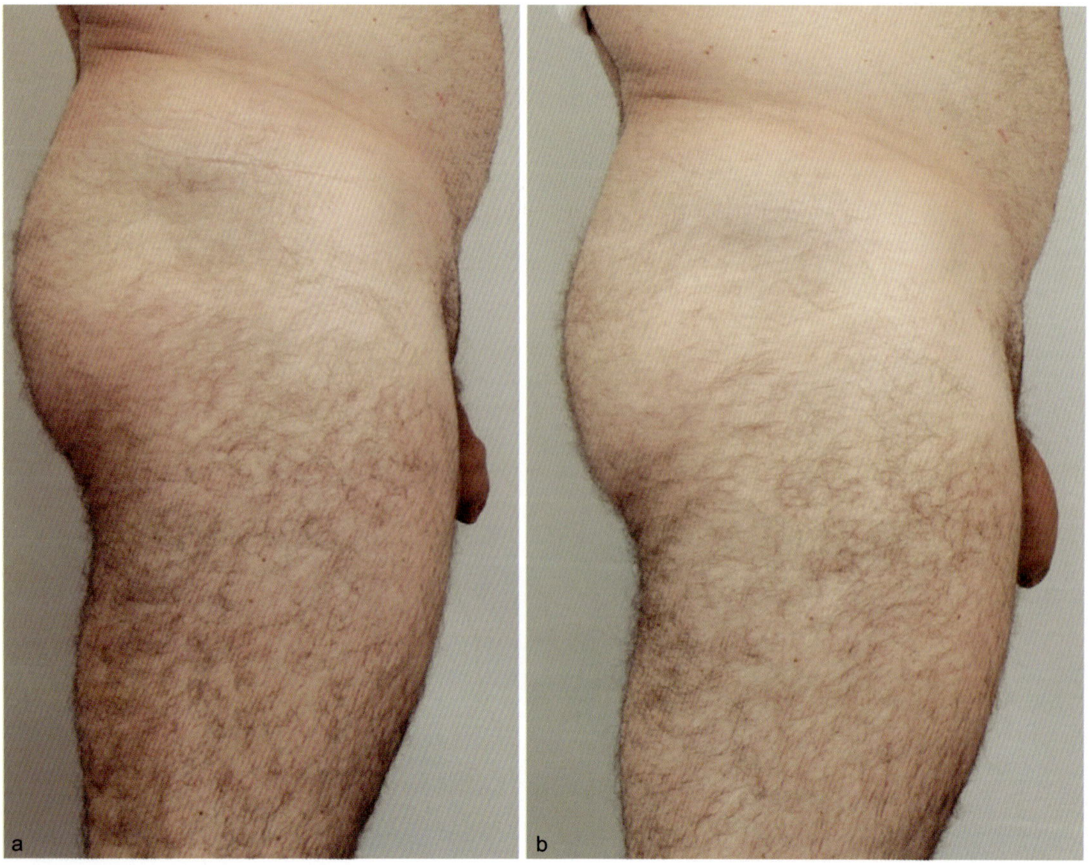

图 7.13 （a，b）注射 10ml 透明质酸（瑞蓝 Macrolane VRF20）行阴茎延长治疗后的侧面照片

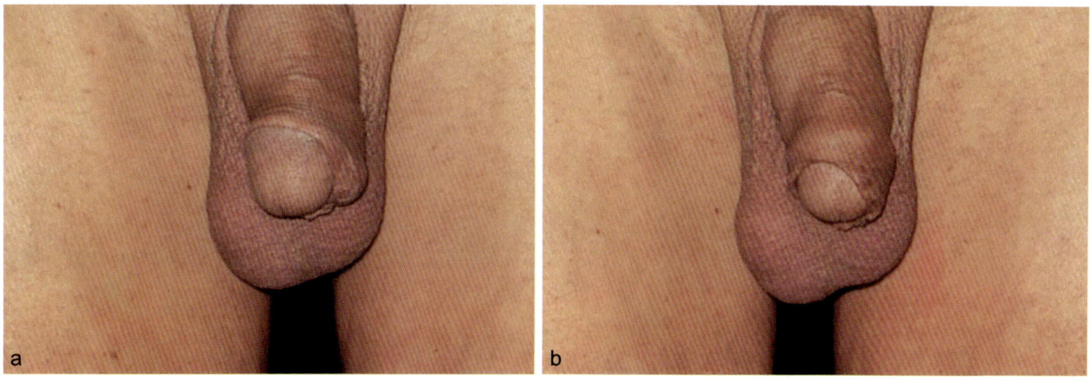

图 7.14 （a，b）注射瑞蓝 Macrolane VRF20 后，在左侧包皮出现较大的透明质酸结节，使用透明质酸酶（Hylase Dessau，1：150）消除结节前和消除结节后第 14 天。请注意阴茎体右侧也出现注射材料肿块

避免

- 请勿在过于浅表的部位注射。如果未环切过的阴茎从上而下行浅表注射，则材料可能会聚集到包皮区，形成巨大泪滴状的外形。

要点

- 阴茎增粗可使疲软状态的阴茎延长，但不会改变勃起状态的阴茎长度。
- 请勿直接根据本书指导治疗患者，而应请教有经验的同事进行操作。该治疗过程并不复杂，但可能出现一些本应避免的错误。
- 如过量充填透明质酸，可使用透明质酸酶纠正治疗效果。剂量非常重要 [例如，透明质酸酶的用量应与过度注射的透明质酸剂量匹配（图 7.13）]。

参考文献

乳头内陷

McCarthy CM, VanLaeken N, Lennox P et al (2010) The efficacy of Artecoll injections for the augmentation of nipple projection in breast reconstruction. Eplasty 10:e7

Nicholson BT, Harvey JA, Cohen MA (2009) Nipple-areolar complex: normal anatomy and benign and malignant processes. Radiographics 29(2):509–523

手部容积矫正

Abrams HL, Lauber JS (1990) Hand rejuvenation. The state of the art. Dermatol Clin 8(3):553–561

Becker-Wegerich P (2008) New indications for hyaluronic acid of the NASHA-gel-generation–highlights from aesthetical dermatology in clinical daily routine. J Dtsch Dermatol Ges 6(3):S3–S20

Busso M, Applebaum D (2007) Hand augmentation with Radiesse® (Calcium hydroxylapatite). Dermatol Ther 20:385–387

Butterwick KJ (2002) Lipoaugmentation for aging hands: a comparison of the longevity and aesthetic results of centrifuged versus noncentrifuged fat. Dermatol Surg 28:987–991

Butterwick KJ (2005) Rejuvenation of the aging hand. Dermatol Clin 23:515–527

Carruthers A, Carey W, De Lorenzi C et al (2005) Randomized, doubleblind comparison of the efficacy of two hyaluronic acid derivatives, restylane perlane and hylaform, in the treatment of nasolabial folds. Dermatol Surg 31:1591–1598

Carruthers A, Carruthers J, Hardas B et al (2008) A validated hand grading scale. Dermatol Surg 34(2): S179–S183

Coleman WP III (1999) Fat transplantation. Dermatol Clin 17(4):891–898

Edelson KL (2009) Hand recontouring with calcium hydroxylapatite (Radiesse). J Cosmet Dermatol 8(1): 44–51

Fournier P (2000) Fat grafting: my technique. Dermatol Surg 26:1117–1128

Hartmann V, Bachmann F, Plaschke M et al (2010) Hand augmentation with stabilized hyaluronic acid (Macrolane VRF20 and Restylane Vital, Restylane Vital Light). J Dtsch Dermatol Ges 8(1):41–44

Lindqvist C, Tveten S, Bondevik BE et al (2005) A randomized, evaluator-blind, multicenter comparison of the efficacy and tolerability of Perlane versus Zyplast in the correction of nasolabial folds. Plast Reconstr Surg 115(1):282–289

Man J, Rao J, Goldman M (2008) A double-blind, comparative study of nonanimalstabilized hyaluronic acid versus human collagen for tissue augmentation of the dorsal hands. Dermatol Surg 34:1026–1031

Narins RS, Brandt F, Leyden J et al (2003) A randomized, double-blind, multicenter comparison of the efficacy and tolerability of Restylane versus Zyplast for the correction of nasolabial folds. Dermatol Surg 29(6): 588–595

Redaelli A (2006) Cosmetic use of polylactic acid for hand rejuvenation: report on 27 patients. J Cosmet Dermatol 5:233–238

阴茎增粗

Abecassis M, Berreby S, Boccara D (2010) Penile enhancement surgery: widening and lengthening lipo-penisculpture. Ann Chir Plast Esthet 55(2):135–142

García Díez F, Izquierdo García FM, Benéitez Alvarez ME et al (2005) Penile silicone granuloma. Arch Esp Urol 58(5):457–460

Kim JJ, Kwak TI, Jeon BG et al (2003) Human glans penis augmentation using injectable hyaluronic acid gel. Int J Impot Res 15:439–443

Panfilov DE (2006) Augmentative phalloplasty. Aesthetic Plast Surg 30:183–197

Vardia Y, Harshaib Y, Gilb T, Gruenwald A (2008) Critical analysis of penile enhancement procedures for patients with normal penile size: surgical techniques, success, and complications. Eur Urol 54(5):1042–1050

Yacobi Y, Tsivian A, Grinberg R et al (2007) Short-term results of incremental penile girth enhancement using liquid injectable silicone: words of praise for a change. Asian J Androl 9:408–413

第 8 章　安全性：不良反应的评估和治疗

Berthold Rzany 著　龙飞　陈波 译

8.1　简介

注射充填术后可能会出现较多的不良反应，因此，大家应该清楚没有任何一种注射产品是绝对安全的。即便是在拥有高科技的今天，哪怕是可生物吸收的注射材料，并发症依然有可能出现。但幸运的是，很多不良反应，例如结节肉芽肿或者皮肤溃疡，对大部分的充填材料来说，出现的概率都是极小的。

总的来说，根据不良反应出现的时间不同，可将其分为急性、亚急性以及慢性反应三类（表 8.1）。对于亚急性反应的界定目前还比较模糊，一般来说，我们认为在注射充填术后几周之内出现，就认定为是亚急性反应。

表 8.1　**注射材料常见的并发症**

急性反应 （一般术后 72 小时内发生）（较常见）	暂时性的红斑 暂时性的水肿 暂时性的硬结 暂时性的瘙痒 暂时性的瘀斑
亚急性反应（少见）	脓肿形成 皮肤变色（多为淡蓝色） 持续的局部症状（过敏反应）：红斑、水肿、硬结、瘙痒、色沉 局部皮肤坏死 反复疱疹
慢性反应（少见）	结节肉芽肿形成 脓肿形成 溃疡

要点

- 任何一种注射产品都有可能发生不良反应。
- 不良反应可以根据术后出现的时间不同进行相应的分类。
- 大体上，我们可将不良反应分为急性、亚急性和慢性反应三类。

8.2　流行病学

不良反应还可以分为常见并发症和罕见并发症。对于常见并发症，我们都比较容易察觉，尤其是在急性期发生的，例如在丰唇注射充填术后很容易看到局部组织的肿胀。但是对于一些罕见的慢性并发症，就比较难以发现了。

对于注射产品来说，安全可靠的临床试验数据并不能保证绝对的安全。一般临床试验的研究时间基本在 6 ~ 12 个月，超过这个时间就需要其他额外的试验研究数据了（Strom, 1994）。

那么怎样去获得这方面的数据呢？一般有三个方法：①产品公司；②相关机构（如 BfArM，FDA）；③柏林特殊不良反应登记（Zielke *et al*., 2008）。但是，应该记住这些机构仅仅是收集数据而已，更重要的是作为医生的我们，应该准确无误地汇报相关的数据。

建议

- 交流和（或）汇报不良反应及治疗经验。

要点

- 常见和急性不良反应较容易发现。
- 罕见和慢性不良反应较难发现。
- 我们只有将相关的不良反应总结汇报出来才能为大家所知。

8.3 注射产品的鉴别

最理想的情况是，患者都了解自己所注射的是哪种产品。但现实却不是这样，患者很少能记清楚自己注射的产品名称或者跟一些常用的注射产品混淆。就比如说到注射产品就想到瑞蓝一样。

那怎么去解决这个问题呢？必须好好回忆整个治疗过程，包括回去找到当时的注射医生，这是第一步。如果还没有解决问题，就只能做活组织检查了。活检可能鉴别不同的注射材料，包括可生物降解的和永久性的，以及一些特殊的注射材料，如PLLA。但是也不是所有的病理科医生都熟悉注射材料这个领域。仅仅一个“异物反应”的诊断是远远不够的。如果病理科医生不敢肯定的话，那Dadzie（2008）的文章或许能有所帮助。

要点

- 找到引起并发症的产品至关重要。
- 如果碰到不确定的情况［例如，肉芽肿常被认为是德美莱（Dermalive）的不良反应，但仅仅在非永久性注射产品中有报道］，这时候建议做病理活检。
- 应该意识到活检只能区分不同种类的注射材料，而不能区分同类材料的不同产品（例如透明质酸的不同产品）。

8.4 常见的危险因素

这些不良反应的高危因素有哪些呢？我们应该很乐意去了解这些因素，因为作为一名好医生，没有人愿意自己的患者出现任何不良反应。然而，很多的高危因素现在还不是很清楚。最主要的原因是因为研究的困难比较大，大多数不良反应都比较罕见，而且是慢性的。因此，这类问题需要进行多中心的长期对照研究。

总之，目前对于危险因素的了解仅仅是一些个案报道以及某组患者的数据，因此，对于数据的采纳应十分谨慎。

大致分为三类危险因素：①医生；②注射产品；③患者。

8.4.1 医生作为高危因素

作为一名医生，何种情况下被认为是高危因素呢？①对注射产品的来源不明时；②在错误的部位注射错误的产品时，或者是注射的量过大时（有证据表明过量注射能够引起局部压力增大从而引起动脉栓塞）；③当我们没有充分稀释产品时（如PLLA）；④当我们没有做好局部消毒时，特别是我们做隧道注射时。与此同时，相关病例也被报道过——同一个注射器用在不同的患者身上。表面上看起来很经济节约，实际上这极大地增加了患者的感染风险。

8.4.2 注射材料作为高危因素

当注射材料的表面不规则时更容易出现不良反应。列举三个例子：①PLLA，能够强烈刺激周围组织，尤其是稀释比例不当的时候（Rossner, 2009b）；②甲基丙烯酸羟乙酯是与透明质酸（德美莱）稳固结合的混合物（Rossner *et al*., 2009a），为了患者安全，目前已被禁用；③聚甲基丙烯酸甲酯和胶原，当它们的表面结构被重新修饰优化以后，不良反应发生率明显降低。也有资料表明，一些透明质酸注射材料出现不良反应的概率更高。特别要小心一些没有临床研究数据的透明质酸产品（比如，大部分有 CE 标志的欧洲透明质酸产品均为此类）。

8.4.3 患者作为高危因素

什么情况下患者被认为是高危因素呢？就像我们之前所谈到的，我们并不清楚这些不良反应的源头是哪个。但是，有资料表明有活动性的自身免疫病，如风湿性关节炎，或者正在接受干扰素治疗的患者，发生不良反应的概率增大，尤其是使用像 PLLA 这种对组织刺激性较大的产品。

建议

- 详细了解你的患者过去的治疗史。
- 如果你的老患者回来要求再次注射，记得询问他 / 她是否有新的病史。

避免

- 不做一些常规的实验室检查，没有证据证明其对治疗有所帮助。
- 不做皮肤试验（牛胶原除外），因为皮肤试验只对那些迟发型过敏反应的患者有意义。

要点

- 注射前做有关非特异性自身免疫疾病筛查是没有意义的。
- 但是，在给患者注射之前，应该询问患者相关的疾病史。

8.4.4 生物膜理论

生物膜理论在当前广为流行。该理论源于一个丹麦的医生团队对聚丙烯酰胺不良反应的研究，他们发现在聚丙烯酰胺材料周围有较多的细菌蛋白。这个理论认为细菌无论是来源于注射本身还是注射区域周围，逐渐在充填材料周围形成包裹，称为生物膜。随后生物膜会引发难以治疗的异物排异反应。激素的注射被认为是禁忌，因为其可能会导致脓肿的形成（Bjarnsholt *et al*., 2009）。Bjarnsholt 的文章仅仅报道了 8 例注射聚丙烯酰胺患者的不良反应。这个理论的提出是基于对注射材料周围细菌物质的观察，通过做 FISH（荧光原位杂交）实验发现的。然而，患者并没有接受抗生素治疗，而是免疫抑制治疗，包括激素治疗和手术治疗。与 Bjarnsholt 通过研究聚丙烯酰胺相比，L.Wiest 等（2009）对注射甲基丙烯酸羟乙酯和透明质酸的患者进行研究，并没有发现注射物周围有任何细菌物质。

目前，这个理论被众多医生过于轻易地采纳并应用于所有注射材料，甚至是透明质酸，所产生的不良反应当中（Marusza, 2012）。

避免

- 在没有临床研究证明该理论真实可靠之前，不要轻信任何一种治疗方法。

要点

- 虽然没有足够的证据，但生物膜理论目前仍较为流行。源于这个理论的一些建议在采纳时应该谨慎一些，例如注射前应充分消毒。然而，激素治疗是有效的，特别是对于那些肉芽肿的患者，这一点不可忽略。

8.5 不良反应的治疗

如前所述，注射材料的不良反应是比较少见的。对于不良反应的治疗也仅仅是根据一些专家的个人观点以及某一些病例的治疗经验。因此，对于这些治疗方法也应该批判地去看待。

8.5.1 蓝色瘀斑

皮肤蓝色瘀斑多数出现在注射透明质酸以后（图 8.1）。注射透明质酸酶的量应基于所引起不良反应的透明质酸量而定。

要点

- 用透明质酸酶治疗透明质酸注射后所引起的皮肤变色。沿注射部位注射少量透明质酸酶，局部可见小皮丘即可。

8.5.2 超敏反应

牛胶原是唯一一个需要谨防出现超敏反应的注射材料（图 8.2）。对于注射胶原后出现的接触性皮炎，一般都选择对症治疗，包括局部和口服糖皮质激素治疗（口服冲击疗法，见下文）。

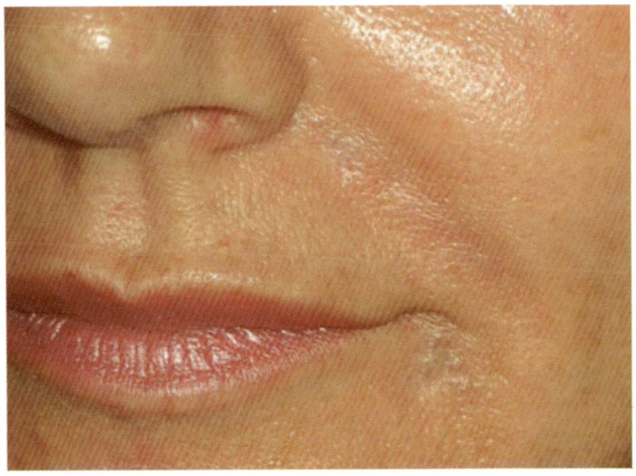

图 8.1 瑞蓝注射后出现的皮肤蓝色瘀斑

要点

- 注射牛胶原后出现的超敏反应主要采用局部和口服糖皮质激素治疗。

8.5.3 急性血管反应

如果不慎将产品注入动脉，患者当即会出现疼痛以及局部皮肤发白等一系列血管反应。在眉间、前额以及鼻唇沟这些部位出现上述反应时均容易发现。一般认为过量注射引起血栓的概率会增大。此外，皮肤反应（如出现眉间、额头、鼻翼区的皮肤坏死）、注射后失明的病例也见相关报道（Lazzeri *et al*., 2012, 2013；Kim and Choi, 2013；Park *et al*., 2012）。

如果是注射透明质酸出现以上情况，应及时注射相应量的透明质酸酶处理。沿透明质酸的扩散途径注射 1 ~ 3ml 透明质酸酶，确保充分溶解（Rzany *et al*., 2009）。局部增加透明质酸酶的用量也能起到很好的效果。然而，无论是确诊，还是治疗，都应该及时。动物实验证实，注射引起的动脉栓塞在 4 小时内是可逆的（Kim *et al*., 2011）。超过 24 小时，等到有红斑、脓疱出现时（图 8.3），再使用透明质酸酶就没有任何意义了。

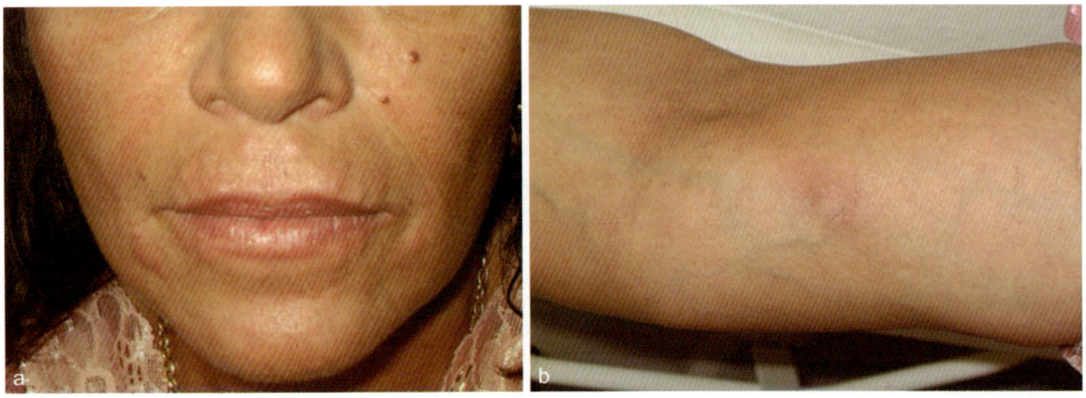

图 8.2 （a，b）急性注射反应和牛胶原皮肤试验 2 周后的变化，以及二次皮肤试验 4 周后的变化 [再得萌（Zyderm）Ⅰ和Ⅱ]

建议

- 如果怀疑注入血管，应立即停止注射。
- 如果患者在注射过程中出现任何视觉的变化，应该立即到眼科就诊。
- 如果注射透明质酸出现血管性反应时，应立即沿透明质酸可能的扩散途径注射透明质酸酶。

避免

- 不要过晚使用透明质酸酶。动物实验证实，透明质酸酶应该在栓塞后 4 小时内注射。

要点

- 当怀疑有血管栓塞时，应该立即采取措施。
- 立即停止注射。
- 如果注射的是透明质酸，及时使用透明质酸酶。
- 别忘了动物源性的透明质酸酶（欧洲有此类产品）有可能引起过敏反应。

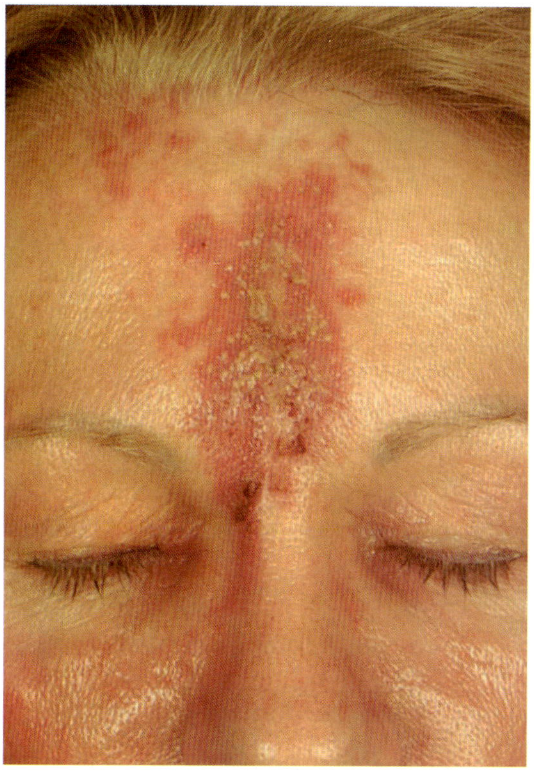

图 8.3 在眉间注射透明质酸几天后，前额出现片状的红斑和脓疱。这是非常典型的注射引起血管栓塞的表现

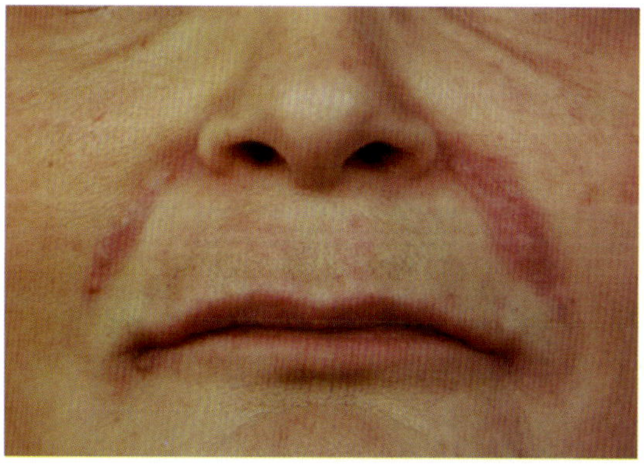

图 8.4 同时注射甲基丙烯酸羟乙酯和透明质酸德美莱（Dermalive）5 个月后出现结节肉芽肿

8.5.4 结节肉芽肿的形成

结节肉芽肿的形成是注射材料引起组织排异反应的临床表现（图 8.4）。任何一种注射材料都有可能出现。表 8.2 中所列的几种方法对于结节肉芽肿的治疗可能有所帮助。对于此类不良反应的治疗主要是基于一些个案报道以及某些病例的治疗经验。因此，理论依据并不是特别可靠。

8.5.4.1 病灶内激素注射治疗

激素

往结节内注射激素能够减轻组织的排异反应，从而减小结节的形成。患者接受曲安奈德的注射浓度多为 10mg/ml 或 40mg/ml。可以与局麻药以 1∶1 的比例注射。同时需要注意的是，注射 40mg 曲安奈德时可引起局部脂肪组织的严重萎缩。因此，激素应该直接注射到结节内或结节下方。如果不能注射到需要部位 [甲基丙烯酸羟乙酯（HEMA）形成的肉芽肿极难穿透]，那么应该将激素注射到结节的周围。每个结节的每个注射点注射量不应该超过 0.05 ~ 0.1ml。起初为每隔 1 周注射 1 次。如果注射后结节变小，则注射间隔可延长至 2 周，治疗的间

表 8.2　**结节肉芽肿的治疗（异物排异反应）**

第 1 步	如果结节是由透明质酸引起的，那么应该注射透明质酸酶
第 2 步（a）	激素注射治疗 向结节内或结节下注射 10mg 或 40mg 曲安奈德。每隔几周打一次，直到有改善为止，往后可以延长注射间隔时间。 5- 氟尿嘧啶也可以与曲安奈德一起注射（10mg 或 40mg），注射方法一致
第 2 步（b）	口服激素疗法，如口服甲泼尼龙（每片 40mg） 第 1、2 天：半片（60mg） 第 3、4 天：1 片（40mg） 第 5、6 天：半片（20mg） 间隔 1 周。然后继续服用 1 周。最后间隔 2 周、3 周等（见下文）
第 3 步	如果上述治疗均不见效，就需要考虑激光（Cassuto *et al*., 2009）或者手术治疗。 需注意的是，激光或者手术治疗对于唇部的实性结节可作为首选

隔因人而异。总之，治疗的目的是为了让结节看起来不那么明显。

5- 氟尿嘧啶

5- 氟尿嘧啶注射（50mg/ml）也是治疗结节的一种方法。与其他方法比起来，这种方法没有太多可靠的依据。只是从治疗瘢痕疙瘩那里沿袭过来而已，用量为 50mg/ml（Fitzpatrick, 1999；Nast *et al*., 2012）。Wiest 等（2009）报道用 10mg/ml 曲安奈德和 1ml 利多卡因以及 250mg/ml 5- 氟尿嘧啶联合注射治疗结节肉芽肿。如果与激素混合注射，那么每个注射点的注射量不应该超过 0.05～0.1ml。

注射激素时，可能会引起前额或嘴唇部位脂肪组织的萎缩（图 8.5），可以用非永久性的其他注射产品来矫正（如果之前注射的为非透明质酸材料，则可选择用透明质酸来矫正萎缩）。

8.5.4.2　口服激素冲击疗法

用口服激素疗法治疗异物排异反应时，我们会把患者当做自身免疫疾病患者来对待。但与自身免疫病相比，结节的治疗剂量要低一些。如口服甲泼尼龙（每片 40 mg）时，患者头 2 天应口服半片（60mg），接下来 2 天口服 1 片（40mg），最后 2 天再口服半片（20mg）即可。然后间隔 1 周，再恢复治疗（同上）。最后逐渐延长治疗间隔至 2 周、3 周，并根据患者的治疗反应调整治疗的间隔时间。一般情况下，治疗周期为 6～12 个月（图 8.6）。当结节再次出现或者出现疼痛症状时，可以再使用上述方法进行治疗。

这种治疗一般情况下不会给患者造成严重的并

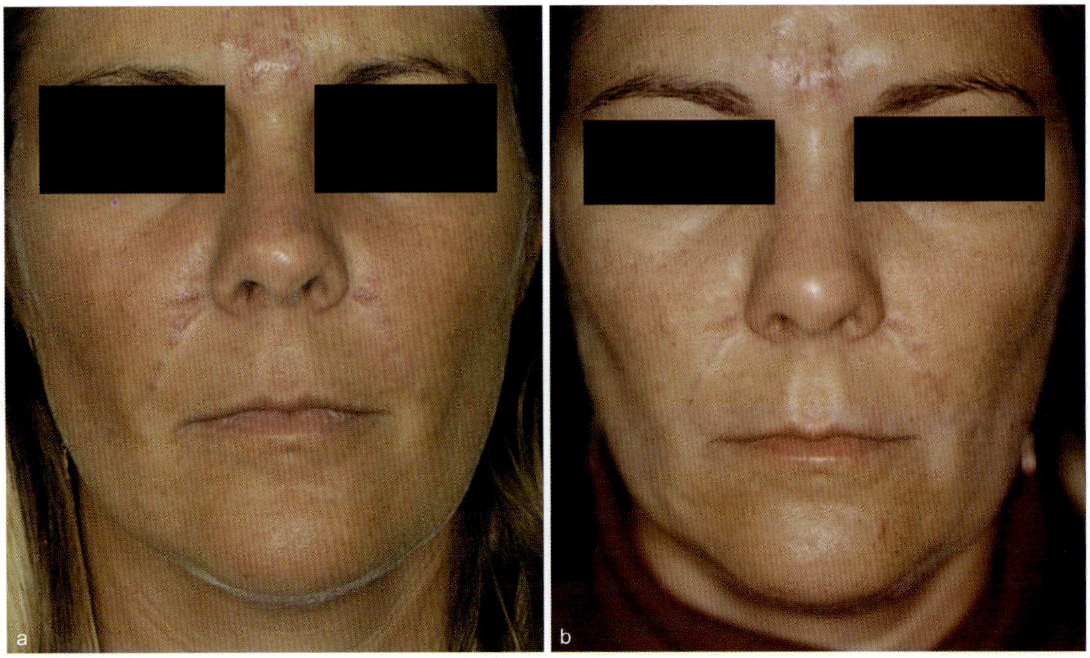

图 8.5　（a，b）同时注射甲基丙烯酸羟乙酯和透明质酸德美莱（Dermalive）2 年后出现结节肉芽肿。治疗前 5 个月和反复用 40mg 曲安奈德注射治疗后对比照（治疗 11 次）

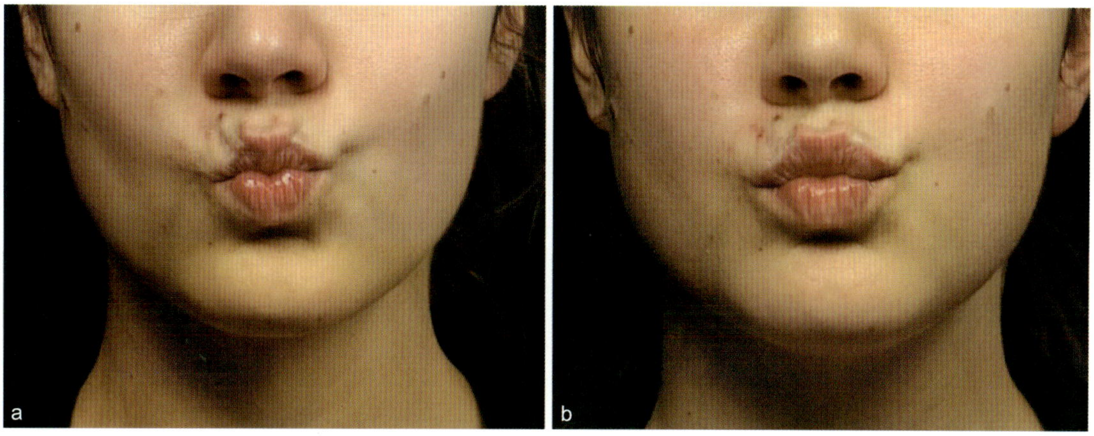

图 8.6 （a）唇部注射 PLLA 后形成结节，用激素治疗后出现脂肪萎缩。（b）该患者采用透明质酸注射矫正局部脂肪萎缩

发症。如果患者合并有糖尿病等激素敏感性疾病时，应该在严格监测下进行治疗。部分患者可能会出现激素依赖性，因此治疗的量不能过大。

8.5.4.3　其他药物治疗

还有一些报道称每天服用 200 ~ 600mg 别嘌呤醇，16 周后可以见效。但这部分患者还同时接受了局部激素治疗，而且这种治疗未被其他人所证实（Reisberger *et al*., 2003）。还有一些患者也尝试过口服反丁烯二酸（治疗银屑病用）。最后，抗生素也可能有一定的免疫调节功能。对于一些出现炎症结节的患者，口服低剂量的多西环素（至少 4 ~ 6 周）也是一种可行的方法。总之，目前为止任何一种治疗都没有坚实的理论和临床基础支持。

8.5.4.4　激光疗法

Daniel Cassuto 等（2009）报道了通过三硼酸锂 532nm 激光将结节打穿，并将肉芽组织及注射物挤出的 21 例患者的治疗经验。

8.5.4.5　手术治疗肉芽肿

当肉芽肿反应在界限清楚时可以考虑手术治疗，但患者应该意识到任何手术都有可能遗留瘢痕。

8.5.5　脓肿形成

脓肿（图 8.7）是另一比较常见的并发症，并且需要引流。小的脓肿可以直接用粗针头扎破引流（比如 19G 针头）；大的脓肿则需要切开引流。

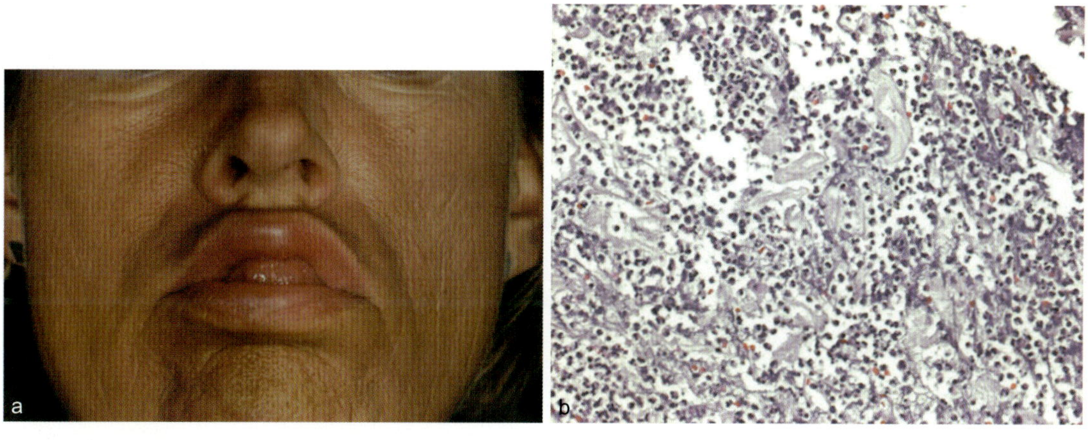

图 8.7 （a）猪胶原（伊维兰 Breeze）注射后局部形成脓肿。（b）组织病理切片可以看到注射物周围有许多中性粒细胞浸润

如果脓肿可能是由细菌引起的，那么应及时使用抗生素。建议使用针对性的皮肤抗感染药物。如果可能的话，最好在用药之前做细菌培养。

要点

- 对于脓肿，首先是引流。
- 一旦碰到细菌感染，应该及时使用抗生素。

8.6 指导患者

当出现不良反应时，患者往往都会比较焦虑。因此，需要一定的指导。最终目的都是为了尽量减小不良反应的影响，尽可能保留注射物，尽管对于一些永久性的注射产品来说很难做到。患者应该充分理解这样做的原因，而非要求达到一些不合实际的效果。

要点

- 任何注射产品都会有风险。
- 因此患者在接受注射前，应该充分了解可能存在的包括慢性迟发的不良反应。
- 当出现不良反应时，应该明确是由什么注射产品引起的或者都注射了哪些产品。
- 对于一些无法明确的病例，应该做病理切片检查。
- 对于不良反应的治疗主要采取对症治疗。
- 应该告知患者每一步治疗计划。

参考文献

Bjarnsholt T, Tolker-Nielsen T, Givskov M et al (2009) Detection of bacteria by fluorescence in situ hybridization in culture-negative soft tissue filler lesions. Dermatol Surg 35(2):1620–1624

Cassuto D, Marangoni O, De Santis G et al (2009) Advanced laser techniques for filler-induced complications. Dermatol Surg 35(2):1689–1695

Dadzie OE, Mahalingam M, Parada M et al (2008) Adverse cutaneous reactions to soft tissue fillers–a review of the histological features. J Cutan Pathol 35:536–548

Fitzpatrick RE (1999) Treatment of inflamed hypertrophic scars using intralesional 5-FU. Dermatol Surg 25(3):224–232

Kim YJ, Choi KS (2013) Bilateral blindness after filler injection. Plast Reconstr Surg 131(2):298e–299e

Kim DW, Yoon ES, Ji YH et al (2011) Vascular complications of hyaluronic acid fillers and the role of hyaluronidase in management. J Plast Reconstr Aesthet Surg 64(12):1590–1595

Lazzeri D, Agostini T, Figus M et al (2012) Blindness following cosmetic injections of the face. Plast Reconstr Surg 129(4):995–1012

Lazzeri S, Figus M, Nardi M et al (2013) Iatrogenic retinal artery occlusion caused by cosmetic facial filler injections. Am J Ophthalmol 155(2):407–408

Marusza W, Mlynarczyk G, Olszanski R et al (2012) Probable biofilm formation in the cheek as a complication of soft tissue filler resulting from improper endodontic treatment of tooth 16. Int J Nanomedicine 7:1441–1447

Nast A, Eming S, Fluhr J et al (2012) German S2k guidelines for the therapy of pathological scars (hypertrophic scars and keloids). J Dtsch Dermatol Ges 10(10):747–760

Park SW, Woo SJ, Park KH et al (2012) Iatrogenic retinal artery occlusion caused by cosmetic facial filler injections. Am J Ophthalmol 154(4):653–662

Reisberger EM, Landthaler M, Wiest L (2003) Foreign body granulomas caused by polymethylmethacrylate microspheres: successful treatment with allopurinol. Arch Dermatol 139(1):17–20

Rossner M, Rossner F, Bachmann F et al (2009a) Risk of severe adverse reactions to an injectable filler based on a fix composed of hydroxyethylmethacrylate and ethylmethacrylate with hyaluronic acid. Dermatol Surg 35(1):367–374

Rossner F, Rossner M, Hartmann V et al (2009b) Decrease of reported adverse events to injectable polylactic acid after recommending an increased dilution: 8-year results from the Injectable Filler Safety-Study. J Cosmet Dermatol 8(1):14–18

Rzany B, Becker-Wegerich P, Bachmann F et al (2009) Hyaluronidase in the correction of hyaluronic acid-based fillers: a review and a recommendation for use. J Cosmet Dermatol 8(4):317–323

Strom BL (1994) What is pharmacoepidemiology? In: Strom BL (ed) Pharmacoepidemiology, 2nd edn. Wiley, New York

Wiest LG, Stolz W, Schroeder JA (2009) Electron microscopic documentation of late changes in permanent fillers and clinical management of granulomas in affected patients. Dermatol Surg 35(2):1681–1688

Zielke H, Wölber L, Wiest L et al (2008) Risk profiles of different injectable fillers: results from the Injectable Filler Safety Study (IFS Study). Dermatol Surg 34(3):326–335

第 9 章　综合治疗

薛光泽 译

9.1　简介

老化是一个复杂的过程。单一的疗法，例如注射肉毒毒素和注射充填剂，不能解决随时间出现的所有老化迹象。现在美容医学更趋向综合疗法，而不是单一疗法。当分析衰老脸部的时候，很明显，皮肤松弛、静态和动态皱纹、褶皱、色素沉着斑等老化迹象是由各种不同病因造成的。因此，医生应建议患者采用多种疗法，尽管对于患者来说开始的效果并不一定明显。医生应该告知患者大多数自然外观是通过联合多种治疗实现的。

高黏度透明质酸产品的引入改变了透明质酸注射联合激光这种治疗方式，特别是用点阵激光与掺铒钇铝石榴石（Er:YAG）激光和二氧化碳激光对比时，注射和激光都能在同一次操作中进行。

9.2　激光和充填剂

这两种干预措施都可以有效处理静态皱纹。决定选择何种方法取决于皱纹的深度、皮肤类型和术后恢复时间。通常，正常肤色的患者能通过激光换肤得到改善。深色皮肤的患者在激光换肤后可能会出现色素沉着过多和（或）色素减退，特别是当医生缺少经验时。大面积皮肤晒伤患者的全脸细纹应选择激光治疗，通过增加真皮的力量减少皱纹的数量。等炎症期消退后，用可生物降解的充填剂注入深凹的皱纹。根据激光的深度及酶的浓度，比如胶原酶，在可生物降解的充填剂注入之前，其水平必须已经稳定。采用不同的激光，胶原纤维重塑的程度也不同。红斑消退后可以开始注射充填治疗。

有些患者在行激光换肤后不能如期康复。这些患者可能应先行注射充填剂改善皱纹及瘢痕外观，直到适合做激光换肤为止。点阵激光的发明实现了在同一次治疗中同时运用以上两种操作，恢复时间更快。所以联合运用这两种方法更为适宜。

深色皮肤的患者不适合激进的激光换肤。对于这些患者来说，应该联合应用中度表皮剥脱或点阵激光联合注射充填。换肤可改善皮肤质量，充填剂可用于治疗深层缺陷。中度表皮剥脱以及点阵激光可以在同一步骤中与注射充填联合运用。

注射充填是补充真皮或皮下脂肪缺失的首选治疗。相比之下，激光换肤应该是表皮皱纹和因晒伤导致皮肤弹性纤维缺失、色素沉着的首选方法。对于复杂的瘢痕，应该同时使用这两种方法。如果任何换肤的方法达到真皮深度或因细菌、病毒感染，将会产生瘢痕。点阵激光能大大减少此类并发症。充填剂注入层次太靠近表皮可能出现结节或“香肠”外形，导致皮肤不平整，特别是用不适宜的充填剂时。当做全脸激光换肤时，激光换肤及深度褪皮在某些时候会减少鼻唇沟的深度，尤其是表面起皱，因为操作过程收紧了双侧脸颊和上唇的皮肤。积极的治疗可能会导致瘢痕组织的形成。鼻唇沟较深的患者可以联合使用激光和充填剂。一般来说，激光介导的胶原重塑停止后才能将充填剂注射入真皮层。但如果将非生物降解材料或脂肪注射入皮下（脂肪或肌肉），两者可能就可以同期进行。充填剂注入应在激光换肤之前开始。激光换肤能改善上、下唇的垂直线，结果令人满意。如果需进一步改善，在激光换肤后使用注射充填会得到更好的效果（图 9.1）。

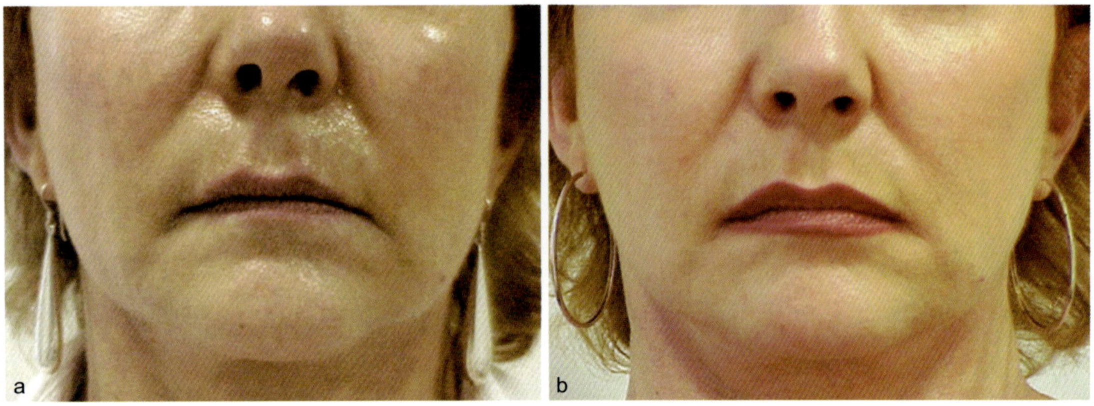

图 9.1 （a）治疗前照片，患者希望改善嘴唇及双侧不对称。（b）同一个患者激光换肤后照片，在激光术后 6 个月行注射充填

其他类型的激光也可能有用，如 KTP 激光之类的血管激光能减少毛细血管扩张和面部红斑。色素激光比如红宝石激光更能减少雀斑——不仅在面部，还有肩和手部等阳光暴晒部位。

要点

• 同期联合充填剂注射和激光取决于操作的层次。

常见问题

• 真皮充填或激光嫩肤哪个更好？

答：对于大范围的皮肤表面皱纹，激光嫩肤甚至点阵激光嫩肤优于真皮充填。

• 什么时候联合运用点阵激光和注射充填？

答：对于正常皮肤，有多种表皮皱纹、皱褶和色斑的患者，两种方法能起到协同作用。

• 什么是正确的流程？

答：假如计划做全脸嫩肤，应该先做嫩肤，待炎症消退后再行注射充填。假如用点阵模式，这个顺序就没那么重要了。血管和色素模块激光也同样适用。

9.3 化学剥脱和充填剂

化学剥脱也是祛除面部皱纹的重要方法。虽然患者可能对激光更感兴趣，但根据不同的皮肤类型和恢复时间，表浅的和中度的剥脱更适合一些患者，当然也更经济。下述规则同样适用于激光换肤：激光、化学剥脱和磨削（主要是后者用于治疗痤疮瘢痕）各有优劣性。联合这些方法能扩大每种方法的优势，减少劣势。表面剥脱在连续几个疗程才能看到明确效果。因为只作用于表皮，剥脱的恢复时间相当快，效果也较为乐观。同时实施表皮剥脱和真皮 / 真皮下注射充填是不矛盾的。必须首先注射充填剂，随后才行表皮剥脱。必须提醒患者，注射点皮肤发红会比较明显。这可能是“午餐时间”的一个完美方法，患者治疗后可以马上回归社会或私人活动。

相反，中度深剥脱如三氯乙酸剥脱，需要远离工作和社会活动至少 1 周。当化学剥脱的作用延伸到真皮层时，不应同时注射充填剂。只有当胶原重构已经停止，皮肤红肿消退后才能行注射充填。一般来说，相对于深度激光换肤，化学剥脱后能更快实施注射充填。

要点

• 表皮剥脱能改善皮肤状况，联合运用充填剂更适宜，因为该操作能全面改善面部外观。

• 深度剥脱不应与充填剂同期运用，应先行剥脱。

9.4 肉毒毒素和充填剂

A 型肉毒毒素的使用已经改变了目前美容的步

骤。传统非手术处理皱纹的方法包括注射(包含胶原蛋白)或剥脱，两者都是处理静态皱纹。当时，动态皱纹只能运用手术方法处理局部区域，如前额和眉间。肌肉动作可能会影响可降解充填剂的持续时间。因此，用 A 型肉毒毒素抑制肌肉的运动有助于充填剂效果的维持，特别是在上 1/3 面部。此外，Carruthers 等(2010)的研究明确表明，在面部下 1/3 联合使用 A 型肉毒毒素与充填剂的效果明显优于只运用 A 型肉毒毒素，A 型肉毒毒素的副作用也变得不明显。

衰老过程触发了肌肉行为的变化。特殊肌肉的持续收缩会导致动态皱纹。对于这样的皱纹，注射 A 型肉毒毒素甚至可能是唯一的方法。一些严重的病例，真皮层被肌肉的高张力和阳光损害同时影响，就得采用其他干预措施。虽然 A 型肉毒毒素的一系列作用在注射 24 ~ 72 小时后就已开始，但同一区域的注射充填建议在 15 天后进行，以避免矫正过度或不足。然而，有经验的术者可能在同一区域同时注射 A 型肉毒毒素和充填剂。

眉间纹是由于降眉肌和降眉间肌协同作用产生的。外科手术损伤这两个肌肉可能会导致皱眉扭曲等不美观外形。A 型肉毒毒素是治疗这个区域的最佳方法，充填剂可能可以作为补充治疗(图 6.2)。图 9.2 是一个皱纹很深的患者。一些皱纹如此之深以至于看起来像瘢痕，即使肉毒毒素和充填剂联合运用也无法改善。这些病例应该考虑皮下切除或者全切。额头水平纹是由额头肌肉的过度活动引起的，这些区域仅需 A 型肉毒毒素注射。然而，对一些皮肤弹力组织严重变性的特殊患者，A 型肉毒毒素通常会导致眉下垂。根据皮肤的厚度和皱纹深度，充填剂作为唯一的或辅助治疗可能会非常有用。在 A 型肉毒毒素发挥最大效果时，余下的皱纹可以注射充填剂。A 型肉毒毒素及充填剂的联合使用也同样适用于口周联合处(Carruthers and Carruthers, 2004, de Maio, 2003)。A 型肉毒毒素可抑制降口角肌的过度活动，充填剂可促进组织的支撑(图 9.2；也见图 6.90、6.91)。

A 型肉毒毒素能使颈阔肌横纹减少或消失。然而，一些颈部平行线仍需要充填剂补充治疗。充填剂能跟 A 型肉毒毒素同时注射或在其作用出现之后使用(图 9.3)。

鼻子和鼻唇沟可以联合运用这两种方法。正如前面提到的(第 6 章)，鼻子可用充填剂重新塑形。因此，注射充填联合 A 型肉毒毒素能更有效，其能分区控制隔膜隔开的肌肉运动，因此能抬高鼻子的高度(图 9.4、9.5)。

可以用 A 型肉毒毒素治疗鼻唇沟，但只适用于极少数面部肌肉活动占重要作用的病例。这种情况顺序就相反：应先注射充填剂，然后再注入 A 型肉毒毒素以减少肌肉水肿及鼻部潮红。在一些特定病例中也能获得对称性(图 9.6)。术后应该精心护理，因为面部不对称并不少见。A 型肉毒毒素应该注射于这些区域使之平坦。“露龈笑”也能用充填剂和 A 型肉毒毒素处理。前者是使嘴唇变厚，后者是抑制上唇提肌及上唇肌过度活动。

注射充填和 A 型肉毒毒素的联合使用最惊人的用法之一是可能美化年轻患者，形成美容观念的高标准——全脸大转变(图 9.7、9.8)。

要点

- A 型肉毒毒素和注射充填的联合使用改变了美容实践。受这两种操作的影响，近来外科手术的数量逐渐下降。
- 面部注射充填和 A 型肉毒毒素在全球范围内展现出非常出色的效果，有时甚至优于手术。

常见问题

- 这两种方法在何处应用能有最好的结果?

  答：脸部的上 1/3 用 A 型肉毒毒素最佳，中下 1/3 用充填剂。颈部用 A 型肉毒毒素效果较好。
- 在同一区域，哪种治疗应该先运用?

  答：一般，A 型肉毒毒素的治疗应先开始，等 A 型肉毒毒素的效果显现后，下一步才运用充填剂。然而，有经验的专家可同时使用 A 型肉毒毒素和充填剂。
- 下半脸联合运用 A 型肉毒毒素和充填剂的优势是什么?

  答：由于联合治疗，A 型肉毒毒素的副作用在这片棘手的区域就没那么明显(Carruthers *et al.*, 2010)。

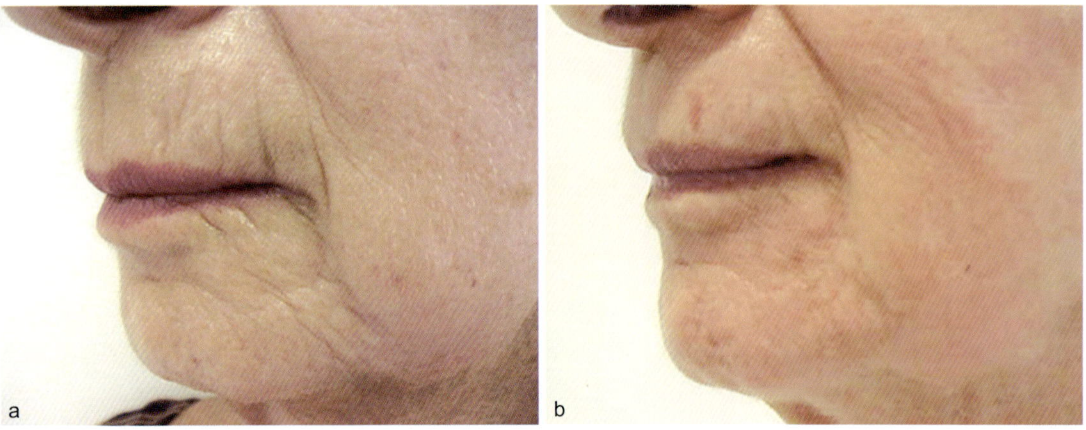

图 9.2 （a）治疗前照片，患者希望改善口周皱纹。（b）充填剂注射入口周皱纹及口角联合处。A 型肉毒毒素注射治疗上下唇口周轮匝肌过于紧张并降口角肌

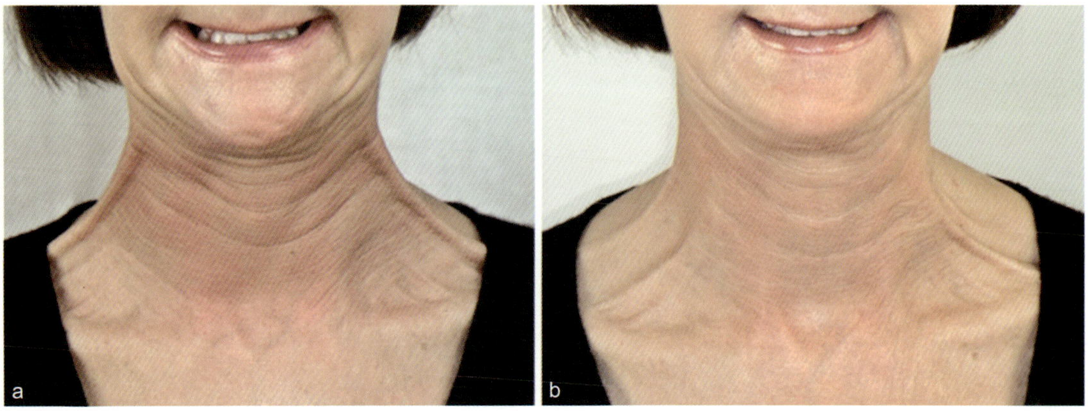

图 9.3 （a）在生气时，可见降口角肌的过度活动及颈阔肌横纹。（b）联合治疗后，可见降口角肌、颈阔肌及颏肌活动减弱。乔雅登 Ultra 3 注射嘴唇及口周联合处。乔雅登 Voluma 注射颏部

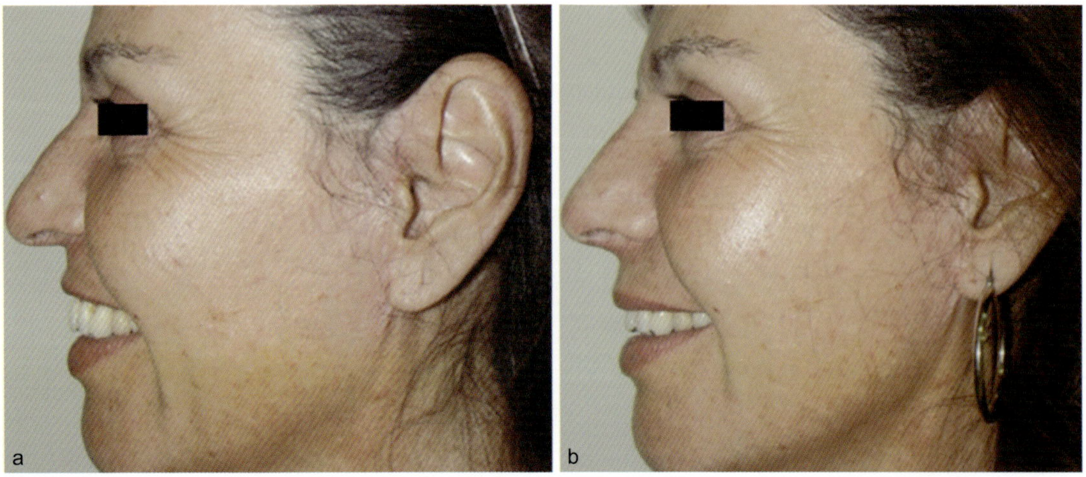

图 9.4 （a）治疗前照片，患者要求重塑鼻部。（b）用充填剂重塑鼻骨，肉毒毒素限制鼻中隔降肌后照片。笑纹有所改变，鼻子的高度也得到提升

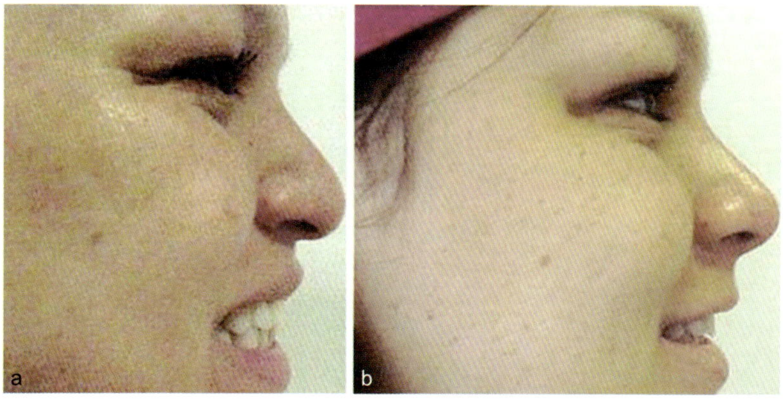

图 9.5 （a）在生气时，鼻子的高度明显降低。这是一个充填剂和 A 型肉毒毒素联合治疗的典型病例。（b）治疗后，可以观察到鼻尖位置及笑纹的改变，呈现更舒适的外观

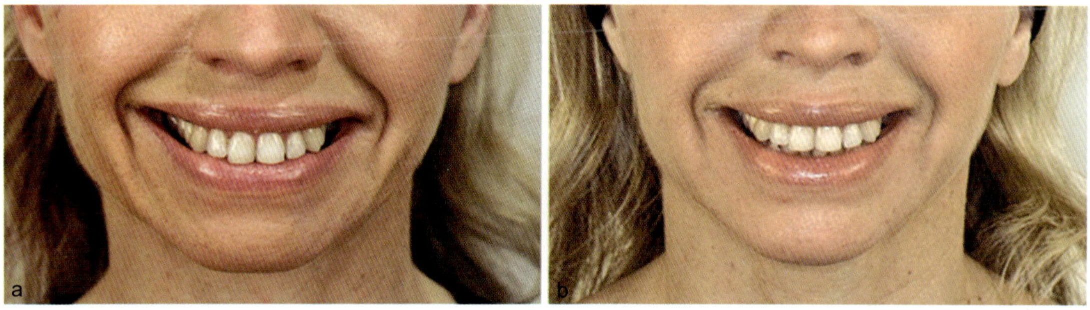

图 9.6 （a）在做表情时，可见到右侧颧大肌及左侧降口角肌的过度活动。请注意鼻翼提肌的活动导致鼻部潮红增宽。（b）通过 A 型肉毒毒素注射上述肌肉及乔雅登 3 型注射鼻唇沟的联合治疗后，实现了双侧的对称

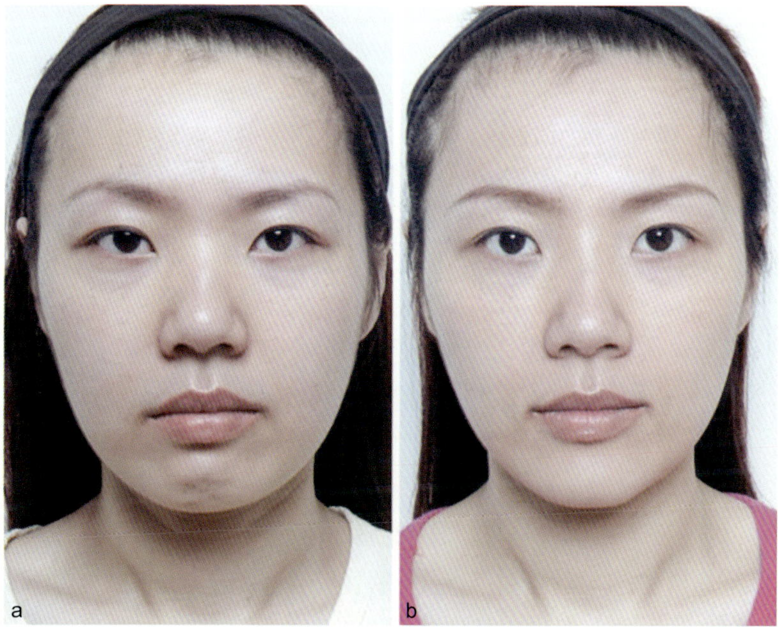

图 9.7 （a）全脸美容前的年轻患者。（b）A 型肉毒毒素注射眉间、鱼尾纹、颏部、咬肌。可见面部变瘦，下巴也更为好看。乔雅登 Voluma 注射颧骨以减轻眶下容积缺失，注射鼻部和颏部以改善突度。乔雅登 Ultra Plus 注射嘴唇及口角

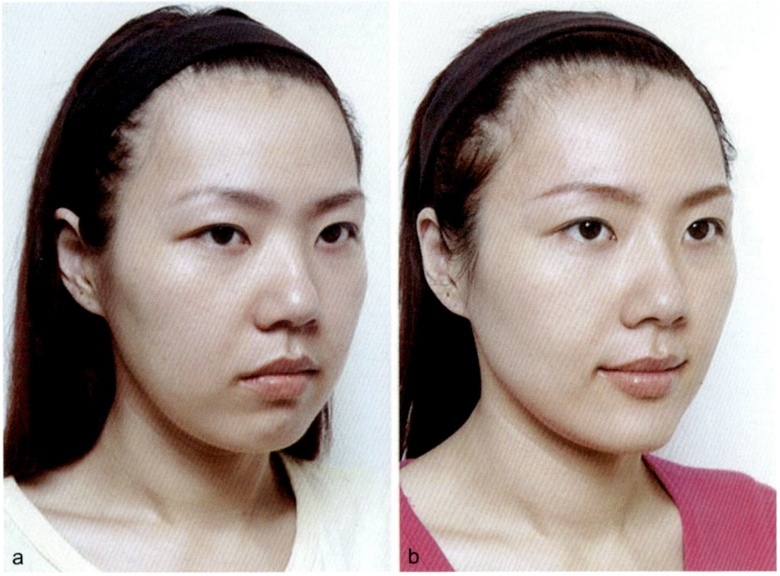

图 9.8 （a，b）同一个患者的斜位照片。可见一个更舒适、更富有吸引力的外观。治疗后，她看起来更开心，面部比例平衡（拍照时也忍不住微笑）

9.5 面部整形手术和充填剂

就像 A 型肉毒毒素改变了上面部重塑的方式，注射充填也对面部手术产生了革命性的影响。面部微创手术联合充填剂可获得更快的恢复时间，是面部美容的最好方法。同样，在治疗皱纹方面，充填剂也能使容积增加，这是面部手术无法比拟的（de Maio, 2004）（图 9.9）。

随着年龄的增长，面部皮下组织逐渐减少。充填剂的出现，使面部手术后平坦的外观不再是一个难题。充填剂在眼部手术中能重塑眉毛、泪槽和祛除眼袋后的眼部凹陷。当鼻整形手术出现鞍状缺陷时，充填剂是完美的补充物，因为其能准确矫正缺陷，不用进行第二次手术（图 6.47）。当外科手术失败或不适宜时，充填剂能用于提升鼻子的高度。用充填剂隆颧部和颏部也能使面部手术达到更和谐的效果。假如下颌角在皮肤紧缩后角度过于平坦，可以用充填剂进行容积充填。

总的来说，充填剂联合其他方法是很值得推广的，因为其不仅能充填真皮，还能扩大脂肪及肌肉的容积。

要点

- 全脸提升的诉求现在正逐年减少。A 型肉毒毒素能有效处理面部上 1/3 的衰老进程。充填剂能明显减轻中下 1/3 的衰老迹象。重要的是：皮肤松弛仍需外科手术治疗。然而，扩大分离和皮肤切除的必要性已明显减少。

9.6 与充填剂联合使用的局部药物

除了维甲酸和局部雌激素等维生素 A 制品，其他局部用药的临床有效性证据不足。局部用药能够与充填剂联合使用。由于充填后可能联合多种注射治疗，24 小时后再开始局部用药是比较可取的。

要点

- 局部药物治疗可以与充填剂联合使用。
- 对于弹性组织变性严重的患者，建议联合 PLLA 及外用维甲酸（Schierle and Casas, 2011）。

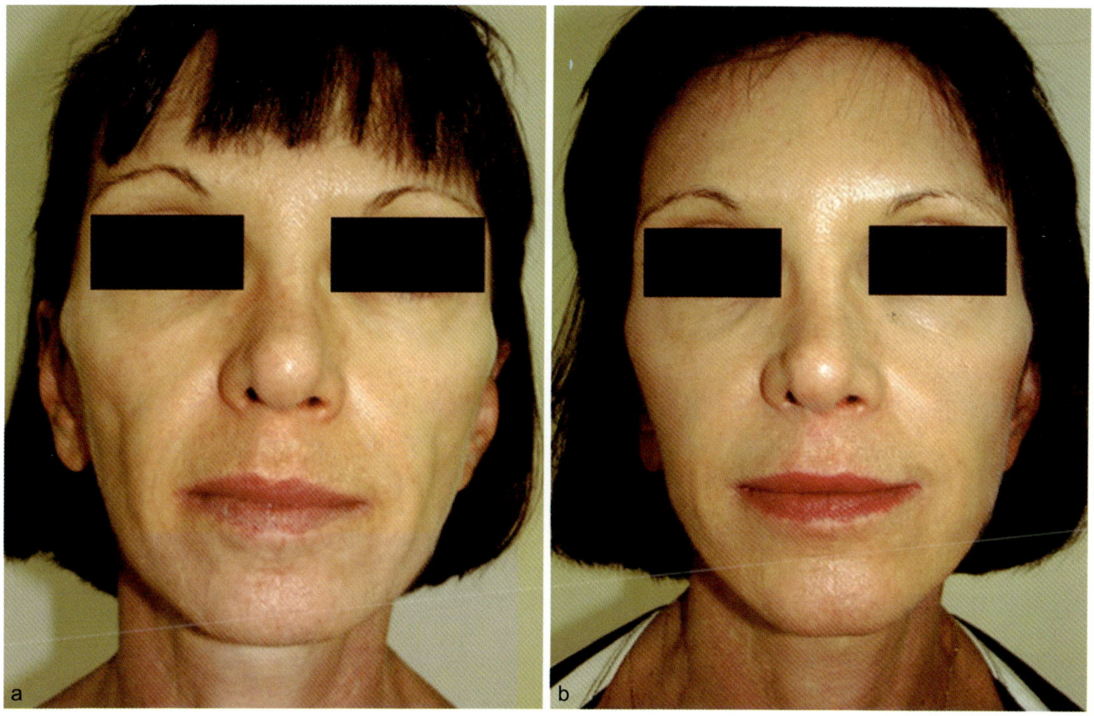

图 9.9　（a）患者治疗前。（b）同一个患者。微创手术及全脸充填改善容积后的照片

9.7　眼周年轻化作为综合治疗的一个例子

自然和富有吸引力的眼部轮廓是饱满的，没有明显的过渡，伴有美丽的眼睑轮廓和细纹。相反，典型老化的眼睛是凹陷的，满是眼睑沟的阴影、松弛的皮肤、下垂的眉毛、突出的骨缘和干瘪的脸颊；而且，睫毛短而稀疏。除了 A 型肉毒毒素和可注射充填剂，非手术眼整形还包括局部用药。据报道，0.03% 的比马前列素（Latisse）能增加睫毛的长度、厚度和色泽（请注意并不是所有国家都允许用 Latisse）。

9.7.1　步骤 1：改善睫毛

在眼部整形中，首要的是要让患者明白这个区域的重要性，特别是当他们拒绝进行注射或外科手术治疗时。在青光眼患者的治疗中，首先观察到了 0.03% 的比马前列素滴眼液对睫毛的作用。这些患者都要定期修剪睫毛以避免刮到她们的眼睛。这使得 FDA 于 2008 年允许 Latisse（Allergan）用于睫毛减少症的进一步研究。在研究中，比马前列素并不是用作滴眼液，而是用作涂药器注射入上睑睫毛的局部产品。0.03% 比马前列素眼液必须每天滴在上睑皮肤的边缘，位于眼睫毛的基底部，并同时使用涂抹器。避免眼周的过度使用，因为曾有因表皮脱落、色素脱失的病例报道。

每日常规在上睑边缘用药能让患者更加关注眼周区域。眼睫毛的改善包括长度、厚度以及色泽（图 9.10）。这种产品能使家庭护理更为有效，并使副作用最小化，给患者一个非常愉快的使用体验。这对加强医患关系也有所帮助。

9.7.2　步骤 2：容积缺失的改善

在下眼睑，眼窝容积的缺失可能会引起眼眶下凹陷，导致下眼睑与睑颊有一个锐利的分界线或阴影。同样，眼窝容积的缺失可能会使下方的眼窝脂肪显露，产生令人烦恼的眼袋。在睑颊水平，容积在正位观的缺失可表现为面中部的平坦。与鼻唇沟相平时，睑颊下垂线和颧骨的高耸这些老化的标致都能在面中部见到（图 9.11）。

步骤 2 针对的是容积的缺失。颧骨和中面部容

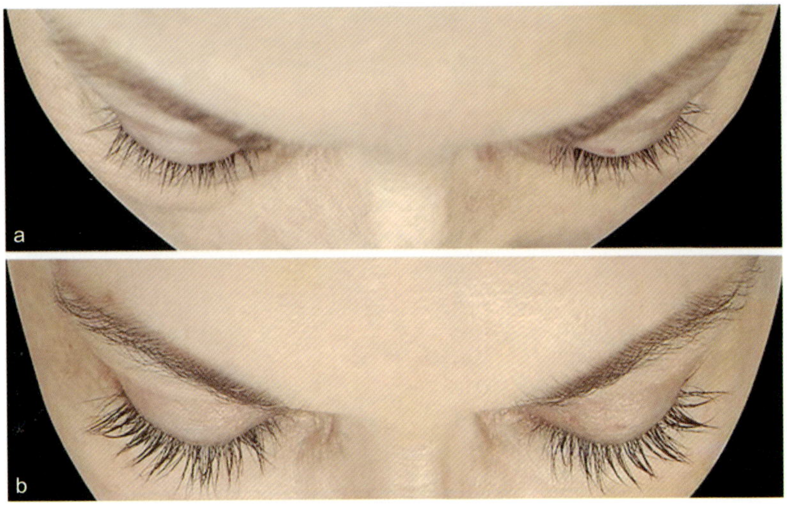

图 9.10 （a，b）步骤 1：患者每日常规用 0.03% 比马前列素 4 个月前、后照片。患者能明显察觉到睫毛的改善，眼周看起来更为醒目。睫毛的改善促使患者愿意进一步沟通治疗计划

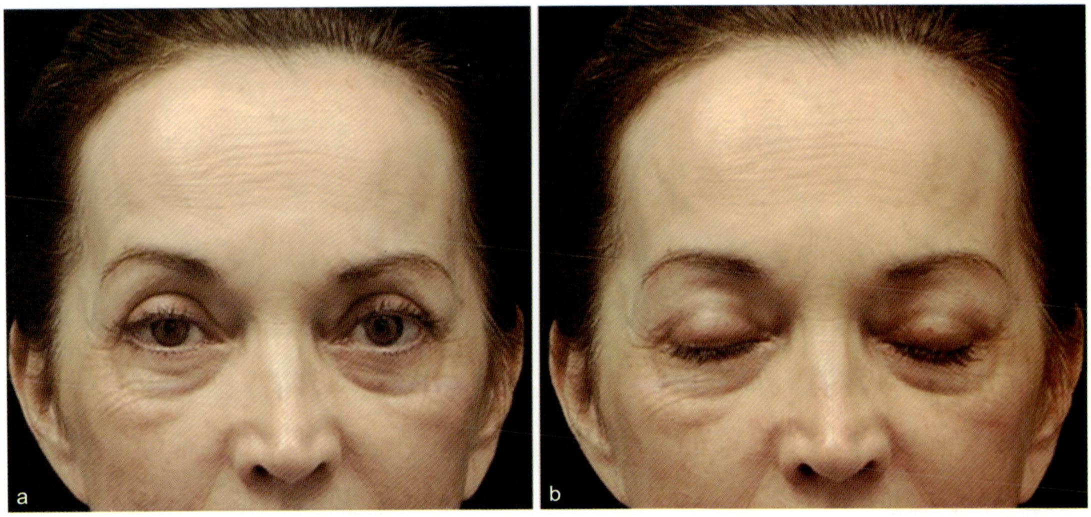

图 9.11 (a，b) 同一个患者治疗前睁、闭眼照片：可见眶周容积缺失明显。更多的年龄老化标志包括：下眼皮 - 脸颊交界线延长、下眼睑皮肤松弛、眼袋、颧骨突出和静态眶周皱纹

积的恢复会导致眼睑 - 脸颊连接缩短。矫正眼眶下凹陷和颧骨低平会减少这两部分突兀的转变（图 9.12）。

眼眶下区域治疗时首先应做标记。患者取仰视位，头向前，颏部朝下，眼睛上视。这个姿势能够使眼睑 - 脸颊连接延长线更为精准，同时突出眼眶下、颧骨、中脸区域缺失的容积。一般来说，眼眶下和颧骨的容积替代治疗应该摆在首位，如果没有真正的泪槽畸形，眼睑 - 脸颊连接部分的问题应能完全或部分解决。假如有必要直接注入泪槽，充填的容积应该相对减少以减少发生副作用的风险。如果颧骨高耸，要特别小心。对颧骨高度的过度充填会增加畸形和加剧肿胀。建议在周围扩大容积使高耸的颧骨不易触及（图 9.13）（也见 6.5）。

9.7.3 步骤 3：通过注射 A 型肉毒毒素减少肌肉活动

A 型肉毒毒素已经对眼周整形产生了革命性的影响。对皱眉肌及降眉间肌的精确注射，可用于提眉和减少眉间纹。降眉肌的减弱可以使额肌活动不再受阻，从而达到提眉的效果。步骤 3 包括眉间区域的治疗。对眼周动力性皱纹年轻化的治疗一般在注射前 15 天进行。其他可供选择的治疗包括同时进行两种治疗或如下所示的先行充填治疗（图 9.14、9.15）。

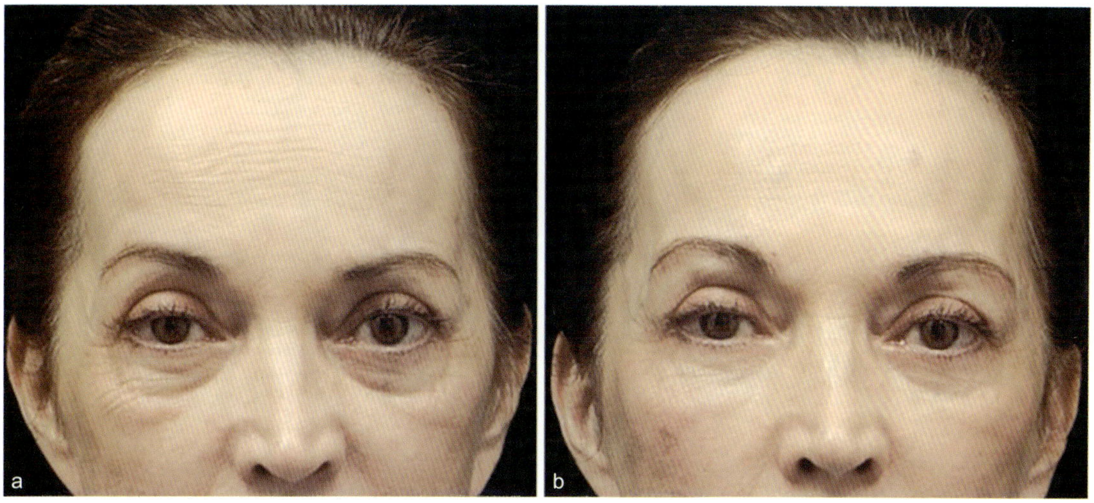

图 9.12　（a，b）步骤 2：每侧用 1ml 乔雅登 Voluma 注射颧部及脸颊中部，可见下眼睑 - 脸颊交界线缩短，疲劳面容、下眼睑皮肤松弛改善。用乔雅登 Refine（每侧 0.3ml）治疗眶下容积缺失。鼻唇沟上半部分虽然没有直接注射，但也得到了改善

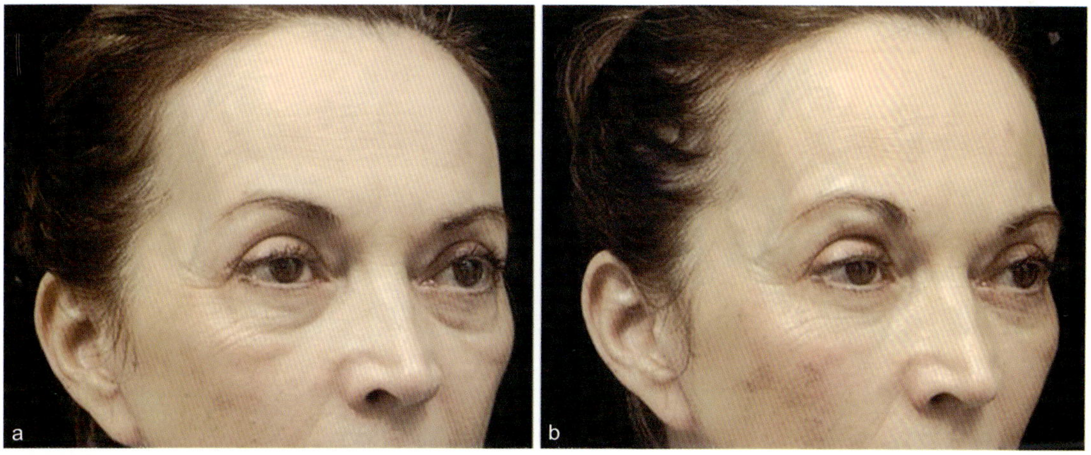

图 9.13　（a，b）颧骨高突必须小心处理。直接注入颧骨支持韧带而没有对颧骨脂肪垫支持，可能会导致水肿时间延长，需注意避免。提升上、下部分脸颊能够使这个区域更为平滑。术后照片显示颧骨容积缺失和眼眶下凹陷矫正，颧骨突出得到改善

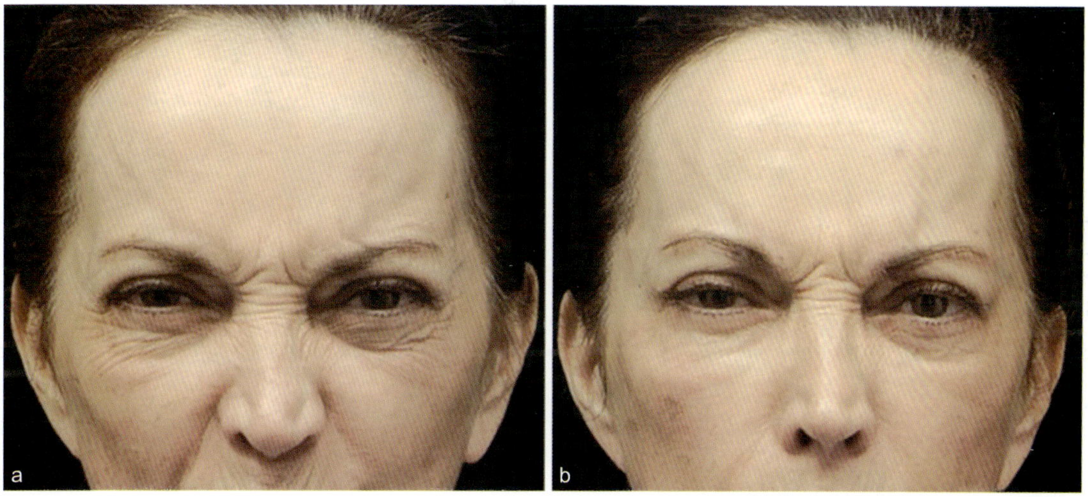

图 9.14　（a，b）同一个患者用透明质酸产品治疗前后。治疗前照片可见明显眉间纹及鱼尾纹。注射透明质酸治疗后照片可见眶周动态皱纹改善

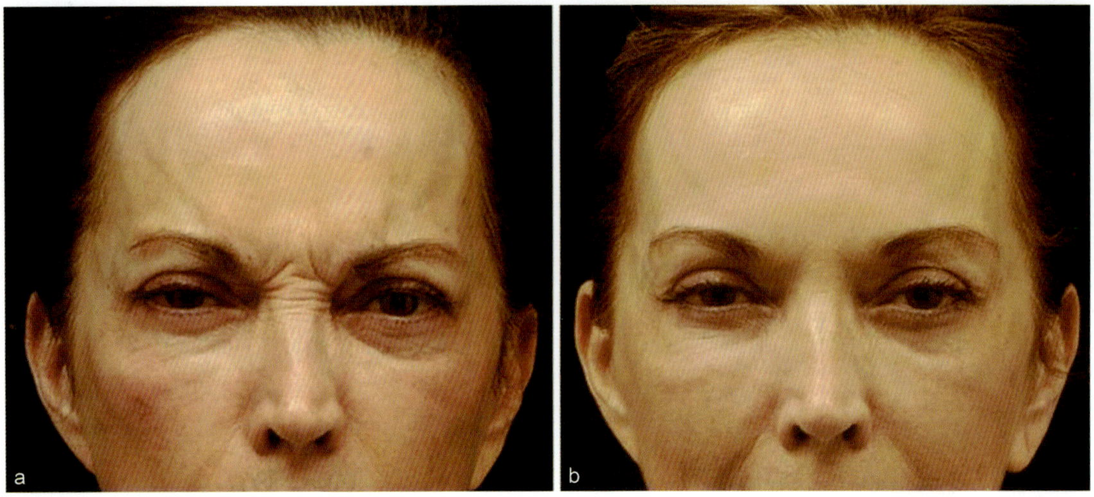

图 9.15 （a，b）该患者在皱眉肌及降眉间肌注射总量 20U 的 A 型肉毒毒素。请注意眉间区域改善及眉毛提升，睫毛也变得更长且弧度更为优美

9.7.4 步骤 4：制订保养计划

由于注射产品是非永久性的，步骤 4 就显得尤为重要。要记住一点："我们不想晚上临睡的时候年轻，早上看起来却很年老。"年龄老化是一个持续的过程，从轻度老化，到中度，最后变成重度，导致棘手的美容问题。记住这点，我们有必要与患者进行交流，使他们意识到年龄老化能够有效减缓。假如不去制订一个随访计划，那么每次我们都是从新开始。预约每年 2～3 次的随访以修补和（或）重新评估，患者会对你的关心心存感激。

总的来说，随着新技术的引进和透明质酸产品的持续性更久，可以说，通过注射治疗能达到外科手术的效果。虽然一些患者可能不愿意做微创手术，同时对眼周注射整形的效果表示怀疑，但已证明 4 步计划对这些患者有效，同时对于眼周老化的其他患者也同样适用（表 9.1）。

表 9.1 眼周重新评估的 4 个步骤

步骤	操作
1	与使用比马前列素[a]的患者建立自信与信任
2	优先处理患者最明显的老化标志，比如中面部容积的缺失、眉间纹、眉毛下垂或皮肤修整
3	对于眼整形，需要处理其他各个部分以获得整体效果
4	制订一个能维持治疗效果和有效减缓年龄老化的随访计划

[a] 请注意这个产品并不是在所有国家都允许使用。

要点

- 眼周整形的综合治疗是特别值得推荐的。4 步计划可以使操作者获得最优的效果。
- 其他治疗的"4 ± x"步计划遵循同样的过程。

参考文献

Carruthers J, Carruthers A (2004) Aesthetic botulinum A toxin in the mid and lower face and neck. Dermatol Surg 29(5):468–476

Carruthers A, Carruthers J, Monheit GD, Davis PG, Tardie G (2010) Multicenter, randomized, parallel-group study of the safety and effectiveness of onabotulinumtoxinA and hyaluronic acid dermal fillers (24-mg/ml smooth, cohesive gel) alone and in combination for lower facial rejuvenation. Dermatol Surg 36(Suppl 4):2121–2134

de Maio M (2003) Botulinum toxin in association with other rejuvenation methods. J Cosmet Laser Ther 5(3–4):210–212

de Maio M (2004) The minimal approach: an innovation in facial cosmetic procedures. Aesthetic Plast Surg 28(5):295–300

Schierle CF, Casas LA (2011) Nonsurgical rejuvenation of the aging face with injectable poly-L-lactic acid for restoration of soft tissue volume. Aesthet Surg J 31(1):95–109